JN081847

薬に頼らず病気に克つ「食の予防医療」

玄米は神様からの贈り物
「今すぐ食事を変えなさい」

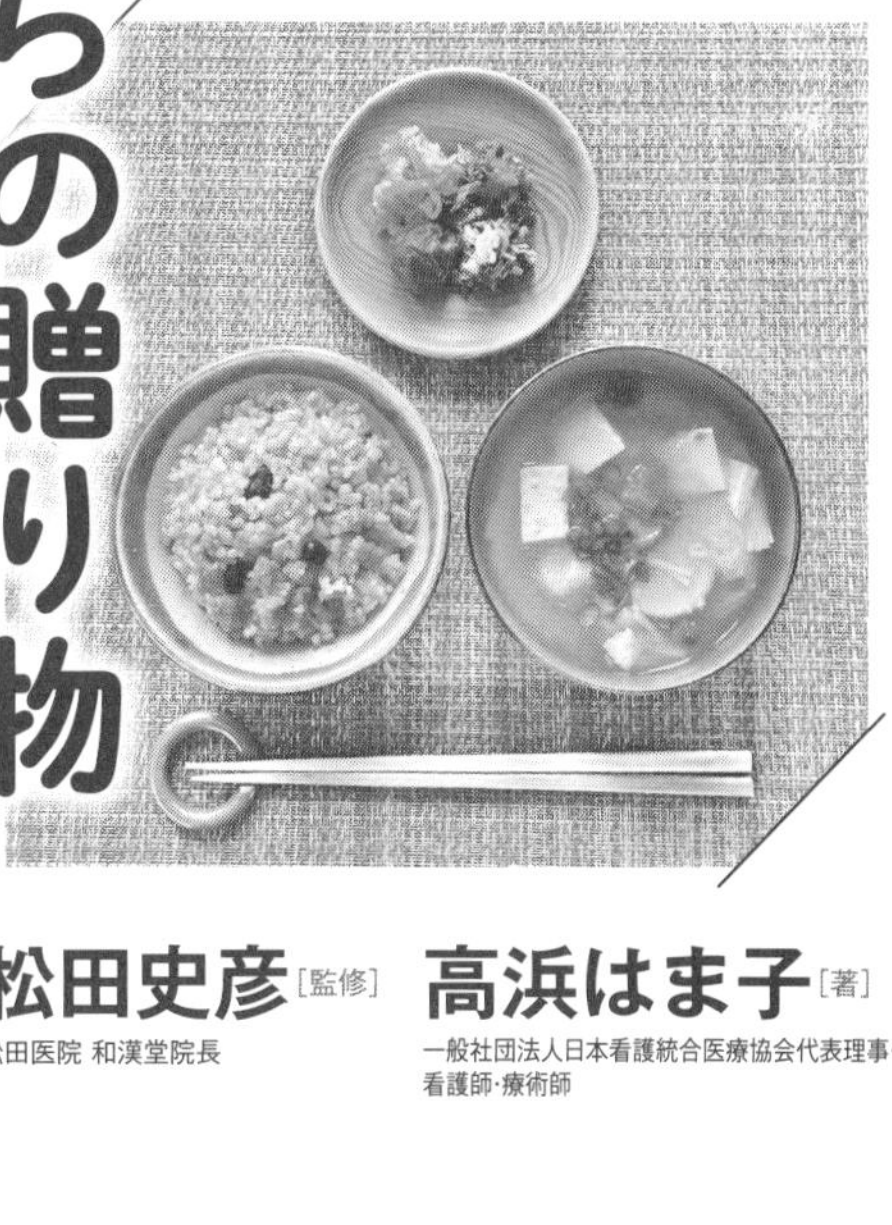

松田史彦［監修］
松田医院 和漢堂院長

高浜はま子［著］
一般社団法人日本看護統合医療協会代表理事・看護師・療術師

コスモ21

玄米は神様からの贈り物「今すぐ食事を変えなさい」

カバーデザイン◆中村　聡

監修のことば

古代の人々は食が健康を維持し病を治すことを当然のごとく知っていました。紀元前400年、西洋医学の祖とされるヒポクラテスの誓いは有名です。その中には「汝の食事を薬とし、汝の薬は食事とせよ」、「食べ物で治せない病気は医者でも治せない」、「病気は食事と運動によって治療できる」など数多くの食と健康、病に関する言葉が残されています。

東洋医学もやはり同じ意識を持っていました。紀元前の古代中国、周の時代、医師には4つの階級があったとされます。食医、疾医（内科医）、瘍医（外科医）、獣医です。そしてその最高位が食医だったのです。そのように、古代においては洋の東西を問わず、健康や病の回復における食の重要性が当たり前のこととして認識されていました。

ところが、時代を経るにつれて、そのことが忘れ去られ、現代における食とは単に空腹や欲望を満たすだけのものとなり、添加物、加工食品、農薬、遺伝子組み換え作物などが使われた不自然な食品ばかりとなってしまいました。

私も現代医学教育を受けた者の一人ですが、その中で食や栄養に関する講義は皆無に近いといってよい状態でした。高浜はま子先生が、ご専門の看護学の中で学ばれた栄養学においても、本書で紹介されているような食養法に関する知識を学ぶ機会はなかったことでしょう。医学部の講堂にヒポクラテスの肖像は掲げてあっても、そこはヒポクラテスの言葉とはまったくかけ離れた世界になっていました。その場所に東洋でいうところの食医は存在せず、疾医（内科医）と瘍医（外科医）だけが我がもの顔で闊歩する世界だったのです。

幼少期に啓示を受けられた高浜先生は、現代の食医たらんと看護の経験を積まれた後、治療院を開かれ、たった一人で健康を回復する食を研究され実践されてきました。

食事療法、栄養療法といわれるものは世の中に数多く存在しています。現代栄養学の食事、マクロビオティック、菜食主義、分子栄養医学などさまざまです。それらを幅広く学ばれたうえで高浜先生は、日本の伝統食ともいえる玄米菜食を中心とする食事にたどり着かれました。

すでに、高浜先生の指導により多くの方々が食を変え、健康を回復して人生を取り戻していかれています。その集大成ともいえる本がついに完成しました。この本はたんなる食事療法の本ではありません。高浜先生の深く広い見識を土台に、ご自身の経験だけでなく科学的知見、栄養学的知見も踏まえて玄米菜食の良さを述べられています。

実際の改善例や実践的なメニューなど具体的な内容だけでなく、食や医療の歴史と世界の現状まで含めた広大な分野に筆が及んでいます。そして、未来の医療や看護、介護などへの構想も語られています。

高浜先生の提唱される食と看護、介護が全世界で実践されれば、この世界から病む方々が減り、皆が健康的で幸せな生活を送れるだろうと、私は思います。

もちろん、現代医学は必要ですし、薬も手術も必要です。しかし高浜先生のような食医ともいえる方が今後どんどん増えていけば、ヒポクラテスの時代、周の時代の当たり前を現代に取り戻すことができるのではないかと思います。

ぜひ皆様に本書をお読みいただき、周りの方々に広めていっていただきたい。それが私の切なる望みです。

医療法人社団東医会　松田医院和漢堂院長
松田史彦

玄米は神様からの贈り物「今すぐ食事を変えなさい」……もくじ

二章 「玄米菜食＋代替医療」で心身が生まれ変わる

三章 世界で広がる「食」革命

四章　医療・看護・介護を変える玄米菜食の力

付録　簡単にすぐ始められる玄米菜食レシピ

プロローグ　看護師の私が療術院で証明した「玄米菜食」の力

私たちは今、医療、看護、介護といった分野において、いくつもの大きな課題を抱えています。近年猛威を振るった新型コロナウイルス感染症の拡大だけでなく、ガンや糖尿病などの生活習慣病の増加、不妊症の増加、発達障害の増加、高齢者が複数の病気を抱えることによって生じる介護負担の増加など、健康で幸せな人生を送ることはますます難しくなっています。このような課題に、進歩し続けているはずの現代医療は充分な対応ができないままです。

じつはこれらの問題には、ある共通点があります。皆さんは何だと思われますか？

全ての問題に共通するもの、それは「食事」です。

本書を読んでいただければ、私たちが日常、当たり前に食べているものが心身の健康をいかに左右しているかが見えてきます。そして、これまでの「食事」に対する認識を転換する以外に、個人の健康はもちろん、日本の医療を未来につなげる道は無いことがわかります。

免疫力を上げることがもっとも大事

２０１９年より新型コロナウイルス感染症が世界的に流行し、２０２３年2月時点で日本では約7万人、世界では約６００万人以上が死亡したといわれています。また、これらの方々の多くは元々、基礎疾患（高血圧・高脂血症・肥満・糖尿病・呼吸器疾患・心臓病・ガンなど）を患っており、免疫力が低下していて、そのことが原因で肺炎などが重症化し、亡くなっているものと考えられています。また、その多くは高齢者です。

逆にいえば、免疫力が高ければ新型コロナ感染症に罹っても、無症状か軽症で済む可能性があるともいえるでしょう。

同じく感染症であるインフルエンザの場合、毎年約一万人の方々が亡くなっていますが、これに対しては任意でワクチンの予防接種を行うことができます。しかも、毎年経験を繰り返してきたため、私たちは比較的怖がらずに冷静に対処してきました。

一方、初めてのコロナウイルス感染症に対しては、マスク、うがい、手洗いをする、三密を避ける、予防接種をするなどという対策を取っていますが、予防接種については3回、4回と受けた人でもコロナウイルスに罹ることがわかり、皆さん不安に感じられたものと思います。

インフルエンザやコロナウイルス、さらに次に発生する可能性のある未知の感染症に対しても、もっとも重要な対策は**「免疫力を上げること」**です。そのための確かな方法がわかれば、過度に怖がらずに対処できるはずです。

免疫力が重要となるのは、もちろん感染症に対してだけではありません。ガンや糖尿病などの生活習慣病を予防、改善するためにも、免疫力を向上し、維持することが大切です。

日本では毎年約100万人がガンに罹り、約30万人から40万人が死亡します。生涯の中では2人に一人がガンに罹患し、3人に一人がガンによって死亡するという大変な状態が起きているのです。人数的に見れば、これはコロナウイルス感染症よりもかなり深刻な問題です。アメリカをはじめとする先進国ではガンの患者数が減少傾向にあるなかで、日本ではうなぎ登りに増えています。日本は、先進国のなかでも世界トップクラスのガン大国なのです。

なぜこのようなことが起きているのか、皆さんは考えたことがありますか？

これまで私たち日本人は、現代医学中心の医療に慣れ、病気をしたときは病院に行けば助けてもらえる、薬をもらって飲めば治ると考えてきたと思います。しかし、生活習慣病は現代医学では完治することができません。対症療法として死ぬまで薬を飲みなさいと言われることがありますが、薬は長く飲み続けるほど副作用による弊害（医原病）を抱える可能性も高くなります。

一方、アメリカでは約40年前から現代医学と各種の自然療法（代替医療）の良い点を取り入れた補完代替医療（統合医療）が、主に生活習慣病対策として行われています。その流れは世界にも広がっているのです。ところが日本では、代替医療は未だ国民皆保険制度のなかで行われていません。一部の開業医・治療院では統合医療を自由診療によって行っているところもありますが、まだまだ少数です。

それでは私たちは、ガンや糖尿病などの生活習慣病やこれから現れる感染症に対して、いったいどのように向き合っていけばよいのでしょうか？

そのためにもっとも重要なことが、日々の食事を「正しい食事」に変えることなのです。

具体的には、**動物性食品（肉・卵・乳製品など）の摂取を減らし、植物性食品（プラントベース）・未精製穀物（ホールフード）を中心にした食生活に切り替えること**です。

特にこの本では、プラントベース・ホールフードの食事として、**「玄米菜食・一汁一菜」（玄米＋具だくさん味噌汁＋漬物や野菜のおかず一品）**による食養法を、皆様にご紹介しています。

なかでも私が実践・指導している**「発酵玄米」**は消化・吸収の良いもので、炊飯ジャーを使い普通のご飯を炊く要領で玄米を炊くことができます。初めて食べた方でも「これが玄米？　モチモチしてお赤飯のようで美味しい。これなら食べられる」と言われることが多く、小さな子どもから義歯をつけた高齢者まで、とても喜ばれています。

一般の方々にも、予防食・日常食・治療食・介護食・健康長寿食として、またダイエット食・美容食・子育て中の方々の健康教育食として、さらに免疫力を上げる食物として有効ですし、コロナウイルスなどの感染症対策にも応用することができます。

私は、自分自身がこの食養法を実践するだけでなく、私の営む代替医療の療術院においても、来院された方々に対して食養法の指導を行っています。療術院には、足腰の痛み、五十肩、椎間板ヘルニア、脊椎間狭窄症などを合併したガンなどの生活習慣病の方も来院されます。私はそのような方々をみて、代替医療の施術によって改善させるだけではなく、同時に生活習慣病を根本から改善してあげたいと思ったのです。

療術院で食事指導するとき、皆さんは全員「食事はなんでもお腹いっぱい食べれば栄養が摂れると思っていた」と言われます。日本は飽食で、なんでも美味しいものがすぐに手に入る状況にあるので尚更です。

私は、日本は今、**自分たちの「食事」を見直し、冷静に病気に対する見方、考え方を捉え直さなければならない危機的な状況に来ている**と考えています。生活習慣病を予防し、健康を守るためにも、私たちは**何を選んで食べ、何を食べないのか**を知る必要がありますが、日本国民のほとんどは残念ながら、その情報を知らされないままで過ごしているのが現状だと思います。早急にそのことを、国民一人ひとりが気づく必要があります。

看護・介護の負担を軽減できる食事療法として普及させたい

私は療術院を開設し20年間、看護師・代替医療の療術家として生活習慣病の方々に玄米菜食を中心にした養生食を指導してきました。その結果、**生活習慣病（ガンをはじめ、高血圧、肥満、便秘、生理痛、糖尿病、膠原病《こうげん》、認知症、不妊症、精神障害、子どもの病気など）の方々が次々と改善していく**のを目のあたりにしてきました。

このような働きかけは私の療術院に限ったことではなく、たとえば２００９年より沖縄の琉球大学病院では、国立大学病院として初めて入院患者さんに玄米菜食を提供するシステムが導入されました。詳しくは本文中でご紹介していきますが、そのほかにもこのような取り組みはさまざまな地域、機関で実践・研究されています。

また、この本の中では、私がこれまでに指導体験した延べ一万人の中から、玄米菜食による食事療法に取り組まれた方々の事例をご紹介しています。この方法で得られた結果の特徴は**次頁の表**にある通りですが、より多くの方たちが実践できるようにお知らせしたいという思いで、この本を書きました。ご自分や身近な人の健康管理を考えている方はもちろん、すでに栄養学を学び患者さんに食事指導を行うことのできる看護師（約２００万人）の方たち、地域医療に介護職（約１８０万人）として携わられる方たちが活用されることを願っています。それによって患者さんの状態が改善し、看護・介護の負担が大きく軽減する助けになればと期待しています。

少子高齢化の日本では、現在多くの方たちが家庭内での介護を行っています。そのなかには老々介護を行っている方も多く、一人で暮らす高齢者の方も増えてきました。一人で５つ以上の合併症を抱え、５、６種類以上の薬を飲んでいる高齢者も多くいます。

長寿社会にはなりましたが、人生の最後の時期に自立した生活を送ることができなくなる期間（平均寿命と健康寿命の差）は、２０１９年時点で男性は平均で約9年、女性は平均で約12年であり、その間にはなんらかの介護を受けるようになります。

〈玄米菜食の特徴〉

・便通が良くなる
・体温が上がる
・薬が要らなくなる
・病気が改善する
・年老いても自立して過ごせる
・簡単で誰でも調理できる
・一番お金がかからない
・カロリー計算が要らない
・感染症予防対策になる
・災害食になる

２０２５年には、団塊の世代を中心に75歳以上の人口がピークを迎えて３５００万人となり（日本全体では３〜４人に一人）、看護・介護の手がさらに必要になることは避けられない状況です。特に介護上での問題が大きい認知症は、高齢者のおよそ5人に一人が発症すると推計されており、その進行は20年以上前から始まっているともいわれています。

こうした状況に対処するために、もっとも最優先に取り組むべきなのが、まだ若いとき、できれば子どものころから生活習慣病にならないための「正しい食事」を身に付けることです。

高齢者の方はさらに、適度な運動などを取り入れることで良い睡眠を取り、足腰を鍛えることによって、自立した生活を少しでも長く保つようにすることです。

看護・介護についていえば、「食で病気を予防する」という考え方、「食の予防医療」（玄米菜食、プラントベース・ホールフード）を中心に据えた予防食・治療食の指導が行われることによって、生活習慣病の改善が確実に進み、医師・看護師・介護士の手から自立する方が増えるでしょう。そうなれば、医師の過労が解消され、看護師不足、介護士不足を補うことができますし、各種の検査回数や多剤服用を減らし、医療費の高騰を食い止めることにつながります。本書ではこのような考えに基づき、これからの看護システムとして『21世紀の看護モデル・高浜理論』を提案しています。

この本は、健康と食事の関係について関心のある方々や若い方々、現在介護をされているご家族や自ら何らかの生活習慣病を患っておられる方々にも参考にしていただければと思いまとめたものですが、特に四章は、看護職の方や看護学生向けに書いています。介護職の方は『看護』を『介護』に置き換えてお読みください。その他の医療従事者、保健、福祉、教育分野の方々には、これからの21世紀の予防医療、健康増進を行うために「食による予防医療」が果たす役割について考える機会にしていただければ嬉しく思います。

看護師である私がなぜ、「玄米菜食」にたどり着いたのか

ここで、元々は看護師である私がどのようにして「玄米菜食」にたどり着き、療術院における食事療法として指導するようになったのか、その経緯をお話ししたいと思います。玄米菜食をより身近なこととしてご理解いただきたいからです。

私の家系は800年前から続いた曹洞宗のお寺で、私はその末裔になります。非常に霊験の高いお坊さんたちがいたことが記録に残されています。また私も、4歳のときから人には見えないものを見たり、人には聞こえない声を聞くという霊的な現象をしばしば経験してきました。

そういうことから宗教をとても興味深く思っておりましたので、私はお坊さんになろうと思って、生・老・病・死を学ぶため看護学校を選び、進学しました。普通は看護師になるために進学するところですから、変わった看護学生に思われていたようです。

人々に霊的な現象に対する理解や慰めを与えるだけでなく、現実的に女性であることもあり、看護師という専門の知識を持ちながら、身体的・情緒的・精神的・経済的・社会的、そして霊性的な観点から対応できるお坊さんになろうと思っていたのです。

実際には看護師として働くことを選びましたが、15歳のころから27歳まで宗派に関わらずいろいろなお坊さんやカトリックのシスター、プロテスタントの牧師さんにお会いして、お話を聞き、真

理はどこにあるのだろうかとか、人間はなぜここに存在するのだろうかと、考え続けておりました。

そのようななか19歳のころに、ある大学の禅学科の若い男女の学生さんたちに出会いました。皆さん、霊験の優れた、将来お坊さんになれる素質を持った若者たちでした。そして皆さんも、私のように霊的な現象を体験している方々でした。

そこでご馳走になったご飯が「玄米菜食」だったのです。私は初めて食べたのですが、とても美味しいと思いました。そこにいた方々は皆さん、男性でも皮膚がつるつるで木目が細かくて綺麗で、雰囲気も清楚で澄んでいるように感じました。あとでわかったのですが、彼らは玄米菜食を、霊性を高める食べ物として、〝霊験食〟として食べていたのです。

この体験がきっかけで、玄米が私の頭の片隅に残ることになったのですが、そのときはまだ実践するところにまではいきませんでした。その後、私は看護師として働くことになりましたが、そのなかではいつも、「日本人には日本人にあった看護法があるのではないか」と思っていました。

看護師は学生時代、さまざまな教科を学びますが、その中でも栄養学と管理栄養学は看護学科の必須科目で、国家試験の科目でもあります。私も看護学生としてそれらの科目を学びましたから、看護師として勤務した病棟では、栄養学で学んだ通りに患者さんの食事指導をしていました。

私は熊本赤十字病院において看護師を4年間（内科病棟、内科外来、夜間救急救命センター）経験するなかで、看護の臨床研究を続けていましたが、さらに看護の研究を深めたいと思い、大学院に進学するために病院を退社しました。

しかしその数カ月後、停車していた私たちの車に後ろから2台の車が追突してきたのです（私は後部座席に乗っていました）。その交通事故の後遺症によって、私は20年間、痛み苦しむことになりました。

具体的には、首・足腰の痛み、仙骨第2番目のところに指2本の陥没があったのですが、病院では激痛を訴えても取り合ってもらえず触診もありませんでした。レントゲンの結果、診断書には「大した異常は無し」と書かれており、生命保険もおりなかったのです。そして頸椎、脊柱、骨盤はずれたままで腰を曲げることもできなくなり、むち打ち症状により吐き気が続き、体調不良も続きました。

結局、9カ月の通院でビタミン剤の注射と電気治療を受けながら自宅療養をした後、進学をあきらめ、准看護学校の教員として2年間務めた後退社。その後、親族が経営する精神科病院に併設した内科病棟の開設準備や管理業務を行い、夜間当直として精神科の看護を経験しながら、それと並行して看護学校の講師を務めるという生活でした。

その間も、体調不良と頸椎・足腰の痛みが続いていたため、他の病院で再度検査を受けました。その結果、事故当時、仙骨第2番目の骨折があったこと、また側湾症を発症していることがわかりました。交通事故から3年目にしてやっと仙骨の激しい痛みの原因がわかったのです。そのときまで看護職は8年間続けていましたが、体調不良でそれ以上続けることはできませんでした。

退職後、結婚し3人の子どもに恵まれましたが、3人とも帝王切開でした。私は骨盤の歪みが関係していると思いますが、3人とも胎児が回旋異常を起こし、一分間の強い陣痛を何時間も経験、手術開始直後から麻酔が効かなくなるという状態で、腹部から下が火に焼べられているような痛みで大変な思いをしました。

後に主治医にその話をすると「あなたのその症状は、麻酔が効いていない状態です」と言われました。主治医は大学病院で産婦人科部長の経験をされていましたが、「私と父で2500例の出産に立ち会っていますが、こんな症例は初めてです」とも言われました。

手術中の痛みをこらえていたために筋肉が硬直し、手術創の痛みで、10日間は歩くこともできませんでした。産後はさらなる体調不良を引き起こしました。骨盤が不安定になり、歩くこともやっとでした。出産から2年後、ある公立病院で再度検査を受けると恥骨離開による骨盤不安定症候群という診断名がつき、骨盤装具を装着して過ごすように指導を受けました。ところが、3年経っても一切治りませんでした。この病院でも「こんな症例は初めてです」と言われました。

一人目の出産のときもそうでしたが、二人目の出産のときにも私は一日以上、分娩室にいました。すると次の朝5時半ごろ、ある妊婦さんが隣の分娩台に、もうすぐ産まれそうだと言いながら自分で登っていかれたと思ったら、その5分後にスルッと赤ちゃんを出産され、それから回復室で休んだのち、自分で歩いて、割り当てられた部屋に帰って行かれたのです。

一方私は、帝王切開の手術を終え、回復室で半日間休んでも腹部の手術創の痛みで立つことができない、歩けない状態でしたが、ストレッチャーで運ばれて部屋に帰ってみると、その方と同室になったのです。私はその方に「どうしてそんなに健康的で元気なのですか？」と聞いてみました。すると、「私の母親が玄米菜食で育ててくれたので、私の家族も皆玄米を食べています。一歳の子どもも、離乳食から玄米で育てていますので、病気もせずとても元気に育っています」と言われました。

この方は、お肌がすべすべで艶があり、体型もスマートできれいな女性でした。それから私はとても玄米に興味が湧き、なんの知識もなく自分もやってみようと、家に帰ってからは玄米を炊いて食べるようになりました。といっても、そのころは肉や牛乳、乳製品、卵、ウインナー、ベーコン、魚などを毎日交互に玄米と一緒に食べていました。

その当時はまだ体調が悪く、子育ての期間は寝たり起きたりの状態でしたので、玄米のことを勉強したいと思っていてもできませんでした。まだ、間違った玄米菜食をしていたのです。

そんななかで三人目の子どもには5カ月目くらいから離乳食を試み、玄米で育てることにしました。すると、病気もせず、とても元気なパワーのある子が育ったのです（子どもたちが小学校のころ、白いごはんを食べてみたいと言ったので、8分づきのご飯に麦を入れて食べていたこともあります）。

この時期はまだ、基本的に、栄養学で学んだことを基に1980年代の食事指針（236頁参照）を参考にして、肉、牛乳、乳製品、卵、魚、野菜などをバランス良く使い、30品目に近づけるような食事を作っていました。

私の体調が悪いのを見て、いろいろな友人が補助食品をすすめてきましたので、元気になりたい私はそれらを何百万円分も買って飲んでみたのですが、一向に本当の体力はつきませんでした。補助食品を買うお金がなくなり、しばらく飲まないでいると体力はさらに下がってきて、交通事故の後遺症で残った痛みがぶり返してきました。これでは子どもたちが20歳になるまで生きていられるだろうかと思うほどの痛みで、体力、筋力が低下して歩くのもやっとでした。

このままではダメだと思い、遠回りかもしれませんが、**「自分の病気は自分で治す」**と決心しました。そして36歳のとき、妹と二人で3年間、熊本から福岡の教室へ通ってカイロプラクティックの技術を本格的に学びました。治療費でお金を使ってしまった私は妹から多額のお金を借りて学びましたが、三人目の子どもを産んだ後は、この技術を使って自分自身の骨格と筋肉の調整を行い、筋力をつけました。そのお蔭で、体調を取り戻すことができたのです。

交通事故からすでに20年の歳月が経っていました。その間、痛みで睡眠障害が続き、線維筋痛症に陥っていました。この病名はまだ日本では知られていなかったため、全身痛で病院へ診察に行くと「この患者は精神的におかしいのではないか」と言われたこともあります。10年間病院回りをしても医師には理解されず、治療院回りをしても良くなりませんでした。

カイロプラクティックの技術は毎日やらないと忘れてしまうと言われていたので、周りにいる方々の施術を奉仕でさせてもらいながら6年間、研鑽し続けました。カイロの技術だけでは取れない筋肉痛や体循環を回復するために、それまで学んでいたイトオテルミー療術（薬草温熱療法の一つ）

の資格も取り、そのほかにもいろいろな代替医療を学び続けました。

病院回り、治療院回りをしても改善されない方たちのために療術院を開設

私のように原因のわからない不調を抱えて病院回り、治療院回りをしても改善されない方たちのために、46歳のときに『高浜療術院』を開設しました。

それから2年経ったころ、私のところに来られていたお客様に誘われて、ある講演を聞きに行きました。波動が高く水素の多い水を作る浄水器と、玄米菜食を組み合わせた療法に関するお話でしたが、そのとき受けた波動測定器による測定では、私の生命エネルギー値（1～20までで、高いほど良い。56頁で詳述）は、血液の値が5、動脈硬化の値が5、腸内細菌叢《そう》の値が5、大腸菌の値が5、免疫の値が5で、どれもかなり低いことにとてもショックを受けました。特に血液の数値は、健康体であれば8以上になりますから、私の数値5は血液がかなり汚れていることを示しています。

栄養学的にバランスのいい食事を、努力をして毎日作っていましたので、「なぜだろう?」と思い、その講演会でお話しされた先生の勉強会に何度も出席して、玄米菜食とエネルギーの高い水が身体に与える影響とその原理について学びました。

そこで玄米菜食を実践された方々は皆さん、生活習慣病やガンなどの改善が認められるということも知りましたし、実際、改善されていく様子を見ました。

水については、一般に塩素が入っている水道水は波動の数値が3～5、自然水は現在は酸性雨のために5が多いですが、条件が良い特別の場所の自然水は19と優れた数値を示すものもあります。

私は、波動の高い浄水器の水素水（17～18）を飲み、玄米菜食を続けることによって生命エネルギー値がぐんぐんと上がって18以上になり、ついには20になりました。このことがきっかけで、元々、気感が高かった私は気功の研究をするようになり、50歳代で自発的に気功とエネルギーヒーリングができるようになりました。先生はいませんが、施術にも取り入れるようになり、その後、学びたい方々には自分の技術を教えるようにもなりました。

波動測定器については、オペレーターの資格を取り、来院された方々の食事指導に役立てるために測定を行うようになりました。玄米菜食を行うと血液が浄血され、人体の全組織の生命エネルギーが8になります。さらに波動の高い水を飲むと生命エネルギーはより高まり、脳が癒されます。

玄米菜食と同時にスムージーの作り方を教えてもらいましたので、朝からは野菜・果物・豆乳のスムージーまたはりんご一個などを食べ、昼・夕食は玄米と具だくさんの味噌汁、漬物や野菜のおかず、豆腐製品、納豆、魚介類、海藻類などを食べました。水は生命エネルギーを高める浄水器を使い、一日1500～2000㎖を目安に飲みました。

体調不良になってからは便秘がひどく顔色も悪くなっていましたが、玄米菜食を始めてからなんと3日後には大量の便が出て、あまりの多さにびっくりしました。それまで飲んでいた補助食品も徐々に減らしていき、遂には一切飲まないで過ごすようになり、体調もメキメキ良くなっていったのです。

そのときはすでに療術院を開設しておりましたので、生活習慣病の方々にも玄米菜食を指導するようになると、高血圧、糖尿病、心臓病、ガン、リウマチなどの膠原病、喘息、うつ病などに改善が見られるようになり、カロリー計算の栄養学では治せなかった生活習慣病が改善していく体験をするようになりました（細かな違いはありますが、平均値として白米は波動値が15で、玄米を有機農法で育てると18になります。にんじんは13、小松菜は16、野草やハーブ類は17、果物は20あります。有機農法の場合はもっと高くなります。肉や乳製品に関しては56頁を参照してください）。


「玄米」この食べ物にはすごい力が込められているということにはっきりと気づきました。そして、野菜、果物がなぜ身体に良いのか、その数値から改めて重要性を知ることができました。

そしてこのとき、私が20代の頃から思っていた「日本人には日本人に合った看護法があるのではないか」という考えと、玄米菜食がやっと結びついたのです。適切な食事、正しい食事とは何かがわかりました。それが、古来から日本で食べられていた玄米菜食だったのです。

どうぞ、この本を読まれた皆様が「玄米菜食（プラントベース・ホールフード）」を実践されることで健康を維持し、薬に頼らなくても病気に打ち克つことができますように。そしてより多くの人々の命が救われることを心から願っています。

一章

玄米菜食から日本人の身体・精神は変わる！

なぜ今、玄米菜食なのか？

「玄米菜食」は、その言葉通り、玄米を主食とし、その他のおかずを植物性食品で摂る、日本に昔からある食養法です。

玄米そのものについては、近頃は書籍やメディアでも取り上げられるようになり、レストランに行くと玄米食が準備されている店も増えてきています。健康にいいという認識が広がっているからでしょう。

私自身は、療術院において食養生の実践・指導を行うなかで**生活習慣病をはじめ、どんなに病院を回っても症状が改善されなかった方々が、玄米菜食を土台にした自然療法を行うことによって、心身ともによみがえっていく事例**を数多く目の当たりにしてきました。そのため、玄米食に対する関心が高まり、ますます広がってくれることを心から願っています。しかし、実際には、家庭での日々の食事を「玄米食にしましょう」と言われると、まだ多くの方はかなりの抵抗があるのではないかと思います。

そこで、この本でまず皆さんに知っていただきたいのは、**すでに世界的な潮流として「日々の食生活を見直し、改善する必要がある」という考え方が広がっている**ということです。具体的には、**動物性食品（肉や乳製品、卵など）の摂取を減らし、「プラントベース（植物性中心の食品）」「ホール**

フード（未精製穀物、未精白加工の食べ物）」を基本とした食事を積極的に取り入れようという動きです（表1－1）。

そのいちばんの目的は、**年々増加している「生活習慣病（慢性疾患）」を改善すること**にあります。日本における「玄米菜食」は、まさにこうしたプラントベース・ホールフードに当たります。これは日本人にとって、いちばんお金のかからない食事であり、誰でも手軽に取り入れることができるものです。

表1-1　プラントベースとホールフード

プラントベース（植物性中心の食品）
生野菜食（ローフードを含む）、緑黄色野菜・根菜・芋類・果物・豆類・ナッツ類・種子類など、油は採種油・オリーヴ油・アマニ油・紫蘇油など
ホールフード（未精製穀物、未精白加工の食べ物）
玄米、麦・ヒエ・アワ・キビ・トウモロコシ・アマランサスなどの雑穀、オートミール・全粒粉・全粒粉パン・玄麦パスタ類・麺類・玄米餅などの製品

玄米菜食の主役は、もちろん「玄米食」です。玄米は精米していないお米ですが、本書でご紹介する玄米食は、その玄米を発酵させた『発酵玄米』（酵素玄米ともいわれる）です。こうすることによって、柔らかくてふかふかしたお赤飯のようになり、小さな子どもから義歯をつけた高齢者まで美味しく食べることができます。

一般に玄米食は「100回噛め」といわれることもありますが、発酵玄米は、玄米の外皮に含まれる食物繊維・セルロースが酵素により分解されて発酵しているため、消化・吸収されやすく、モソモソせず柔らかくなっているので、とても食べやすいのです。普通に噛んで食べられますし、飲み込んでも消化されるといわれます。ですから、美味しくて食べやすいのはもちろん、何より栄養満点です。

発酵玄米を食べているとすぐに実感できるのが、お通じが良くなることです。玄米にたっぷり含まれている食物繊維が腸内で善玉菌を増やすからです。

さらに、血液が浄化されてきれいになり、血流が良くなることで体温の上昇、体力・気力・集中力の向上、精神的な落ち着き、病気の改善などが認められます。

ダイエットや美肌力アップ、若返りなどにも効果がありますし、運動ができない方にも最適です。

そして何より注目したいのは、生活習慣病対策の要となる免疫力の向上（リンパ球が増加する）をはじめ、中性脂肪の低下、悪玉（ＬＤＬ）コレステロールの減少、善玉（ＨＤＬ）コレステロールの増加、動脈硬化の改善、すい臓機能や各臓器機能の回復、腸内細菌叢《そう》の回復、自律神経系のバランスの回復などが期待できることです。結果として、健康増進・病気回復力の向上も期待できるのです。

玄米食というと炊くのが大変と思われている方が多いのですが、発酵玄米を炊くのはとても簡単で、普通のお米を炊くのとほとんど変わりません。詳しくは巻末でご紹介しますが、普段使っている炊飯器で炊くことができます。

また本書では玄米食として発酵玄米をおすすめしていますが、玄米の他の食べ方を否定しているわけではありません。もし玄米そのものを上手に炊くことができるのであれば、それでもいいのです。

ですから、この本でご紹介している事例のなかにも、通常の玄米食を取り入れている方がいらっしゃいます。また、玄米に慣れない方は、オートミールや全粒粉パン、玄米餅などを組み合わせてもいいでしょう。

私がもっとも望むことは、皆さんに合った方法で「玄米菜食」（世界的にはプラントベース・ホールフード）を楽しく美味しく食べ続けていただくことです。

若者にこそ、玄米菜食（プラントベース・ホールフード）を実践してほしい！

私の療術院にはさまざまな症状を抱えた方がいらっしゃいますが、最近特に気になるのは、食生活が乱れて心身のバランスを崩し、来院される若者が多いことです。たとえば、こんな感じです。

・15歳で脳卒中を起こし半身不随になった中学生は、小さなときから即席ラーメンが大好きで毎日食べ続けていました。

・20歳で乳ガンになった女性は子どものころから甘いものやケーキ、お菓子類が大好きでした。しかも一人暮らしでケーキ屋さんに働いていたため、売れ残ったケーキを安く分けてもらい毎日食べていました。「お腹がいっぱいになれば、何でも食べてよい」と思っていたそうです。

・24歳ですい臓ガンになった男性は自宅から通勤して会社に勤めていましたが、家では肉料理が大好きで、お昼ご飯は毎日カップラーメンや焼きそば、カップ味噌汁を6年間食べ続けていました。
・20代でうつ病の女性は、朝はパンにマーガリンやジャム、牛乳やジュースを摂り、昼・夕の多くはコンビニ弁当を食べていました。
・ADHDと診断を受けた25歳の男性は、一人暮らしで朝はシリアル食品（添加物、ブドウ糖果糖液や保存料の入っている）に牛乳をかけて4年間食べ続け、昼・夕は外食やコンビニ弁当を食べていました。集中力がなくなり、仕事ができなくなってしまいました。

私がスーパーに買い物に行くと、若い社会人や大学生の一人暮らし、単身赴任のお父さんらしき人の買い物カゴには、缶ビールやジュース、おつまみ、レトルト食品、カップ麺、焼きそば、パン、弁当などが入っています。また、若いママさんのカゴの中には子どもたちの大好きなお菓子類も入っていますが、気になるのは、野菜や果物がとても少ないことです。

そのような情景を見ると、本当に心配になってしまいます。食こそが命の源であり、人間をつくる土台だからです。

勉強すること、仕事をすること、家事をすること、それらはもちろん大切なことですが、**その土台となるのは「心身共に健康でいること」です。そのためにもっとも大切なのが「正しい食事」を摂ること**なのです。

私の療術院には中高年の方たちだけでなく、前述したように若い人たちも頻繁に来院されます。そのなかで特に印象に残っている事例をいくつかご紹介します。

事例 クローン病の手術後に体調不良を抱えた男性が改善

ある日、23歳の男性が母親と一緒に来院されました。大学生のときにクローン病（注1）になり、小腸の切除手術を受けられたそうです。お母さんのお話では、彼は実家から大学へ通っていたのですが、子どものときから鶏の唐揚げが大好きで、家で作ったものやコンビニの唐揚げを毎日食べ続け、野菜はほとんど食べなかったと言います。

手術後から、薬と栄養補給のための流動食を毎日飲まなければならなくなってしまいましたが、それが嫌いで飲むのが辛いと言います。その後も検査のために定期的に通院されていたそうですが、なかなか体調が良くなりませんでした。そのこともあって、療術院にはお母さんが一緒に来られたということでした。

このご家庭では、ご両親も体調に不安を抱えていて、私の療術院で発酵玄米菜食の説明を受けられ、食事療法を学ばれました。それからは、家族全員で食事療法を実行されました。

◇◇◇◇◇◇◇◇

この男性の玄米菜食メニュー

朝から野菜・果物・豆乳ヨーグルトでスムージーを作って飲み、昼・夕は発酵玄米菜食を腹八分で食べ続けました。

息子さんは骨格の歪み、仙骨、骨盤の歪みと両腋窩《えきか》、両鼠蹊《そけい》部の硬結《こうけつ》がありましたので、一回は骨格調整の施術と、その後2回のイトオテルミー療法（注2）を受けられ、血の流れ、リンパの流れ、気の流れを整えました。そして玄米菜食を並行しました。その結果、息子さんの体調はとても良くなりました。

お母さんは肥満・高血圧・肩こりなどがありましたが、肩こりに関しては骨格矯正を一回、イトオテルミー療法を2回受けることで改善しました。肥満・高血圧は玄米菜食を3カ月続けるうちに改善しました。

そのうち、息子さんとお母さんが良くなっているのを見て、お父さんも施術のために来院されました。

お父さんについては、普段から肩こりがあり、人間ドックではメタボリックシンドロームを指摘されていました。ご本人は、肥満・高血圧を改善したいと思われていましたが、仕事での出張が毎日なので、どうしたらいいかわからないと言います。

そこで、**出張中でも実践できる食事の指導を行い、梅干し入りの海苔巻おにぎり（発酵玄米）を2個と、野菜、漬物を入れたお弁当と麦茶を持参してもらいました。**お弁当を持って行けずに外食になるときは、なるべく魚の定食や蕎麦を食べるようにしてもらいました。それも難しい場合は、コンビニでおでんやカップ味噌汁、赤飯のおにぎりや野菜の惣菜を選んで食べられていたそうです。

そうして玄米菜食を始めて3カ月ほどで、お父さんの高血圧は見事に改善し、体重は11・4kgも痩せたそうです。その報告を聞いて、私のほうがびっくりするほどでした。肩こりは骨格矯正一回とイトオテルミー療法2回で改善しました。

そのほかに、3人とも3カ月間、食後にゼオライト（ミネラルの一種）の排毒食品も飲まれるように指導しました（身体からの排毒を促すという目的と、有機農法ではない玄米と野菜を使われていたため）。

（注1）クローン病　主に小腸や大腸などの腸管壁に炎症や潰瘍などができる慢性の炎症性疾患です。国の指定難病で若い人に年々増加傾向が見られます。

現時点では原因も明らかになっておらず、また完全に治すための治療方法も開発されていません。対症療法として患部を切除する手術が行われたり、免疫抑制剤（生物学的製剤）などの薬で炎症を抑制したりする方法が取られています。

まだ臨床研究の段階ですが、健康な人の腸内細菌を移植する便移植療法が行われ、効果を上げつつあることも知られています。

（注2）イトオテルミー療法　1929年、日本の医師である伊藤金逸《きんいつ》博士が西洋医学と東洋医学を学び20年の研究を重ねて発明した民間療法で、現在まで約90年の歴史があります。生薬成分が入ったお香（テルミー線）を挿入した冷温器とスコープを使用し、全身を摩擦したり温めたりします。それによって血液やリンパ液の流れを促進して、自然治癒力を高めるという優れた療法です。療法を受けていると赤血球、白血

球、血小板、リンパ球が増加します。

全身の疲労回復、筋肉のこりと痛みの回復、胃腸の働きを活性化させる効果があり、心と身体を癒します。

イトオテルミー療法は家庭の予防医療のために考案されたもので、「イトオテルミー親友会」に入会することでどなたでも指導を受けることができ、家庭療法として行うことができます。全国に各支部と療術所があります。また、専門家を育成する「聖イトオテルミー学院」に入学して受講後、資格試験を受けて認定を受けると療術師として開業することもできます。

事例 便秘と卵巣嚢腫《のうしゅ》を抱えた看護師さん（女性）が玄米菜食で改善

この方は34歳の看護師さんで、20年間便秘がひどく、便通剤を飲まなければ便が出ないとのことでした。お話を聞くと、彼女は一人暮らしで、毎日コンビニで弁当を買って食べていたそうです。食事を自分で作ろうとすると、お金がかかるし、手間がかかる、コンビニ弁当であればすぐに食べられるからと言います。

早速、玄米菜食についての説明と指導を行いました。

◇◇◇◇◇◇◇◇ この女性の玄米菜食メニュー

朝はミキサーで作った野菜・果物・豆乳ヨーグルトのスムージーを飲み、昼は海苔を巻いた発酵玄米のおにぎり2個とお漬物や野菜、薬草茶、夕食は発酵玄米と具だくさん味噌汁（66頁参照）、豆腐製品、納豆などや、野菜のおかずを摂ることにしました。

始めて3日目に電話があり、山のような大量の便が出てびっくりしたとの報告がありました。それ以来、便秘薬は飲まなくなったそうです。

その後、人間ドックで10㎝の卵巣嚢腫があることがわかり、医師からは手術をすすめられたそうですが、本人は「もう少し考えさせてください」と伝え、玄米菜食を続けて様子を見ることにしたといいます。

玄米菜食を3カ月ほど続けたころにエコー検査を受けると、卵巣嚢腫は7㎝に減少していたため、そのまま玄米菜食を続けました。一年後のエコー検査では、卵巣嚢腫は消えていました。現在それから15年経ちますが、とても元気に看護師を続けられています。彼女は水の大切さもわかり、浄水器をつけて飲むようになりました。

はま子の一言

この女性と同じように子宮筋腫を患っている方が年齢に関係なく、玄米菜食をすることによって、エコー検査では子宮筋腫が消失していたという事例が数多くあります。これは、筋腫が解体し、出血して膣から生理のように排出されるためだと考えられます。

事例 男性不妊・女性不妊の夫婦が玄米菜食で改善

あるご夫婦（夫34歳、妻27歳）が男性不妊、女性不妊のために人工授精を試みていましたが、なかなかお子さんが出来ませんでした。ご相談を受けてみると、奥様の頸椎・脊柱にずれがあり、骨盤が大きく歪んでいましたので、カイロプラクティックの技術で正しい位置に矯正しました。

そのうえでご夫婦に、玄米菜食と、乳酸菌の活性産物（代謝産物）の補助食品を食べるように指導したところ、なんと数カ月後に妊娠され、無事に出産されました。

はま子の一言 食事を玄米菜食に変えるだけで妊娠、出産

日本では結婚しても不妊のため子どもに恵まれないカップルが5組から6組に一組（約20％）といわれ、世界でもっとも多く不妊治療が行われています。

私の療術院に男性不妊、女性不妊の相談で来院される方たちの場合、コンビニ食や肉・脂肪食をされている方が多く、また添加物の多い加工食品を食べられていることが多いのです。

１９９６年の世界保健機関（ＷＨＯ）の調査によると、不妊症のうち女性に原因があると考えられるケースは41％、男性に原因があると考えられるケースが24％、男女両方に原因があると考えられるケースが24％、男女とも原因不明が11％でした。

また、辻村晃医師によれば、２００６年に行われた日欧国際共同研究では、日本人男性の精子数

はフィンランドの男性の3分の1しかなく、調査した4か国地域の中でももっとも少ないという結果になりました。

さらに、2017年、ヘブライ大学（イスラエル）とマウント・サイナイ医科大学（アメリカ）の研究者は「精子の数は一昔前より半減している」と報告しています。具体的には、精子の数は59％減少、精子濃度は52％減少しているといわれます。

実は、世界的に精液の質が悪くなっていることがわかっており、30年から40年にわたって、総精子数などの項目が悪化しています。そのため、男性が原因の不妊症の割合は世界的に増えているといわれています。

2021年には、日本人男性の3人に一人に不妊リスクがあることもわかっています（『名医が教える男性妊活の最強辞典』辻村晃著　扶桑社）。

2019年度に生まれた子どもは約86万人といわれていますが、日本の体外受精の件数は約46万件で、そのうち約6万人が出生しました。つまり、成功率は約13％ほどです。さらに、2022年に生まれた子どもの数は、80万人を割ってしまいました（厚生労働省、人口動態の速報値）。

少子化傾向にはいろいろな要因がありますが、不妊症はさらに少子化が進む原因の一つにもなっています。男性不妊、女性不妊を改善し少子化を食い止めるためにも、子どものときから正しい食事のあり方を教える食事教育（食育）が必要だと考えられます。

2004年には、不妊治療に対して助成金が出る助成制度が発足しました。さらに2021年には助成金を増やすことも決まりました。

「赤ちゃんが出来にくい」ことにはさまざまな要因があると思いますが、まずは食事を改善することに取り組んでほしいと思います。具体的には、日本食、特に玄米菜食に変えてみることをすすめています。これは、ほとんどお金をかけず誰でもすぐに取り入れられる方法だからです。

私が見てきたこれまでの事例では、食事を玄米菜食に変えるだけで、何人もの方々が数カ月後に妊娠、出産されています。二章でさらに詳しくご紹介しますが、実際に「正しい食事」、とりわけ玄米菜食を実践するだけで驚くような変化が起こります。

そのような意味でも、若い方たちにこそ「正しい食事」の知識を持ってほしいと思います。

玄米菜食は一汁一菜で腹八分がおすすめ

私は、玄米菜食を実践するうえで、とてもシンプルな「一汁一菜食」をおすすめしています。

主食は発酵玄米（＋黒胡麻・天然の塩をかけて食べる）で、一汁は具だくさん味噌汁、一菜は野菜を使った一皿（小皿に載せるほどの漬物や、納豆などの発酵食品、野菜のおかずや酢の物など）です。

現在の日本の食文化の基本は、「白米」と「一汁三菜」を朝・昼・夕の三回食べるというものですが、「玄米」であれば「一汁一菜」を昼・夕の二回食べるだけでも栄養が十分摂れます（詳しい作り方については、巻末で紹介）。

これに加えて、生きた酵素を摂るため、生野菜・果物（ローフード）を使ったサラダや、野菜・果物・豆乳ヨーグルトを使ったスムージーを加えることをおすすめしていますが、お好みと体調によって取り入れるかどうかご判断ください。

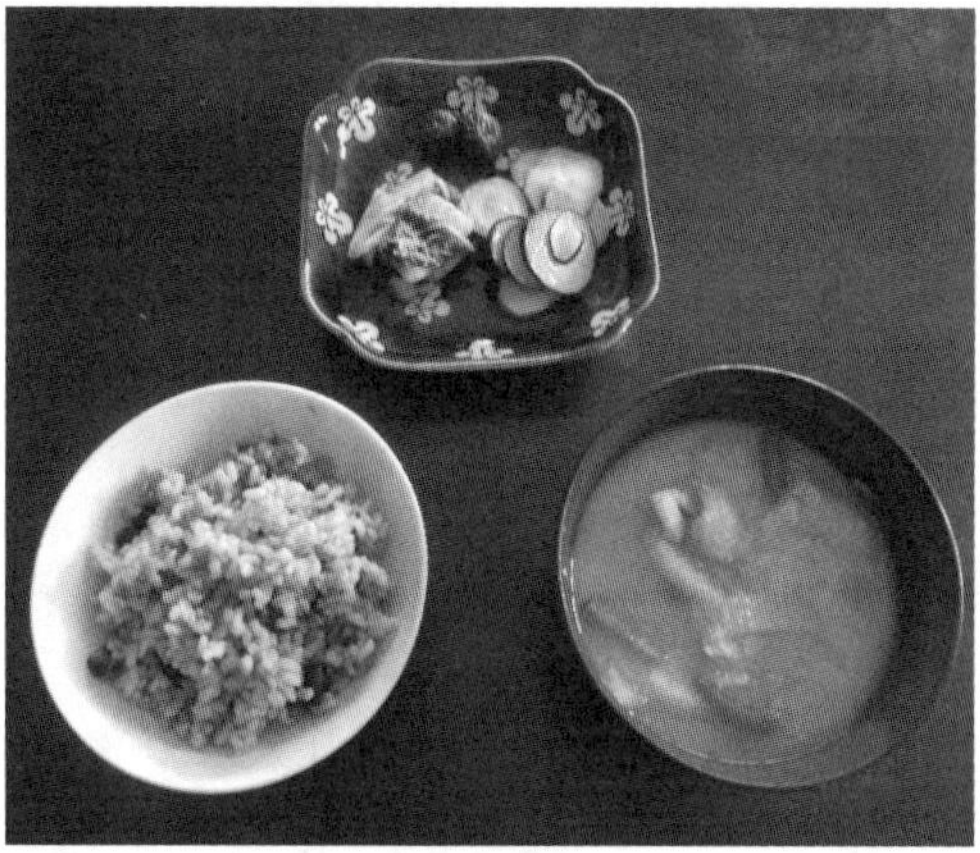
発酵玄米・具だくさん味噌汁・漬物

重労働をされる場合は、朝食の20分前にスムージーを飲んだ後、軽く玄米ご飯と具だくさん味噌汁を食べるという方もいらっしゃいます。長く玄米菜食をしている方は昼・夕の二食が多いようで、朝は食べないという方もいらっしゃいますが、りんごを一個食べたり、スムージーを飲んで済まされる方もいます。ただし、成長期の子どもたちに関しては、朝・昼・夕の三食が望ましいでしょう。

いずれも、食べる量は腹八分目にしますが、体調により腹七分・六分とすることもあります。

玄米菜食を続けていると、何より便通の状態や体調が変化するのをすぐに実感できます。

コラム スムージーについて

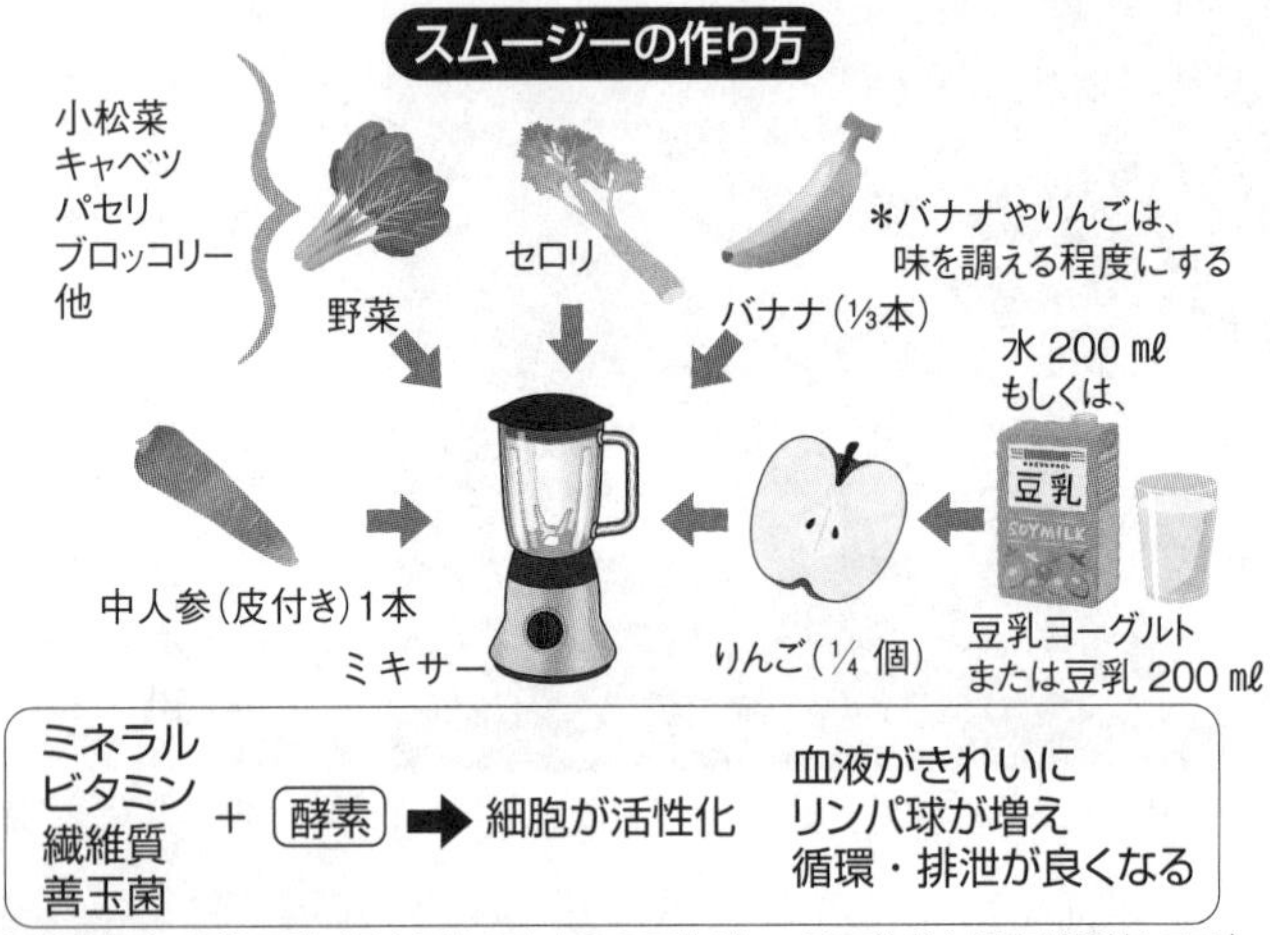

（食物酵素は 45℃で熱すると死んでしまうので生ジュースで飲むと細胞が活性します）

図1-1　スムージーの作り方

スムージーは図1－1を参考に、お好みの果物類・野菜類を加えて作ってください。

なお、材料を高速ミキサーで攪拌《かくはん》すると、酵素やビタミンCが壊れるといわれることもありますが、全てなくなるわけではありません。その他の栄養素や食物繊維は十分に摂れ、腸内環境が改善され、身体の中の老廃物が排出されて、美肌や体調の回復が望めます。そして、胃腸に負担がかかりません。よく噛んで飲むことで、酵素であるアミラーゼも分泌されます。朝食前や朝食の代わりに飲むと良いでしょう。

また、出来立てをすぐに飲まれることをおすすめします。酸化を防ぐために0・5％程度の塩を加える、レモン汁やお酢、クエン酸を入れるなどの方法もあります。

そもそも発酵玄米は玄米と何が違うのか

ここで、玄米と発酵玄米の違いについてもう少し詳しく述べておくことにします。

まず玄米について。これは米の外皮である籾殻《もみがら》を除去し、糠層《ぬかそう》、胚芽《はいが》を残したものです（図1－2）。そのまま土に撒くと芽が出ますので「生き米」ともいいます。すなわち命を宿し、生きているという意味です。

ちなみに「糠」という字は米を食べると健康になると書きます。

外皮や玄米の胚芽には、ビタミン・ミネラル・食物繊維・ファイトケミカルなどが豊富に含まれています。そのほかに玄米全体には糖質・タンパク質も多く含まれていて、それだけで人間に必要な栄養素がほとんど摂れてしまう、まさに「完全栄養食」といえます。

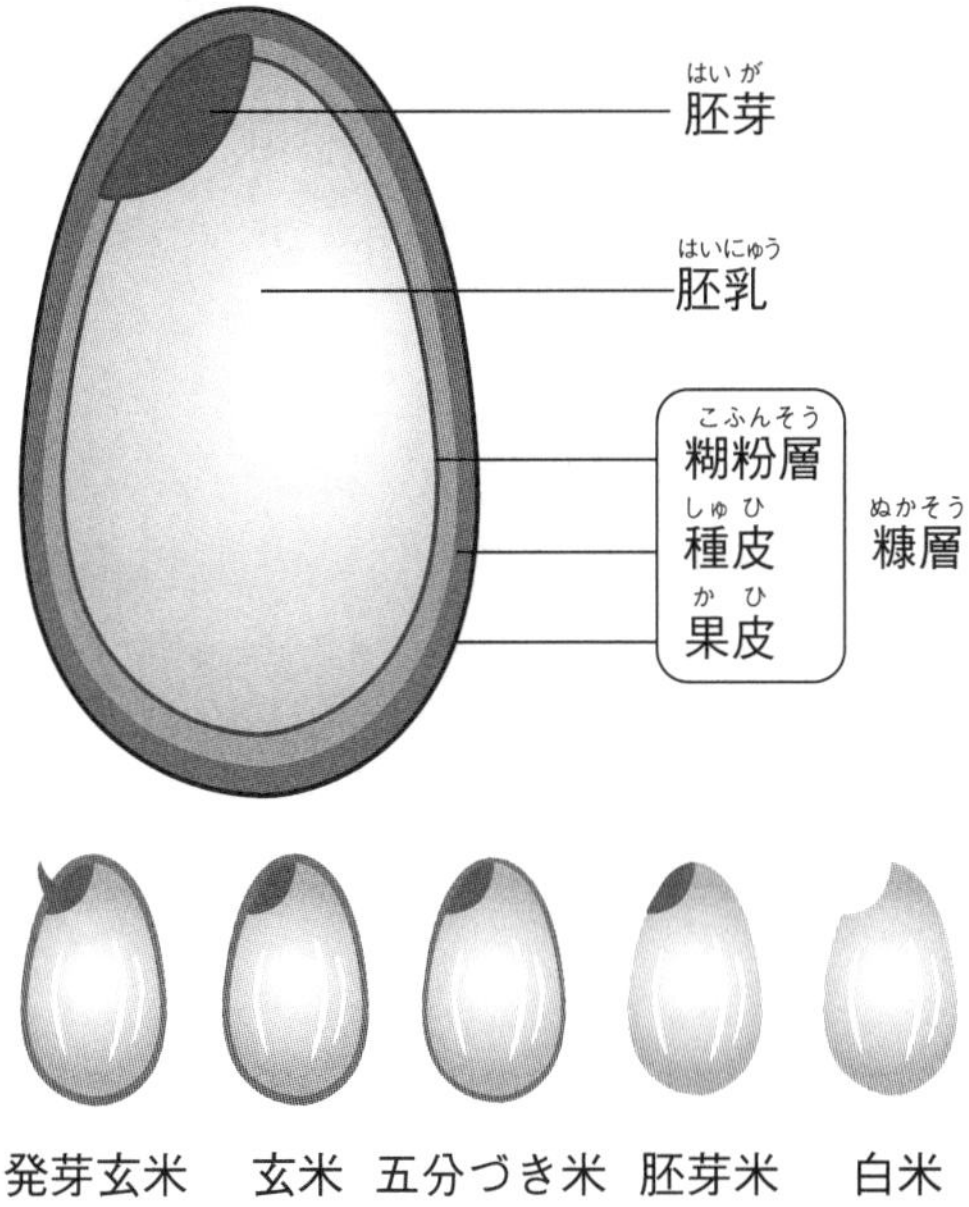

図1-2　玄米の構造

このように優れた食物である玄米に、小豆や黒豆、雑穀などを加えて炊飯器で炊き、保温して発酵させたのが「発酵玄米」です。こうすることで、食物繊維などの栄養素が増えることに加え、酵素の働きで玄米に含まれているタンパク質・ビタミン・ミネラル・アミノ酸・GABAなどが増え、栄養価が非常に高くなります。

玄米にはファイトケミカル（活性酸素を取り除く栄養素）も多く含まれていますが、発酵することでその働きも強くなって抗酸化力が増し、解毒作用も増します。さらに、消化・吸収も良くなります。

玄米に加える小豆は昔から漢方として用いられ、その皮にはサポニンという成分が含まれています。コレステロールや中性脂肪の増加を防ぎ、血糖値の上昇を抑え、血液の流れを良くし、むくみを取る作用があります。

また、黒豆は大豆と同様にイソフラボンを含む食材として知られています。イソフラボンは女性ホルモンであるエストロゲンの働きに似た作用を持っているので、更年期以降の女性には特に必要な成分であり、骨粗しょう症の予防にも有効です。

加えて、小豆や黒豆に含まれる良質のタンパク質には筋肉低下を防ぐ働きもあります。これらには色素であるポリフェノール、すなわちファイトケミカルも豊富で、抗酸化作用が増します。

さらに、玄米に含まれる糖質と、小豆に含まれるタンパク質・アミノ酸が反応すること（メラノイド反応）で、メラノイジン（褐色成分）が生成されます。このメラノイジンの持つ抗菌作用により、炊き上がった玄米は数日保温状態にしておいても腐食せずに発酵し続けます。

発酵玄米は保温状態にしておくだけで発酵が進みますが、3日後～4日後がもっとも熟成します。保温したまま一週間くらいまでは食べることができますが、5日目以降は冷凍保存して取っておくこともできます。

発酵玄米は、モチモチした食感も魅力です。玄米が苦手な方でも、美味しく食べられます。普通の炊飯器で炊くことができますから、小・中・高生などでも炊くことができますし、もちろん若い人や単身赴任のお父さんでも炊くことができます。仕事で忙しい方や主婦であっても手間がかからずできます。

私は、2人の母たちの介護も行ってきましたが、雑穀や黒豆、小豆を入れて炊いた発酵玄米は介護食としても最適でした。介護する私の健康食としてもぴったりでした。

コラム　お米と麦と雑穀の分類（表1－2）

○白米

玄米を精米したものです。精米によって糠層、胚芽が削られ、胚乳だけになっています。これを土に撒いても芽は出ません。そのため、死米《しにまい》とも表現されます。白米は、玄米の一番栄養のあるところを捨ててしまっているのです（図1－3参照）。白米という字を一つに組み合わせると

表1-2　お米と麦と雑穀の比較［参考：日本食品標準成分表（八訂）（可食部100g中）］

栄養成分＼穀物名		米（玄米）	米（白米）	国産小麦（玄穀）	小麦粉（薄力粉）	アワ（精白粒）	大麦（米粒麦）	キビ（精白粒）	トウモロコシ（玄穀）	ヒエ（精白粒）	ライ麦（全粒粉）
エネルギー	(kcal)	346	342	329	349	346	333	353	341	361	317
水分	(g)	14.9	14.9	12.5	14	13.3	14	13.8	14.5	12.9	12.5
タンパク質	(g)	6.8	6.1	10.8	8.3	11.2	7	11.3	8.6	9.4	12.7
脂質	(g)	2.7	0.9	3.1	1.5	4.4	2.1	3.3	5	3.3	2.7
炭水化物	(g)	74.3	77.6	72.1	75.8	69.7	76.2	70.9	70.6	73.2	70.7
灰分	(g)	1.2	0.4	1.6	0.4	1.4	0.7	0.7	1.3	1.3	1.4
無機質	カルシウム（mg）	9	5	26	20	14	17	9	5	7	31
	リン（mg）	290	95	350	60	280	140	160	270	280	290
	鉄(mg)	2.1	0.8	3.2	0.5	4.8	1.2	2.1	1.9	1.6	3.5
	ナトリウム(mg)	1	1	2	—	1	2	2	3	6	1
	カリウム(mg)	230	89	440	110	300	170	200	290	240	400
ビタミン	B_1(mg)	0.41	0.08	0.41	0.11	0.56	0.19	0.34	0.3	0.25	0.47
	B_2(mg)	0.04	0.02	0.09	0.03	0.07	0.05	0.09	0.1	0.02	0.2
	ナイアシン(mg)	6.3	1.2	6.3	0.6	2.9	2.3	3.7	2	0.4	1.7
	E[α-トコフェロール](mg)	1.2	0.1	1.2	0.3	0.6	0.1	—	1	0.1	1
食物繊維総量	(g)	3	0.5	14	2.5	3.3	8.7	1.6	9	4.3	13.3

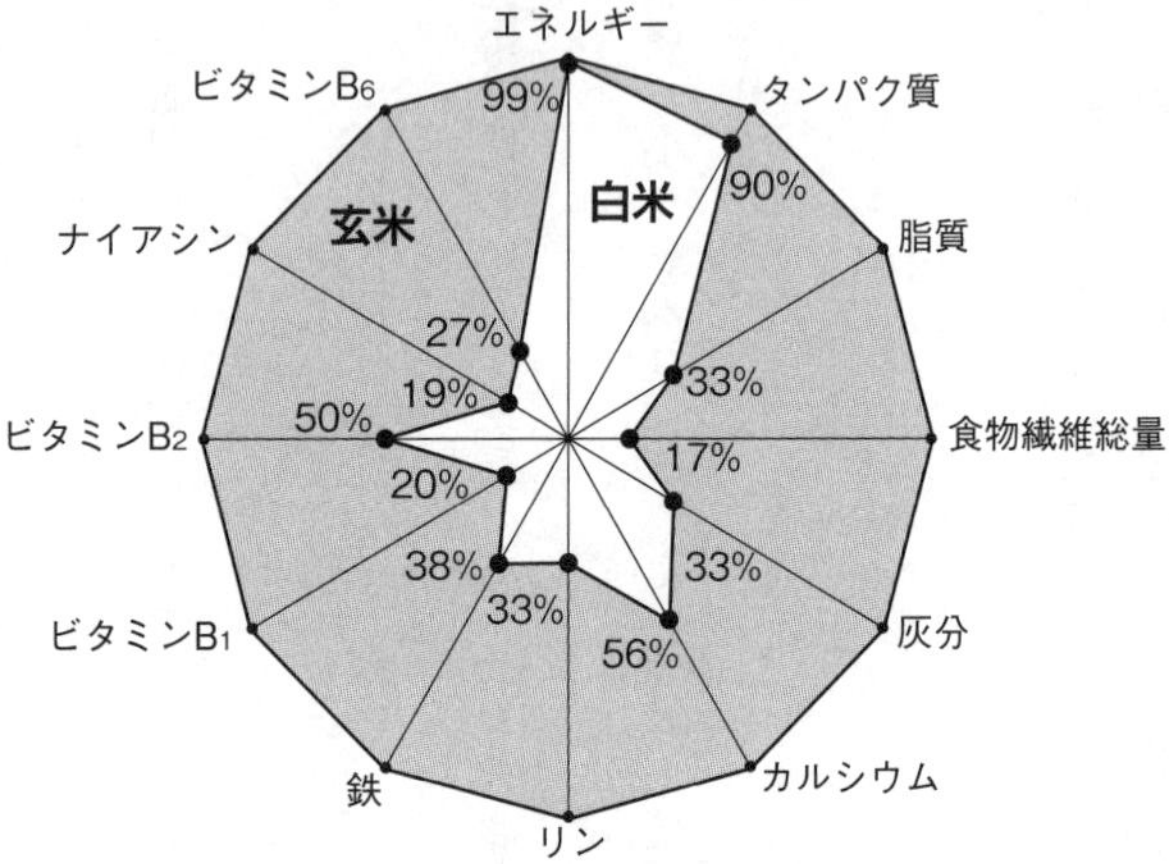

図1-3　玄米と白米の比較［参考：日本食品標準成分表（八訂）（可食部100 g 中）］

「粕」となり、「カス」と読みます。

○分づき（胚芽）米

玄米を精米するとき、糠や胚芽を残した米（八分づき米・五分づき米・三分づき米など）のことをいいます。

○発芽玄米

玄米を発芽させたもので、玄米独特の硬さやぼそぼそとした食感が少なく、玄米よりも比較的食べやすいということで注目されています。一度水に浸けて製品化されていますので、家庭での浸水時間は一時間ほどでよく、炊飯器で炊くことができます。

○五穀米（雑穀米）

白米に五穀（五種の穀物のことを指し、玄米、麦、豆、アワ、キビまたはヒエのこと。雑穀ということもある）を混ぜて炊いたものをいいます。

○麦ご飯

白米に麦を入れて炊いたものです。玄米が食べられない方は麦を入れることでビタミン・ミネラル・食物繊維を補うことができます。

○全粒粉

小麦の表皮、胚芽、胚乳を全て粉にしたもののことです。タンパク質を多く含みます。

○薄力粉・中力粉・強力粉（精白小麦粉）

小麦粉の表皮、胚芽を取り除いて胚乳だけを粉にしたもののことで、グルテン（タンパク質）の量の違いで薄力粉・中力粉・強力粉があります。お菓子やパンやうどん、そうめんなどの麺類にも使われています

最後に、ここでご紹介したものに限らず、食品を購入する際には、できるだけ有機農法か国産のものを選ばれることをおすすめします。

玄米食、発酵玄米食が身体にいい理由

先ほどは事例を挙げながら玄米菜食が「身体にいい」ことをご紹介しましたが、医学的観点からも、そのことを示すデータが増えています。それらを通して明らかになっている玄米のメリットを整理してみます。

(1)栄養素が豊富で野菜不足も補える

現代の日本人は、健康・美容に必要な栄養素であるビタミン、ミネラル、食物繊維が不足する傾向にあるといわれています。実際に、私が３００人の方を波動測定器（注３）によって測定したデータでも、ほとんどの方がビタミン、ミネラル不足に陥っていました。

健康体の数値である８以上が出たのは４人だけです。その４人のうち２人は玄米菜食中心の食生

活をしており、残りの2人は白米を食べていましたが、それでも子どものときから肉を好まず魚を食べ、野菜を多く摂っていました。お菓子やケーキ類など甘い物は好まず、食べた後のあと口が悪いのでほとんど食べたことがないということでした。

玄米には、野菜に含まれる栄養素が多く含まれています。

具体的には、玄米は精白された白米に比べ、食物繊維が約6倍、ビタミンEが約12倍も多く含まれています。また、豊富なタンパク質に加え、ビタミンB群、鉄、カルシウム、マグネシウムなどの、ビタミン・ミネラル類が48種類、そしてファイトケミカルも含まれています。さらに胚芽成分には、ビタミンA、B_1、B_2、B_6、B_{12}、ナイアシン、ニコチン酸、パントテン酸、ビタミンC、ビタミンEなどが含有されています。

玄米に含まれるこれらの栄養素は野菜で摂ることもできますが、玄米ならば野菜不足を補うこともできますし、普段のご飯を白米から玄米に変えるだけでかなりの栄養素を補うことができます。

さらに、玄米には美容に役立つ栄養素も豊富です。それがビタミンB_6、ビタミンE、フェルラ酸などの成分です。フェルラ酸はポリフェノールの一種で、抗酸化作用や美白効果があることから、女優・モデルなど美容に気をつけている方々のなかには白米などの精製された穀物を食べず、玄米などの未精製穀物を常食している方も多いようです。

（注3）波動測定器　波動測定器は、健康状態、食事指導の前後の状態をみたり、その結果を説明したりするために使用されており、現在はコンピューターと組み合わせた機種もいろいろあります。

アメリカ、ドイツ、ロシア、オーストラリア、台湾、日本などで統合医療を行う医師により使用されており、民間では食品の品質検査の一環として使用しているところもあります。

本書でも、健康状態や食事指導の前後の状態の説明、食品の質を知る指標の一つとして同測定器によるデータを利用しています。

LWA 測定器による波動エネルギーの指標

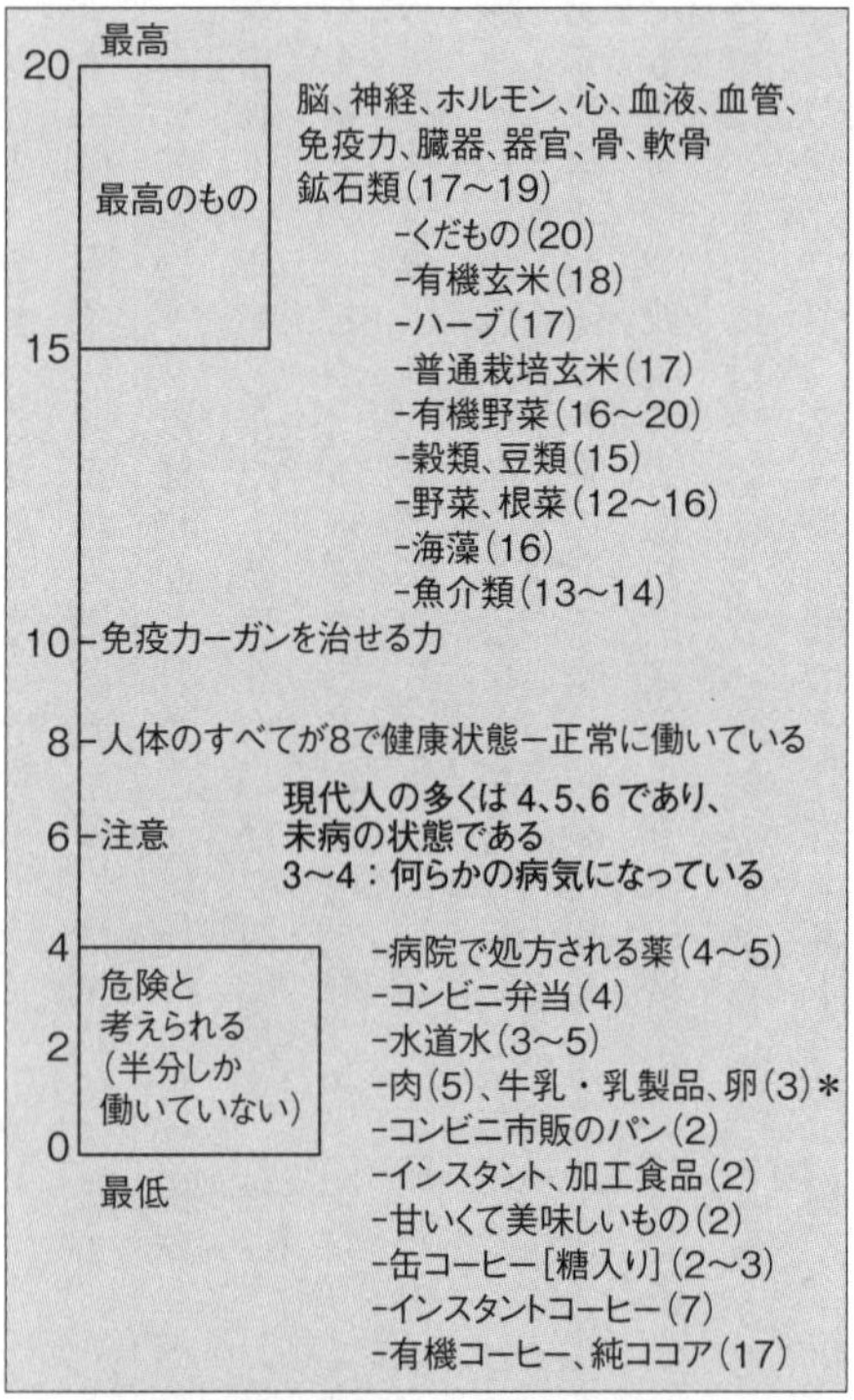

*自然の中で育てられた動物の肉、乳製品は 14 以上、有機卵は6になるものもある

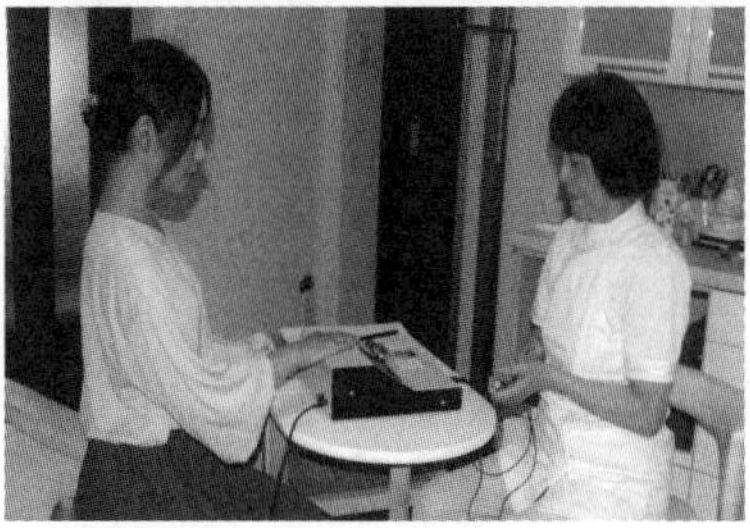

波動測定では、「１～４」病気、「５～７」未病、「８～11」正常、「12」以上優良

(2) 体温を上げる

米は36・5度の温度を保つ食べ物として知られていますが、玄米菜食（世界的にはプラントベー

ス・ホールフード）を行うことで、さらに体温は36・6度から37度まで上昇していきます。

体温は免疫力のバロメーターともいわれ、一度下がると免疫力は約30％下がるといわれています（『体温を1℃上げれば人生が変わる病気が治る』石原結實著　地球丸、『体温を上げると健康になる』斎藤真嗣著　サンマーク出版、『体温免疫力』安保徹著　ナツメ社）。

(3)食物繊維とファイトケミカルが豊富

食物繊維（第六の栄養素）とファイトケミカル（第七の栄養素）が豊富に含まれることも玄米の特徴です。

食物繊維は、以前は食べ物のカスとしてあまり重要視されていませんでしたが、約40年前から大切な働きをしていることが明らかになり、現在ではかなりのことがわかってきています。

《食物繊維とは》

食物繊維は「人間の消化酵素で消化されない食物中の難消化成分の総体」と定義されています。

厚生労働省は、日本人の食事摂取基準（2020年版）で、食物繊維の一日あたりの摂取目標を女性18ｇ以上、男性21ｇ以上（18〜64歳の場合）と定めています。しかし、日本人は基本的に食物繊維不足であり、この目標までには平均であと約6ｇ不足しています（図1－4、2－5）。

1951年には平均22・72ｇの食物繊維を摂取していました（『食物繊維は凄い』印南敏監修　主婦の友社）。しかし、最近の報告ではそれが大幅に減少しています。その理由としては、食生活の欧

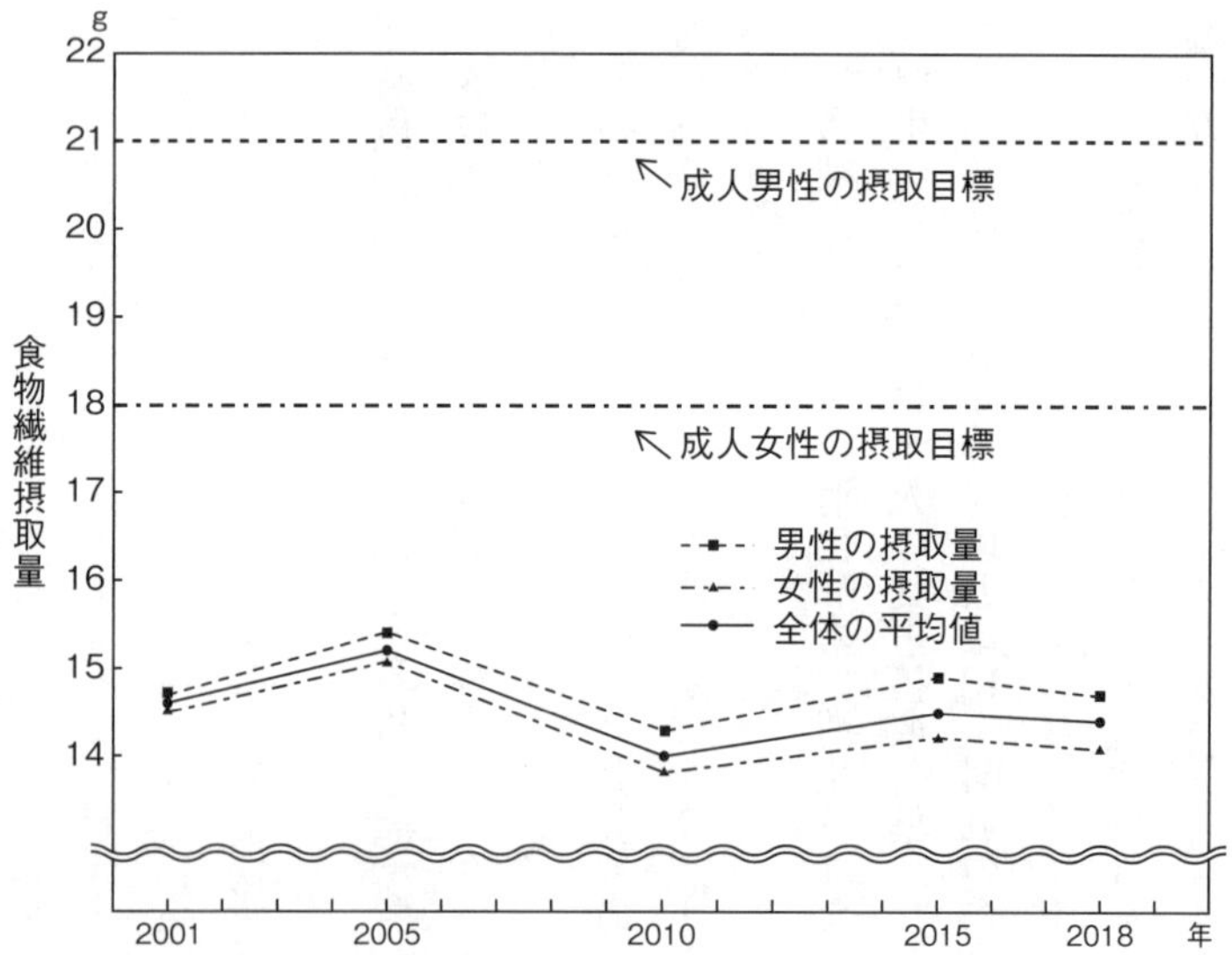

図1-4　食物繊維摂取量の推移

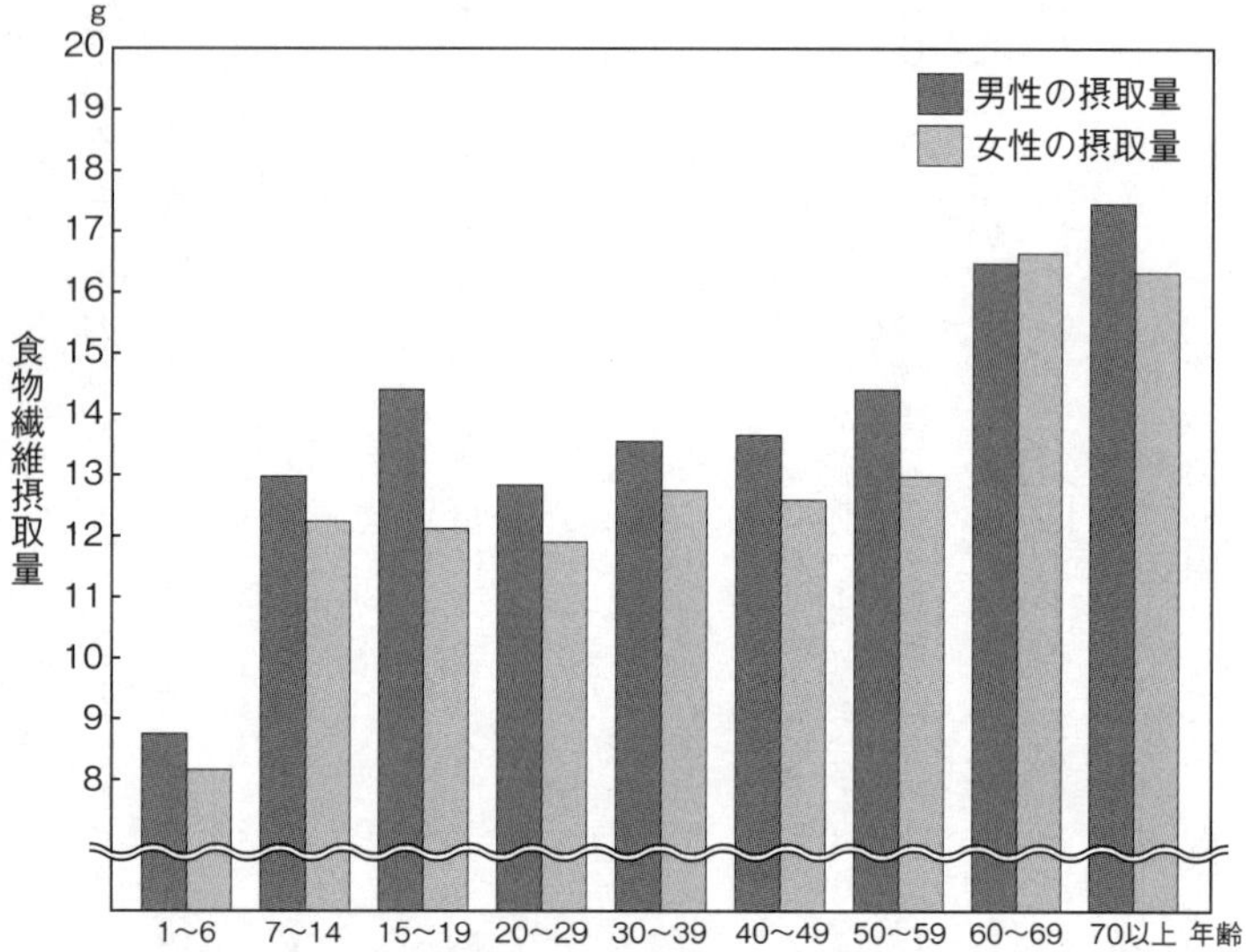

図1-5　2018年の年代別食物繊維摂取量

［図1-4と図1-5　参考：国民健康・栄養調査　国民健康・栄養研究所］

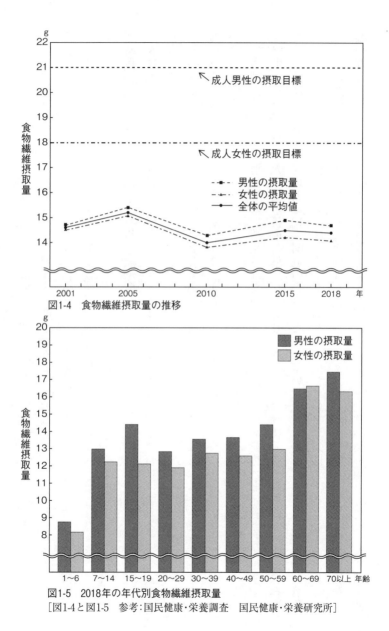

米化により肉や乳製品の摂取が増えたこと（肉や魚には食物繊維は含まれません）、米の摂取量が減ったこと、大麦などの雑穀を食べなくなったことなどが考えられます。

食物繊維をあと約6g追加して摂る工夫が必要ですが、とても簡単な方法は白米を玄米に置き換えることです。そのうえで、後ほど示すような食物繊維の多い食材をもっと取り入れることです。

ちなみに、ご飯（150g）×3杯に含まれる食物繊維の量は、白米が約1・0g、玄米が約5・9gです（日本食品標準成分表［八訂］、ご飯茶碗一杯に約65gの米が含まれているとした場合）。

《食物繊維の効果・効能》

食物繊維の効果・効能については、すでにかなりのことがわかっています。

食物繊維には不溶性のものと水溶性のものがあり、食物繊維を含むほとんどの食材はそのどちらも含有しています。厳密には分けて考える必要はありませんが、ここでは、不溶性と水溶性の食物繊維を含む食品と、すでにわかっている代表的な効果・効能について示しておきます（表1－3）。さらに、具体的に認められている疾患に対する効果については表1－4にある通りです。

表を見ると、ほとんど全ての現代病・生活習慣病に食物繊維が関係していることがわかります。乳酸菌やビフィズス菌など短鎖脂肪酸を作る善玉菌は、食物繊維を食べることで元気になります。その結果、腸内細菌叢（腸内フローラ）の状態が良くなり、免疫力が向上することで病気予防、健康長寿につながります。

辨野義已《べんのよしみ》博士は1974年から45年間、理化学研究所において、日本や世界中の長寿地域から

表1-3　食物繊維を含む食品と主な働き

・不溶性食物繊維を含む食品 玄米、雑穀、野菜、果物、豆類、キノコ類、海藻類、甲殻類の殻など **主な働き**：排便を促して便秘を解消する
・水溶性食物繊維（ねばねば系とサラサラ系がある）を含む食品 昆布、わかめ、こんにゃく、オクラ、モロヘイヤ、果物、里芋、大麦、オーツ麦など **主な働き**：余分なコレステロールや糖分、発ガン物質などを吸着し、排泄する
・代表的な効果・効能 ○腸において善玉菌の餌となり、善玉菌を増加させる 善玉菌が増えて腸内環境が整うと、免疫力を高めることにつながる ○多く摂取することで生活習慣病を予防する

表1-4　食物繊維によって改善が期待される疾患

①便秘の予防と治療
②静脈瘤など静脈異常の予防
③虫垂炎の予防
④憩室症の予防
⑤大腸ガンの予防
⑥高血圧の予防
⑦尿路結石の予防
⑧肥満の予防と解消
⑨糖尿病の予防と治療
⑩高コレステロール血症の予防と治療
⑪心臓病の予防
⑫コレステロール胆石の予防
⑬虫歯の予防

（参考：『食物繊維は凄い』印南敏監修　主婦の友社、『栄養学—人体の構造と機能［3］（系統看護学講座　専門基礎分野）』中村丁次著　医学書院）。

「便」を集めて「腸内フローラとその分類」の研究を続けました。その結果、健康長寿な人々は食物繊維の多い食物を食べていて、その便には長寿菌（乳酸菌やビフィズス菌）が多いこと、その傾向はその子孫にも代々続くこと、逆に食物繊維の少ないものを食べると長寿菌が減ることを明らかにしています（『「腸内細菌」が健康寿命を決める』辨野義已著　集英社インターナショナル）。

次に、ファイトケミカルについてわかっていることをまとめておきます。

《ファイトケミカルとは》

ファイトケミカルとは、植物が紫外線や昆虫など有害なものから自らを守るために作り出した色素や香り、辛味、ねばねば成分などのことで、「植物性化学物質」とも呼ばれています。玄米の外皮には、このファイトケミカルが豊富に含まれていて、摂取すると、身体の抗酸化力や免疫力を高める働きをしてくれます。

《ファイトケミカルの効果・効能》

ファイトケミカルによる健康効果をまとめておきます。

・抗酸化作用

これは、活性酸素の害を無毒化し、身体の酸化を抑える作用です。活性酸素は遺伝子を傷つけガンを引き起こしたり、脂質を酸化させて動脈硬化を促進したりするなど、多くの病気や老化の原因になる物質です。

・抗ガン作用

発ガン物質を抑制したり、肝臓の解毒作用を高めたり、ガン細胞のアポトーシス（自殺死）を促したりしてガンを予防する作用です（この作用を持つファイトケミカルを多く含む食品としては玄米のほかに、ニンニク、タマネギ、ネギ、にんじん、キャベツ、雑穀などがあります）。

・免疫の増強、調整作用

免疫細胞の数を増やしたり働きを活性化させたりして、体内に侵入した病原菌やガン細胞などと戦う力を強化する作用です。高くなりすぎた免疫を抑制する作用もあります。

このような健康効果を持つファイトケミカルは、従来から知られている糖質（炭水化物）・タンパク質・脂質・ビタミン・ミネラルなどの5大栄養素や、第六の栄養素である食物繊維にはない優れた機能を持ち、第七の栄養素とも呼ばれています。

(4) 玄米の糠に含まれる成分の効果にも注目

最近は、玄米の糠に含まれるフィチン酸、ガンマ‐オリザノール、GABAの効果も注目されています。それぞれについてまとめておきます。

《フィチン酸》

フィチン酸（IP6とも呼ばれる）には、有害物質を排泄する作用がありますが、最新の研究では、ガン、心臓疾患、動脈硬化、高血圧症、糖尿病、精神疾患などに対する改善・予防効果を持つことが判明しています。

農薬や食品添加物に含まれる化学物質の体内蓄積は日本人の場合、年間8kgと推計されています。こんなに有害物質が体内に蓄積したのでは、肝臓は休む暇もありません。肝臓は毒物の分解でいっぱいとなり、栄養素や酵素の産生のために十分働くことができなくなります。

特にダイオキシンは、体内の脂肪組織に蓄積され、肝臓障害などを引き起こします。何らかの方法で体内のダイオキシンを解毒、排泄することが必要なのです。

このダイオキシンの体外排泄効果について、玄米中の糠がとても有効であることが、福岡県保健環境研究所の森田邦正氏のグループが行ったラットの実験で明らかになっています。糠に豊富に含まれる食物繊維、フィチン酸の相乗効果でダイオキシンの排泄が促されることがわかったのです。

玄米を続けて摂っていると、ほとんどの方が「お腹がすっきりした」「身体が軽くなった」と感じますが、それは体内に蓄積したダイオキシンをはじめ、さまざまな有害物質が解毒、排泄されたためなのです。

《ガンマ・オリザノール》

ガンマ・オリザノールは米糠に含まれるポリフェノールの一種で、米糠層から生まれた米油に含まれている玄米特有の物質です。「オリザ」は米のこと、「ノール」は油のことを指します。他の雑穀には含まれていません。このガンマ・オリザノールについて、すでにわかっている代表的な働きは次の4つです（参考：「糖尿病ネットワーク」日本医療・健康情報研究所）。

・肥満、メタボリックシンドロームを改善

ガンマ - オリザノールは、食欲を司る視床下部に働きかけることで、高脂肪食に対する嗜好性を減退させることがわかっています。つまり玄米を食べるほど、ジャンクフードなど、高カロリーな食べ物への欲求がなくなってくるのです。

玄米を食べると自然に食事の好みが変化して、食べ過ぎを抑えられ（食欲抑制効果）、体重が減少し、肥満やメタボリックシンドロームを改善することが明らかになっています。

・**血糖値を下げる**

ガンマ - オリザノールは、糖尿病およびその予備軍の方にも最適で、インスリンの分泌を促進して血糖値を下げる働きを持つこと、糖尿病の発症リスクを減少させることなどが2012年、琉球大学の益崎裕章教授らのチームによって世界で初めて明らかにされました。さらに益崎教授のチームは2015年、ガンマ - オリザノールがすい臓内においてドーパミンの作用を調整し、インスリンを分泌させる仕組みを初めて解明しました。

・**生活習慣病の予防、改善**

ガンマ - オリザノールは、生活習慣病の予防や改善にも役立ちます。血管を広げて血行を良くする効果があるほか、善玉（ＨＤＬ）コレステロールを増やして悪玉（ＬＤＬ）コレステロールを減らす効果があり、脂質異常症に効果があります。

・**脳の機能を改善する**

ガンマ - オリザノールには、脳の視床下部に直接働きかけることで自律神経失調症を改善する効果もあります。動悸、倦怠感、頭痛、不眠などに加え、更年期障害や老人性認知症の治療に医薬品としても用いられています。

また、玄米特有の食感や匂いが苦手という人のために、益崎教授らによって、玄米に含まれるガンマ - オリザノールを利用した食品（玄米発酵飲料・玄米甘酒など）の開発も進められています。なかでも、玄米甘酒製品については、食欲の抑制や腸内細菌叢の改善効果などがあることが認められています。

《GABA（ギャバ：ガンマ - アミノ酪酸）》

天然アミノ酸の一つで、神経伝達物質であるGABAが豊富に含まれるのも玄米の大きな特徴です。

GABAは脳内で興奮をもたらすドーパミンの働きを抑え、精神的な安定をもたらします。ところが、不足すると精神的な緊張状態をもたらし、イライラやうつなどの原因の一つにもなりますから、特に現代人には必須の栄養素です。

GABAの主な働きには、「抗ストレス作用」「安眠、熟睡作用」「コレステロールや中性脂肪の抑制作用」「脳細胞の活性化作用」などがあります。

GABAは、トマト、じゃがいも、ナス、カボチャ、キャベツ、ぶどう、みかんなどにも含まれていますが、総合栄養的な観点からは、発酵玄米食として摂ることがもっともおすすめです。

発酵玄米と具だくさん味噌汁は最強の万能薬

この本でご紹介する玄米菜食では、発酵玄米を主食として、具だくさん味噌汁との組み合わせをおすすめしています。玄米（発酵玄米）についてはこれまで述べてきましたので、ここでは具だくさん味噌汁の素晴らしさを明らかにしていきます。

・味噌の起源

味噌の起源には諸説ありますが、古代中国の醬《ショウ》（中国の味噌、日本の味噌とは食べ方がまったく違うもの）を元に、日本の風土に合った工夫が施されて日本独自の味噌が生まれたといわれています。すでに1300年の歴史があります。

・味噌の原材料

材料は自然塩と大豆や米・麦を、麴で発酵させて造ります。

大豆のみで造られた豆味噌（赤味噌・中京など）、大豆に麦を加えた麦味噌（中間色・中国、四国、九州など）、大豆に米を加えた米味噌（白味噌・全国各地）があり、またこれらを調合した調合味噌があります。

味噌は昔から日本人の腸を整えてくれる優秀な腸活食材です。特に原料となる大豆には、貴重な植物性タンパク質が豊富に含まれています。その大豆を発酵させた味噌には、消化管の働きを良くし、腸内細菌叢を良い状態にしてくれる乳酸菌がたっぷり含まれています。

このような味噌を使った料理のなかでも、私たち日本人が毎日のように食べているのが味噌汁です。味噌の成分を取り込むことができるだけでなく、具材として一度に複数の食材を摂取できるのも魅力です。しかも、食材の組み合わせが自由自在なので、毎日食べても飽きることがありません。

ちなみに、カビを用いた発酵食品は中国や東南アジアでも利用されていますが、麴菌を使うのは日本だけです。温暖多湿な日本の気候風土から生まれる麴菌は、その固有性から日本の「国菌」にも認定されています。

・味噌の効能

麴菌を使って作られる味噌の効能についてわかっていることをまとめておきます。

①栄養分析に現れない効果があり、たくさんの微生物が腸を整える
②煙害や酒害を解毒する
③きれいな肌をつくる
④スタミナをつける（昔から「味噌汁一杯三里の力」という諺があります）
⑤放射性物質を体外に排出する
⑥動脈硬化、高血圧の予防、ガンの予防
⑦アレルギーの改善

表1-5　味噌汁に入れるおすすめの具材（四季の旬な食材）

春	かぶ・さやえんどう・竹の子・あさつき・キャベツ・ほうれん草・小松菜・白菜・菜花・せり・みつば・春菊・大根・ワカメ・アサリなど
夏	トマト・きゅうり・ナス・ししとう・大葉・いんげん・とうがん・ふだんそう・夏ネギ・小松菜・ニンニク・ワカメなど
秋	タマネギ・ネギ・にんじん・じゃがいも・オクラ・しめじ・むかご・ほうれん草・カボチャ・さつま芋・かぶ・春菊・ごぼうなど
冬	ネギ・大根・白菜・山東菜・小松菜・ほうれん草・キャベツ・ブロッコリー・カリフラワー・しめじ・なめこ・ごぼう・里芋など

【はま子の一言】塩分を味噌で摂ると血圧は上がらない！

不思議なことに味噌を摂取すると血圧が上がりにくくなります。

味噌、特に発酵熟成度の高い味噌に多く含まれている褐色色素「メラノイジン」には、血圧を上げるホルモンの生成を促す酵素の働きを妨げる効果があるといわれています。ですから、味噌は減塩しなくてもいいですし、味噌汁を朝、昼、夕三杯飲んでも、血圧が上がる心配はほとんどありません（塩について詳しくは94頁を参照）。

・味噌汁の具材の効用（相乗的薬効が得られる）

味噌汁の具材としていろいろな食品を組み合わせることで、素晴らしい相乗的薬効が得られます。表1－5にあるのは、それぞれの季節ごとにおすすめの旬の具材です。栄養価が高いですし、デトックス効果も高くなります。

豆腐類・高野豆腐・乾物のワカメ・昆布・じゃがいも・にんじん・タマネギなどは一年中具材として利用できます。

野菜は旬のもの、その土地で採れるもの、手に入ればできるだけ有機生産のものがおすすめです。有機野菜が手に入らない場合は、ミネラル溶液、ケイ素溶液、重層、帆立貝の粉などに浸けておくことで、農薬や化学肥料をキレート化（注4）する方法もあります。

・具だくさん味噌汁を野菜スープにしてもOK

高浜療術院では、具だくさん味噌汁のほかに野菜スープもおすすめしています（作り方は巻末を参照）。いつでも簡単に作ることができ、副菜として非常に栄養価が高いからです。特に、ファイトケミカルを摂取することができるのが大きな利点です。調理も食事も楽しんで行うことができます。調味料や隠し味として味噌を入れてもよいでしょう。

ファイトケミカルは、先ほども述べたように私たちが健康に生きるために欠かせない物質で、野菜や果物を食べることで摂取できます。しかし、その多くは細胞や細胞膜の中に隠されており、細胞膜を壊さなければ私たちの身体には吸収されません。食物の細胞や細胞膜はセルロース（繊維質）で出来た細胞壁に囲まれているため、包丁で刻んだり、ミキサーで粉砕したりした程度では壊れません。

細胞壁を壊すもっとも簡単な方法は、加熱することです。ですから、野菜を加熱して味噌汁やスープにすると、細胞壁が壊れて野菜の細胞や細胞膜からファイトケミカルの大部分がゆで汁に溶け出します。一定時間加熱すれば、8～9割がスープに溶け出るといわれています。

ちなみに、ファイトケミカル自体は安定的な物質で、熱に強く、加熱しても効力が失われること

表1-6　野菜スープに入れるおすすめの具材

キャベツ	キャベツに多く含まれるファイトケミカルのグルコシノレートは、加熱するとイソチオネートに変化し、発ガン物質を無毒化したり、血液が固まるのを防いだりすることで、発ガン、心筋梗塞、脳梗塞への予防効果が期待できます。
タマネギ	タマネギは、アメリカで研究されたガン抑制効果のある食品40種（『デザイナーフーズリスト』220頁参照）でもトップクラスの評価を受けている食品です。特に、胃ガンや大腸ガン、食道ガンなどの消化器系ガンに予防効果があるとされ、ガン予防の切り札ともいわれています。 中心成分は、タマネギ特有の辛味と匂いを醸し出すシステインスルキシドというイオウ化合物のファイトケミカルです。優れた抗酸化作用があり、ガンはもちろん、動脈硬化の予防にも役立ちます。
にんじん	にんじんのあの鮮やかな赤はカロチンという色素で、これがファイトケミカルです。カロチンにはαとβがあり、αカロチンには強い発ガン抑制作用、βカロチンには抗酸化作用と免疫増強作用があります。カロチンは体内で必要な分だけビタミンに変わり、粘膜を強くして、ウイルスや細菌の侵入を防ぎます。その他にも、にんじんの葉の部分も含めて、たくさんの栄養素が含まれています。
カボチャ	カボチャには、抗酸化作用の強いβカロチンやビタミンCおよびビタミンEが豊富に含まれています。

はありません。

野菜スープに含まれるファイトケミカルの抗酸化力が、具材によっては生野菜ジュースの10～100倍もあることが熊本大学の前田教授の研究で明らかになっています（『最強の野菜スープ活用レシピ』前田浩、古澤靖子著　マキノ出版）。このような理由から、ガンなどの生活習慣病を抱え私の療術院に来院された方々には、具だくさん味噌汁と一緒に、野菜スープをすすめています。

ここで、特におすすめしたい野菜スープの具材を紹介します。

表1－6にあるような具材を使った野菜スープはファイトケミカ

ルの宝庫で、強力なガン予防スープになります。私自身はこれらの具材に加え、トマトやブロッコリー、ピーマン、ニンニク、豆類、その他いろいろな野菜を入れたスープをよく作っています。また、大根、にんじんなどの入った野菜スープを作って冷蔵庫にストックしておき、他の具材を追加して新しい野菜スープや味噌汁を作ると、飽きることなく、調理時間の短縮にもなります。

基本的に野菜、根菜、果物は皮付きのもののほうが栄養素を多く含んでいます。食物は全体で一つの命、それを丸ごと余すところなくいただくという考え方を「一物全体食」といいますが、たとえば、にんじんの皮・葉・茎・ヘタ・根には、タンパク質、脂質、炭水化物の他に、食物繊維、カロチン、ビタミン（C・E・K・B_1・B_2・ナイアシン・B_6・葉酸・パントテン酸など）、無機質（ナトリウム・カリウム・カルシウム・マグネシウム・リン・鉄など）などの栄養素が豊富に含まれていますので、皮ごと使えるものは使いましょう。

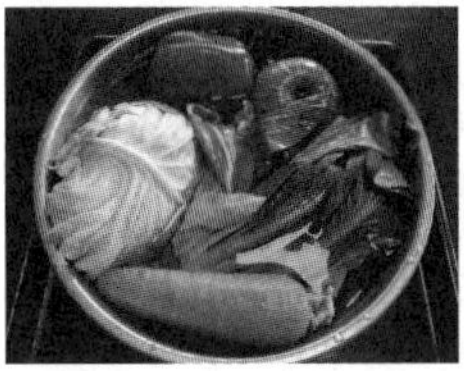
〈15分間浸ける〉

ただし、農薬や化学肥料が気になる方は、有機野菜を取り寄せてもいいですし、難しい場合は農薬、化学肥料をキレート化して取り除き、食べるようにしましょう。

可能なら畑を借りて自分で作る、庭で野菜を育てる、プランターでネギやパセリ、サラダ菜を育てるなど、楽しみながら無農薬野菜を収穫するのも良いでしょう。

（注4）キレート作用　毒物を分離する力のことです。ミネラル溶液、ケイ素溶液、重曹、帆立貝の粉などの製品は水に溶かすことでアルカリ性の水溶液になり、通常の水洗いで

は落とすことのできないような米や野菜や果物などの食材の表面に付着している残留農薬・菌類を除去します。それぞれの製品に15分間ほど浸けることで美味しい味になります。

発酵食品は日本人の伝統食

味噌は日本人が伝統食として食べてきた発酵食品の代表ですが、その他にもたくさんの発酵食品があり、それらの優れた特性がこれまでに明らかになってきています。

本書では、玄米のなかでも発酵玄米を主食とした玄米菜食をおすすめしていますが、それはすでにお話ししてきたように炊飯器の保温機能を使い、玄米や小豆・黒豆・雑穀などを酵素によって発酵させることで作ります（酵素発酵）。1970年代に開発されました（注5）。

一方、日本古来の「発酵食品」の発酵は、乳酸菌などの微生物による「微生物発酵」です。日本の高温多湿な気候が発酵食品を作るのに向いていたこともあったのでしょう。たとえば生の魚や野菜は、発酵というプロセスを経ることで保存性が良くなり、栄養価も高まり、そのうえ味も良くなります。

日本各地には、その土地に根ざした発酵食品として漬物や調味料があり、郷土料理となっています。漬物だけでも味噌漬け、糠漬け、塩漬け、醬油漬け、酒粕漬け、酢漬けなどがあり、その種類は全国に3000以上あるといわれています。

漬物にかぎらず発酵食品は多様で、鰹節《かつおぶし》、なれ鮨、生の魚を塩で漬け込んで発酵させることで出来る魚醤《ぎょしょう》など、どれも古来から育まれてきた日本の知恵の結晶です。

こうした発酵食品は一つひとつを詳しく調べると、たいへん素晴らしい効果・効能を持つことが明らかになっています（より興味のある方は、船瀬俊介氏による『和食の底力』〔花伝社〕をご覧ください）。

ここでは、発酵食品全般に共通する効果をまとめておきます。酵素発酵による発酵食品が持つ効果についても基本的に同様です。

①栄養をスムーズに吸収させる

発酵食品には、麴菌や酵母、細菌などの微生物の働きによって原料成分の栄養素が分解された状態で含まれています。そのため、消化、吸収がしやすくなっています。さらに、乳酸菌や麴菌、納豆菌、酵母菌、酢酸菌などの善玉菌が豊富に含まれているため、腸内環境を整えるとともに、栄養素がスムーズに吸収されて体内を巡ります。

②免疫細胞を活性化させる

発酵食品は、私たちを病気から守ってくれる免疫細胞の活性化を手伝ってくれます。乳酸菌や麴菌などの菌体は、体内の免疫細胞の約80％が集まる小腸壁の近くを通る際に、免疫細胞を活性化させる〝指令ボタン〟を押してくれることが最近の研究で明らかになっており、なかでも、味噌や納豆、甘酒、キムチ、なれ鮨などに含まれる菌体が有効であるといわれています（『養命酒便り2020年夏号』小泉武夫農学博士　養命酒製造株式会社）。

この働きは、生きた菌体も死んだ菌体も同じように持っています。たとえば、多くの乳酸菌を含む味噌で味噌汁を作る際、加熱によって乳酸菌が死滅しても、その菌体が免疫細胞を活性化させる作用は変わりません。これは味噌に限ったことではなく、どんな食べ方をしても同様なのです。

また、発酵食品によって腸内を常に善玉菌優位の環境に整えておくと、さらに免疫力を高めることができます。

③栄養価アップ

微生物が発酵過程で多量の栄養成分を生産してくれるため、発酵食品の栄養効果が高まります。たとえば、納豆に含まれるビタミンKは、ゆでた大豆の約120倍にもなります。

④旨味成分アップ

大豆と比べ、それを発酵させた味噌や納豆には特有の味と香りが生まれます。また、発酵によりタンパク質が分解されることで、うまみ成分であるグルタミン酸が出来るため、より「おいしい」と感じるのです。

⑤保存性を高める

微生物には、自分以外の特定の微生物の生育を阻止または死滅させる作用があります。そのため、発酵によって善玉菌が一定量を占めると、悪玉菌である腐敗菌が駆逐されて腐りにくくなります。

⑥生活習慣病を予防する

たとえば、味噌や醬油、納豆など大豆の発酵食品には、血管壁に付着した悪玉コレステロールを除去したり、高血圧を予防したりする作用があります。

（注5）本書でご紹介している発酵玄米の作り方は、そのほかにもさまざまな方法があります。たとえば、長岡式酵素玄米は医食同源、玄米菜食、断食を指導していた長岡勝弥医師により1955年に開発されました。圧力釜で炊いて保温することで玄米を発酵させ、消化・吸収の良いものとして伝承されているようです。

一汁一菜には日本の風土と季節に合った食材を選ぶ

日本の伝統食には野菜をはじめ、さまざまな食材が実に効果的に使われています（表1-7）。いずれも優れた栄養素を備えており、食物繊維が多いのも特徴です（巻末には、野菜を使った簡単一品料理を載せています）。

表1-7　日本の伝統食に使われている食材

・大豆、小豆、黒豆やその他の豆類、豆腐、味噌、納豆、きなこ、豆乳など
特に、「畑の肉」といわれる大豆には、良質のタンパク質やミネラル、マグネシウムなどが豊富に含まれています。
・ゴマ、ナッツ類(落花生、くるみ)
身体に良い脂質やミネラルを多く含み、活性酸素を抑える抗酸化食品です。
・ワカメ、昆布、モズク、ヒジキ、メカブなど
海藻類はミネラルの宝庫です。
・野菜(カボチャ、にんじん、ごぼう、大根、蓮根など)
各種ビタミン類がバランスよく含まれています。
・しいたけ、しめじ、えのきたけなどのキノコ類
食物繊維やβグルカン、ビタミンDなどの抗ガン物質が豊富。
・サツマイモ、山芋、里芋、じゃがいもなどの芋類
食物繊維が豊富なので腸内環境を整えてくれます。

＊もしも魚を使うときは、青魚(イワシ、サバ、サンマなど)、鮭、ちりめんじゃこなどの近海魚をおすすめしています。

食養生と栄養学の違い

ここまで、玄米菜食や一汁一菜についてお話ししてきましたが、このような食事スタイルは、身体の健康を高めるという観点から見ると「食養生」という考え方に対応します。

食養生とは、生まれてから死ぬまでの間を健やかに元気に長生きする生き方や食べ方のことをいいます。よく知られているのは、江戸時代中期以降の儒学者・食養医であった貝原益軒（1630〜1714年）による『養生訓』です。

益軒は、今でいう予防健康法を啓蒙しました。その基本にあるのは、食事が薬であり、食事で病気を治すという東洋的な考え方です。

明治に入ってからは、石塚左玄（1851〜1909年　陸軍で薬剤監・軍医を務めた）のように食の重要性を唱える医師が現れ、「食養会」という大きな組織を作って啓蒙運動を行いました。

一方、医学の分野では明治に入ると、西洋医学が流入しました。ドイツの医学が主流になり、その後アメリカから入ってきた西洋医学に置き換えられました。その過程で、東洋医学的なものは一切排除されたのです。

明治時代の医療はヨーロッパ文明一辺倒になりましたが、そのなかにあってもヨーロッパ文明を批判し、生命の問題を生物学的に、そして民族学的・風土的に幅広い視野に立って大観し、思索したのが左玄でした。

左玄は玄米菜食による食養生を重視しましたが、左玄亡き後は桜沢如一（1893〜1966年日本の思想家）が、「マクロビオティック」として世界に広めました。さらに、その意思を受け継いで、アメリカに本拠地を置きマクロビオティックを広めたのが久司道夫（1926〜2014年）です。

近年のアメリカでは、有識者や富裕層、俳優やモデルなどが率先して食養生を実践しています。その食養生の中心が玄米菜食です。玄米菜食では、ビタミンやミネラルなどミクロ栄養素（注6）の機能的な働きを重視します。

一方、食養生の本家であった日本では、西洋に起源がある栄養学が主流になっていきました。エール大学に留学した医学博士、佐伯矩《ただす》（1876～1959年）が帰国後に栄養研究所（後の国立栄養研究所）を創設し、広めました。佐伯博士は栄養学の創始者として「栄養学の父」と呼ばれ、医学から栄養学を独立させ、発展させたことで知られています。

こうして日本に定着した栄養学は、タンパク質を中心に、糖質（炭水化物）と脂質の3大栄養素のバランスを重んじ、食事や食品に含まれる栄養素がどのように生物の中で利用され、影響しているかを科学的に研究する学問です。それによって食品成分表が作成されました。この食品成分表をもとに、人体に必要な3大栄養素と、さらにビタミン、ミネラル、食物繊維などを加えた栄養バランスを基本に食事指針が立てられます。

管理栄養士、栄養士はそうした栄養学の知識を生かし、病院や学校、企業などで給食のメニュー作成や栄養管理を行います。現在の栄養士制度では、管理栄養士は国家試格、栄養士は各地方自治体における県知事の認定資格になっています。

職域としては、栄養士は主に健康に問題のない方への栄養指導などを行い、管理栄養士は主に病院や福祉施設において、病状に応じた食事指導、栄養指導を行います。

特に病院での給食は、病気の種類によって料理に使われる食物のカロリー計算（タンパク質4kcal／1g、炭水化物4kcal／1g、脂質9kcal／1g）を行い、身体の調子を整えるビタミン、ミネラル、食物繊維を取り入れるようにします。また、年齢や性別、身体の活動量も考えて食事を提供します。

たとえば糖尿病食であれば、体格（身長・体重）と身体活動量で一日に摂取するカロリー量が決まります。性別、年齢、血糖コントロール、合併症があるかないかなどに応じた食事指導も行います（『糖尿病食事療法のための食品交換表』［文光堂］による指導など）。

具体的なメニューとしては、主食（白ご飯・パン・麺類など）、良質なタンパク質を含むおかず（魚類・大豆製品・卵・肉類・乳製品など）、野菜、きのこ、こんにゃく、海藻、果物などを組み合わせた食事を提供します。

その他、肝臓病食であれば高タンパク・高カロリー食、膵炎《すいえん》食であれば低タンパク・低カロリー食といった具合に、病気の種類や病状に合わせてカロリー量を調整します。こうした食事を管理栄養食といい、管理栄養士がカロリー計算を含めて調整します。

これが現代栄養学の概要ですが、その基本的な役割は現代医学の薬による治療を、カロリー計算をベースにした食事療法で補完するというものです。

しかし、このようなカロリー計算中心の栄養学では見失われている点がいくつもあります。

一つは、管理栄養食には多くの場合、動物性食品が含まれているということです。しかし、詳しくは三章で述べますが、主にアメリカを中心にした世界中で、動物性食品である肉類や脂肪の摂取を推奨しない動きが進んでいます。

そしてもう一つ、さらに大事なことは、食品成分表に記載されている栄養成分が、そのまま栄養効果として身体に取り入れられるわけではないということです。

その食物がどこでとれたものなのか、農薬・化学肥料は使われているのか、有機生産のものなのか、採取されて何日経っているものなのかなどによって、同じ種類の食物であっても、香りや味だけでなく、その栄養価にも違いが生じます。さらにいえば、食べる人の噛む回数、消化液の分泌具合や活性度などの生理状態によっても栄養効果は違ってきます（なかでも、特に重要な役割を果たしているのが腸内細菌叢の状態であるといわれています）。

加えて、病気別にカロリー計算をしたり、栄養のバランスを考えたりすることは、特に一般の人にとっては非常に煩雑で、継続が困難です。病院にいる間はそのような食事を行えたとしても、家に帰るとまた元に戻ってしまうことも多いでしょう。

その点、本書でご紹介している玄米菜食ならば、カロリー計算をしなくても、複雑な栄養素の知識がそれほどなくても、栄養バランスの取れた食事を誰でも手軽に、継続的に行うことができます。特に、発酵玄米を主食とした一汁一菜食は5大栄養素などの主要な栄養素に加え、食物繊維やファイトケミカル、ガンマ-オリザノールなど、現代人に不足しがちな栄養素を複合的に摂ることができ、発酵食品の持つ力も加わります。

しかも、玄米菜食は日本に伝統的に根付いてきたものなので、栄養学ほど複雑なことを考えることなく、健康な身体の土台をしっかりつくることができます。

（注6）「タンパク質・糖質・脂質」をマクロ栄養素、「ビタミン・ミネラル」をミクロ栄養素といいます。

西洋医学のなかには5つの医療があった

プロローグにおいて、私はもともと看護師として働いていたこと、その後長年、療術院で代替医療の施術を行ってきたことをお話ししました。

私たち看護師は、学校では近代西洋医学を学び、それに対応する看護法を学びますが、現代の西洋医学の中心には「薬を使って人を治す」（薬物療法）という考え方があります。これは、日本の現代医学の中心的な考え方でもあるといえます。

しかし、実は100年前の西洋医学には、医療に対して今よりもっと幅広い考え方が存在しました。

一八世紀末、欧州には次のような五つの医学流派が共存していました。

①ナチュロパシー（自然療法）
②サイコパシー（心理療法）
③オステオパシー（整体療法）
④ホメオパシー（同種療法）
⑤アロパシー（薬物療法）

しかし、あるときから⑤の薬物療法が中心になっていき、それが近代西洋医学の主流になったのです。この近代西洋医学が明治維新以降の日本でも中心になりました。

そこには、さまざまな利権や思惑が絡んでいたともいわれますが、特に石油から化学薬品を作ることで薬物療法を中心とした医療が発達し、経済システムの中に組み込まれていったことが、日本を含めた多くの国々で、①から④の医療が医学の外に置かれてしまった原因の一つであるといわれています。

それでも、国によっては現在でも①から④の医療が⑤と並行して行われています。

たとえば、イギリスではホメオパシーやアロマセラピー、ハーブ療法などを王室が擁護してきました。その結果、伝統療法として今でも一般家庭で当たり前に使われています。また中国では、気功や針灸、漢方、食養法などが近代西洋医学と並行して利用されています（世界の医療に関して、詳しくは194頁を参照）。

このように、その民族に伝承された民間療法を医療の一環として利用し続けている国や地域もあるのです。しかも1992年以降は、それまで近代西洋医学一辺倒だったアメリカをはじめ先進国の多くの国でも、近代西洋医学と代替療法のそれぞれ良いところを取り入れた補完代替医療（統合医療）が行われるようになっています。

実は、①から④までの代替療法は全て自然治癒力（注7）を引き出す医療です。医聖と呼ばれたギリシャのヒポクラテスは「人間の体内には生まれながらに100の名医がいる。現場の医師はこれらが命の手助けをするのに決して邪魔をしてはならない」と戒めています。

（注7）自然治癒力　これは人間、動物などの心身全体が生まれながらにして持っているもので、怪我や病気を治す力や機能を広くまとめて表す表現です。ホメオスタシス（恒常性維持機能）ともいいます。

【質問コーナー】

私が玄米菜食の指導を行っていると、いろいろな質問を受けることがあります。きわめて素朴な疑問から含有成分に関する質問まで幅広くありますが、ここでは読者の皆さんが玄米菜食への理解を深めることに役立てていただけるように、その中のいくつかを取り上げることにします。

①玄米が消化に悪いと聞いたことがあります。合わない人はいますか？

胃腸が弱い方、消化力が低下した高齢者は、玄米の食物繊維が胃腸にとって負担になるため、よく噛む必要があります。よく噛めないのであれば無理をせず、少し精白した五分づき米などにされても良いでしょう。

その点、発酵玄米であれば消化吸収が良いので、玄米のままでも大丈夫です。一度作って食べてみてください。胃腸の弱い方でも食べているうちに胃の粘膜が強くなり、無理なく食べられるようになります。また、玄米では義歯にカスが詰まるという高齢者でも、発酵玄米であれば大丈夫です。

ほかにも、何かの理由で玄米食ができないときは、白米や分づき米に雑穀を入れたり、麦ご飯にしたり、玄米を使った加工食品（玄米粥、玄米餅、玄米粉、玄米甘酒や玄米酵素食品）を利用したりするのも良いでしょう。無理をしないで、できるところから取り入れてください。

それでも抵抗がある方は、白ごはんに具だくさん味噌汁、納豆などの大豆製品を多く食べ、本物の発酵した漬物、魚介類、海藻類、野菜、果物を摂るところから始めると良いでしょう。

②玄米の残留農薬について心配なのですが……

特に玄米の場合、農薬が糠の部分に残留する可能性が高いとして、無農薬、または減農薬栽培のものがすすめられることがあります。

残留農薬検査は元々、玄米を対象として行われており、農薬の残留は通常定められた使用方法を守る限り問題ないとされています。

とはいっても、農薬については白米であっても玄米であっても、または他の作物であっても、基本的に使われていないほうが良いと考えるのが自然です。ですから、有機農法の玄米のほうがおすすめですが、入手が難しい場合は、先述した方法で普通米をキレート化する方法もあります（私の場合は田んぼがある家なので、周りの人にお米を作ってもらっています。農薬を使った普通米です。その場合はミネラル溶液を使ってキレート化しています。何もしない場合でも、玄米そのものに毒を排出する力があります［62頁参照］）。

また、カドミウムなどの重金属が糠に残りやすいといわれることもありますが、検査を行うとき、玄米の段階でそうした重金属の残留が確認された場合は、工業用のりなどの原料に売却されており、市場には出ないそうです（農林水産省より）。

③玄米のアブシジン酸は生命体にとって毒になるのでしょうか？

アブシジン酸は植物全般に含まれている化合物である「植物ホルモン」であり、植物が乾燥から身を守るためのものです。私たちが食する米、麦、アワ、ヒエ、キビや大豆、その他の豆類にも含まれています。

アブシジン酸について、琉球大学医学部第二内科の益崎裕章教授は次のように述べています。

「アブシジン酸の摂取が健康被害を及ぼすという医学的な報告はありません。

非常に高濃度なアブシジン酸を培養細胞に添加すると、細胞内のミトコンドリアという器官に機能障害が起きたというイン・ビトロ（著者注：人為的にコントロールされた環境で）の実験報告がありますが、そのデータが曲解された可能性があります。

玄米食をする程度では、体内でそんな高濃度のアブシジン酸になることは理論的にあり得ないですし、オーダー（桁）がまったく違うので、特に心配することはないと思います。なお、アブシジン酸は浸水することで分解されます。どうしても心配な人は長く浸水すると良いでしょう」（『むすび　２０１８年10月号』正食協会より）。

また、製品化した発芽玄米の場合は、玄米を発芽させるために出荷前に水に浸ける作業を経ているため、アブシジン酸の毒はすでに排除されていると考えてよいでしょう。

④フィチン酸の排泄作用でミネラル不足になりませんか？

米糠はキレート作用が強いフィチン酸を多く含み、ダイオキシン類を含む農薬や重金属などに対する排泄作用を持っています。

一方最近の研究で、フィチン酸はミネラルと結合してフィチン酸塩になるために、ミネラルが著しく少ない食事においてフィチン酸を大量に摂取した場合に、ミネラルの吸収を阻害する可能性があることもわかってきました。

そのため玄米に含まれるフィチン酸も「鉄や亜鉛などのミネラルの吸収を阻害したり、体内のミネラルを排出したりするのではないか」という風評が確たる科学的根拠（エビデンス）のないままに取り沙汰されたことがあります（琉球大学の益崎裕章教授の見解より）。

しかし現在では、米国をはじめ、その抗酸化力などの健康作用が注目され、世界中でフィチン酸のサプリメントも販売されています。さらに、玄米に限らず、フィチン酸を含んでいる穀物や種子を未精製のまま摂取すると健康維持に役立つということも多数の論文として発表されています。

またミネラルについては、本書でご紹介している玄米菜食は、玄米＋具だくさん味噌汁＋漬物・納豆などの組み合わせであるため、そもそもミネラル不足になることはほとんどないでしょう。玄米にごま塩（天然の塩）をかけると、さらにミネラルを補うこともできます。

私がこれまで指導した方たちのなかで、玄米を食べることで健康上の問題が起きたことはありません。それよりも、常に何らかの健康効果があり、病気の方は改善する傾向を示しています。

⑤玄米菜食では魚や肉に含まれるビタミンB_{12}が摂れないのではないでしょうか？

私自身も栄養学を学んだときには、ビタミンB_{12}は動物性食品に多く含まれるから、肉や魚をバランスよく食べなければならないと学びました。ですから、このような質問は、一般の方より栄養学に詳しい方からいただくことが多いのです。そこでここでは、玄米菜食でも十分にビタミンB_{12}が摂れるということを示す二つの論評をご紹介します。

「ビタミンとは、生体の代謝に必要な微量有機化合物で、体内で必要量を合成できないものを指す。しかし大腸に常在する腸内細菌の中には、ビタミンを合成する能力を有する細菌が存在し、8種類のビタミンB群（ビタミンB_1、ビタミンB_2、ナイアシン、パントテン酸、ビタミンB_6、ビオチン、葉酸、ビタミンB_{12}）と、脂溶性ビタミンであるビタミンKが腸内細菌により産生される」（公益財団法人　腸内細菌学会『腸内細菌によるビタミン産生』より）。

一方、『フィット・フォー・ライフ』（ハーヴィー・ダイヤモンド、マリリン・ダイヤモンド著　松田麻美子訳　グスコー出版）では、

「私たちが毎日の生活で実際に必要としているビタミンB_{12}の量はごく少量でよく、1㎎あれば2

年以上持つ。健康な人は通常5年分くらいのビタミンB_{12}を体内に蓄えている。

ところが厄介なことに、胃の中が腐っていると内因子の分泌が妨げられ、その結果、ビタミンB_{12}の腸内粘膜細胞への輸送と吸収も妨げてしまう。そのため、肉や魚を食べる人はベジタリアンよりもビタミンB_{12}不足を起こす傾向が強くなるのである。

『1959年度アメリカ合衆国農務省年鑑』の中の「ビタミンB複合体」と題されたレポートで部分的に論じられており、普段PRされている『肉食讃歌』とは全く反対のことが述べられている。

ビタミンB_{12}は通常、腸内細菌によって作られているため、動物性食品を一切摂らなくても不足するようなことはほとんどない。ただし、徹底的な潔癖症、加熱したものが多い食習慣、腸内環境汚染、薬の使用、ミネラル不足、またビタミンB_{12}の吸収に必要な因子の分泌が不十分などの場合はビタミンB_{12}不足になることがある」

と述べられています。

日本人の場合は、よく食べる大豆の発酵食品（味噌、醤油、納豆など）にビタミンB_{12}が含まれていますし、同じくよく食べる海藻にもビタミンB_{12}は含まれています。ですから、このビタミンについて不足する心配はほとんどないでしょう。

⑥牛乳を豆乳に変えてもカルシウムは摂れますか？

日本人は子どものときから、学校給食で「牛乳からタンパク質とカルシウムが摂れるので牛乳を飲みましょう」と教えられてきました。

しかし実は、植物にもカルシウムは含まれています。特に繊維が多く緑の濃い葉野菜（小松菜・ほうれん草・大根葉など）や、豆類・大豆にはカルシウムが豊富に含まれています。

それ以外の食品で、日本人が多く摂取し、牛乳よりもカルシウムを効率的に摂れるものは海藻（ひじき・ワカメ・海苔など）です。ちなみに、イギリス人は昔から海藻を食べる習慣がなく、海藻を分解する酵素をほとんど持たないといわれていますので、海藻をほとんど食べないそうです。

牛乳には、100g当たり110㎎のカルシウムが含まれています。それに対して、たとえば「ひじき」には、100g当たり1000㎎ものカルシウムが含まれています。牛乳のおよそ10倍以上のカルシウムが含まれているわけです。ですから、コップ一杯の牛乳に含まれているカルシウムが、ひじきの煮付けの小皿一杯で摂れてしまうのです。

また、海藻にはカルシウムのほかにも、身体にとって重要なミネラルが豊富に含まれています。

日本人の場合、牛乳に含まれる乳糖を分解する酵素が少ないため、下痢をしたり身体を壊したりすることがあります。今では、牛乳を多く飲むことで骨粗しょう症を起こすリスクが高まる可能性や、ガン、一型糖尿病の誘因になることが指摘されています（『チャイナ・スタディー　葬られた「第二のマクガバン報告」』T・コリン・キャンベル、トーマス・M・キャンベル著　松田麻美子訳　グスコー出版、『牛乳のワナ』船瀬俊介著　ビジネス社、『牛乳には危険がいっぱい？』フランク・

オスキー著　弓場隆訳　東洋経済新報社）。

⑦マクロビオティックの「正食」と、本書で紹介している高浜式・玄米菜食の違いは？

「マクロビオティック」とは、主食には玄米、副食には野菜や豆類、海藻を主体とする穀菜食を行う食養生法です。「マクロ」はミクロの反対で「大きい」、「ビオ」はバイオと同じで「生命」を意味し、「ティック」は「術」や「学」を意味します。すなわち、大きな視野で自身の生命を活かす方法、生き方のことです。

特に、久司道夫氏がアメリカに渡り、ニューヨークで広めた「クシマクロビオティック」は、1977年に発表されたマクガバンレポート（三章で詳述）やその後の研究においてその正しさが実証され、理想的な食事法であると評価され参考にされてきました。1999年からは、アメリカのスミソニアン博物館に「マクロビオティックにおける理想的な食事バランス」（図1－6）が展示されています。

マクロビオティックにはいくつかの考え方があり、かなり厳密に食事制限を行うところもあるようですが、久司氏による『マクロビオティック健康法』（日賀出版社）では、その人が置かれている環境や状態に応じて、臨機応変に食事のバランスを調整したりすることを忘れてはならないと述べられています。

私のところに来院する方々が指導を受けているマクロビオティックでは、「野菜や果物は全て煮て

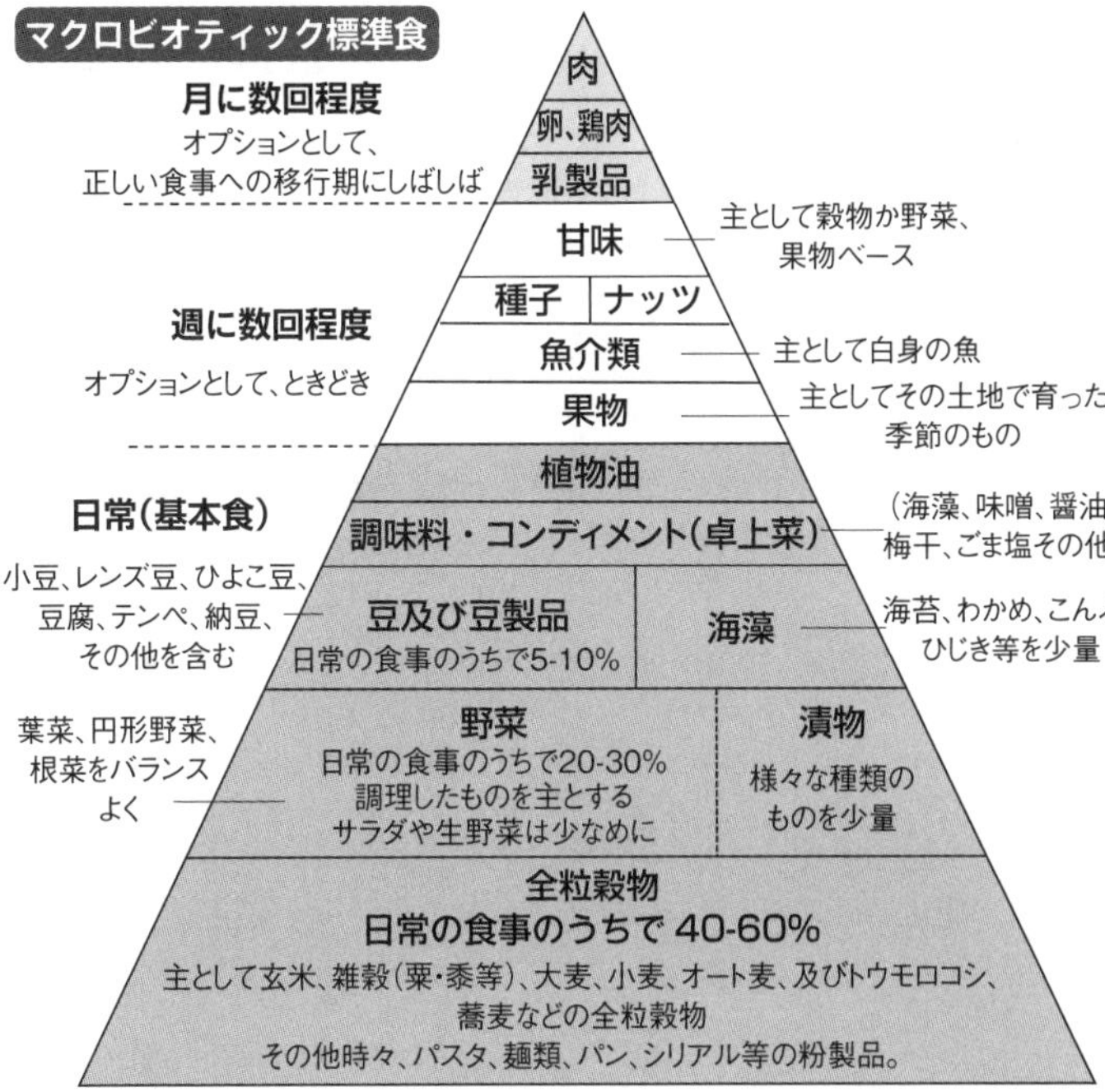

図1-6　マクロビオティック食事法ガイドライン（温帯性気候用））［参考：『マクロビオティック健康法』久司道夫著　日賀出版社］

食べるようにする」、もしくは「果物は糖分が多いので食べないようにする」、「魚も生で食べないようにする」という考え方が多いようですが、先述した『マクロビオティック健康法』では、バランスを考えながら（三分の一以下）であれば、生の野菜や果物、漬物を摂ってもよいとされています（現在のマクロビオティックの料理教室でも、その指導者によって生の果物や生の魚を食べてよいとするところもあるそうです）。

私の教える高浜式・玄米菜食（プラントベース・ホールフード）の食事バランスは、私が玄米菜食を学び、研究していくなかでたどり着いたものですが、結果として、基本的に図

1－6と同様のものとなっていました。本書でご紹介している発酵玄米・一汁一菜食を実践していれば、基本的にこの食事バランスも満たされていると考えて良いでしょう。

また私自身は、料理に関して、マクロビオティックの教室で学んだことはありません。私の子どものころから食べられてきた家庭料理を化学調味料・添加物を使用せずに工夫しながら作っています。

私の療術院で、ガンや糖尿病などの疾患のある方々に治療食として指導する際には、肉、乳製品、卵を断ち、脂質を選び、精製された穀物や精製された小麦粉で出来た食品、白砂糖を使ったお菓子類、酒とたばこは断つように指導しています。

さらに、生の野菜や果物を摂ることで酵素を常に補充し細胞を活性化します。そのために、生食(ローフード食)［野菜・果物のスムージーや果物、生野菜サラダ、マリネなど］も推奨しています。

そもそも酵素は、ビタミンやミネラルが十分に働くために必要不可欠なものです。これがなければ、せっかく摂った栄養素を消化、分解、吸収することもできません。まさしく酵素は健康の要であり、酵素が尽きるときには、生命も尽きることになります。

幸い、私たち人間の身体は生まれながらに酵素を持っていますが、その量は決まっています。しかも、年齢とともに減少していきやすいのです。それを防ぐためには生食を通して酵素を補給することが必要です。

酵素は植物だけでなく動物にも存在しますが、動物性食品は料理してあっても、体内に入ると酸

表1-8　ベジタリアンの傾向

❶ビーガン	動物性食品は一切摂らない徹底したベジタリアン。絶対菜食主義者とも呼ばれる
❷ホモ・ベジタリアン	肉、魚、牛乳、乳製品は摂らないが、卵は摂るベジタリアン
❸ラクト・ベジタリアン	肉、魚、卵は摂らないが、牛乳、乳製品は摂るベジタリアン
❹ラクト・ホモ・ベジタリアン	肉や魚は摂らないが、卵と牛乳、乳製品は摂るベジタリアン
❺ペスコ・ベジタリアン	牛乳、乳製品、卵、魚は摂るが、家畜類、赤身肉（牛・豚・羊）は摂らないベジタリアン
❻セミ・ベジタリアン	牛乳、乳製品、卵、家畜類、魚は摂るが、赤身肉は摂らないベジタリアン

［参考：『フィット・フォー・ライフ』グスコー出版］

毒が発生し血を汚すことから、特にガンの方には改善するまでは食べないようにと説明しています。

また、果物については糖分の摂り過ぎになるという考え方もありますが、生の果物の果糖は多く摂っても低カロリーであり、血糖を上げる心配はありません。生命エネルギー値から見ても、果物の数値は20ともっとも高くなります。生で食べることで、酵素はもちろん、浄化された水分やビタミン、ミネラル、ファイトケミカル、食物繊維などの栄養素を摂り入れることができ、なにより私たちの身体に力を与えてくれます。

ちなみに、野菜や穀物は生命エネルギー値が12〜18です。また、水に関しては、自然水や水道水はおすすめしておりません。私は波動値が高く、脳を癒し体温を上げてくれる水を使っていますが、まずは浄水器の水を使うようおすすめしています。

日本の伝統食に馴染んでいた高齢層の方だけでなく、この50年間、食生活が急速に多様化するなかで育った60歳以下の方たちも玄米菜食を続けやすいように、私は玄米のほかにプラントベース・ホールフードの食材を幅広く取り入れています。

参考までに、マクロビオティックや玄米菜食と混同しやすいのが「ベジタリアン（菜食主義者）」です。これは、健康上や信条・宗教上の理由、あるいは動物愛護などの理由から、肉や魚、卵、牛乳、乳製品といった動物性食品を一切避け、野菜、果物、穀類、ナッツや種子類、豆類などの植物性食品だけを食べる人たちのことを指します。19世紀半ばに、ライフスタイル運動として英国マンチェスターの聖書教会員によって広まったといわれています。表1－8に示すような6つの傾向に分けられるのが一般的です。

⑧減塩しなくても大丈夫ですか？

私自身も看護学校で栄養学を習った際には、減塩することを学びました。ですから、病棟で患者さんに食事指導を行うときには、味噌も醤油も減塩するように伝えていました。退院されるときにも「減塩味噌、減塩醤油を買い求めるように、そして薄味で作るように」と指導していました。

栄養学では、塩分を多く摂ると血圧が高くなるといわれており、この点を心配される方もいます。実際、厚生労働省は2020年、一日の塩分（食塩）摂取量を成人男性で7・5g未満、成人女性で6・5g未満として推奨しています。

一方、世界17ヵ国のおよそ10万2000人を対象に行った、尿中の塩分排泄量（塩分摂取量とほぼ同量）と死亡率の関係を調べた大規模調査があります。2014年に公表されたその結果は、それまでの常識を覆すものとして注目されました。「塩分摂取は一日10~15gの人々がもっとも長生きであり、10g以下だと、かえって寿命が短くなる」というのです。特に、東南アジア地域で米を食べている民族にそのことが当てはまるといいます（『先生、医者代減らすと寿命が延びるって本当ですか?』近藤誠、倉田真由美著　小学館、N Engl J Med 2014; 371:612-623）。これは、厚生労働省が推奨している一日あたりの塩分摂取量に比べても、非常に大きな数字になっています。

そもそも塩には大きく分けて「精製塩」（食塩、食卓塩など）と「天然塩」（天日塩、粗塩、岩塩など）があります。精製塩はその成分の99%以上が塩化ナトリウムになっているのに対して、天然塩にはカルシウム、マグネシウム、カリウムなどのミネラル成分がバランス良く含まれています。

精製塩を摂取し過ぎると、身体のミネラルバランスが崩れ、高血圧に至る可能性もありますが、天然塩であれば基本的にその心配はないでしょう。

また、血圧の増加には肉食が関係しているという指摘もあります。『久司道夫のマクロビオティック入門編』（久司道夫著　東洋経済新報社）によれば、著者は、マクロビオティックにおける標準食によって血圧が低く保たれるという研究結果を見たハーバード大学の研究者たちから「マクロビオティックですすめている味噌汁にしても、漬物にしても塩分が多い。食事の塩分が多いのに血圧は低い。なぜなんだろう」という質問を受けたといいます。それに対して、次のように答えています。

「物を食べるときには『コンビネーション』ということがあります。たとえば、私たちがマグロの刺身を食べるとき、どうしてもわさびなんかが欲しくなります。このわさびによってマグロの性質を中和しているんです。

何かを食べても、それと同時に食べる組み合わせによって、害が出たり出にくかったりするんですよ。同じように、塩分を摂っても、血圧が上がる食事とそうでない食事があるんです。

塩分の摂りすぎで血圧が上がるのは、肉やその他の動物性食品を食べるからです。でも、穀菜食で豆や海藻をよく摂って、動物性の食品をあまり食べなければ、塩分を少し多めに摂っても血圧が上がることはないんです」

また、

「塩分が血圧に関係するのは、血中の塩分濃度が高くなると血管を外へ押し広げようとするからなのですが、このときに血圧が高くなるのは血管が硬いことからくるのです。動物性食品を摂っていると、そのタンパク質や脂肪が血管を硬くしてしまい、塩分濃度が高くなって血管を外へ広げようとしても硬くて広がりません。それで血圧が上がるわけです。

ところが、標準食を摂っている人の場合、血管に柔軟性があります。ですから、塩分が少しばかり多くなって血管を外へ広げようとする力が加わっても、血管が柔らかく広がってくれますから、血圧は上がらないのです。

そのため、肉食とマクロビオティック標準食では塩分を同じだけ摂っても、血管に違いが出るわけです。……マクロビオティックの標準食は塩分の多い食品ばかり摂っているように見えますが、大食をしませんから、塩分はほんの少し多めという程度です。この程度ならば、血圧を上げる心配がありません」

とも述べています。ここでいう、マクロビオティック標準食は、本書でご紹介している玄米菜食に対応するものと考えてよいでしょう。

一方、『自然医食のすすめ』（美土里書房）で森下敬一医学博士は、塩分について次のように述べています。

「塩分はしっかり摂るべし」としたうえで、「菜食に切りかえたのに、カゼを引きやすいとか疲れやすいとか、どうも体の調子がよくないという人は、大抵塩分不足だ。

……それなのに、なんで世の栄養学者たちは、こぞって塩分過剰の害をいい立てるかというと、欧米の学者たちが、盛んにそんな指摘をしているからだ。それを口まねしているにすぎない。確かに欧米人たちは、塩分過多におちいる危険性が高い。なぜなら、肉食がナトリウム源になっているからだ。

ということは、日本でも肉食過多の人は、塩分過多になりやすい。とはいえ、そこで必要となるのは、食塩の制限をすることではなくて、血液を著しく酸毒化する造病食品であってナトリウム過多も引きおこす肉食を放棄することだ。

……穀菜食に切りかえたら、穀物や野菜中心の食事はむしろナトリウム不足になりがちだから、塩分をしっかりと補充していかなければならない」と述べています。

はま子の一言

森下敬一博士は「私のクリニックでは、ガンの患者さんをはじめ、糖尿病や高血圧の患者さんにも塩分の制限は一切行っていません。それどころか、むしろ、みそや自然塩をしっかり摂るようにアドバイスしています。それでも、何ら支障はなく、患者さんはガンを治していかれます。ほんとうに排除すべきものは、塩ではなく、肉類なのです」と述べています（『ガンは食事で治す』ベストセラーズ）。

実際、私の療術院でも同じ指導をしています。塩加減はその人に合ったちょうど良い適塩（塩梅）で良いのです。

人間は塩と水さえあればしばらく命をつなぐことができるともいわれるように、塩分もまた生きていくために不可欠であることに変わりはありません。その塩をミネラルの多い海水で作った塩や岩塩などの自然塩にすれば、血圧が上がることを過度に恐れる必要はありません（ただし、岩塩にはその製品によって、波動値が20のものから、8から13と低いものもあります。それは製造過程の違いによります。できるだけ自然なプロセスで作られたものを使いましょう）。

二章

「玄米菜食+代替医療」で心身が生まれ変わる

現代の西洋医学だけでは生活習慣病は減らない

私の療術院には、これまでいくつもの病院や治療院を回ってもなかなか症状が改善されず、もはや自分ではどうにもならず困り果てたという方々が多く来院されます。なかには、病院での薬や手術による影響で、症状がさらに悪化してしまったという方々もいらっしゃいます。

肩や足、腰の痛みや椎間板ヘルニアなどの整形外科的な症状を抱えた方で、高血圧、糖尿病、ガンなどの生活習慣病を複数合併している方が来られることもよくあります。そしてそのような方々ほど、病院での対症療法的な処置ではなかなか症状が改善されないままです。

現在、日本では生活習慣病が増加傾向にあります。日本における疾病による死因順位は、1位が悪性新生物（ガン）、2位が心疾患、3位が老衰、4位が脳血管疾患、5位が肺炎、6位が嚥下性肺炎……となっています。特にガンの患者数は、高齢化の影響もあると考えられますが増加傾向が止まりません。

日本を含めた先進諸国ではガンの死亡率は減少傾向にありますが、ガンの罹患率に関しては、先進諸国において特に男性の場合、全体に減少傾向にある一方で、日本はほぼ横ばいのままです（132頁参照）。医学研究の進歩や技術の発展に伴い、現代医学はますます進歩しているにもかかわらず、ガンは年間約100万人が罹患し、2020年には約37万人が死亡しています。生涯では日本

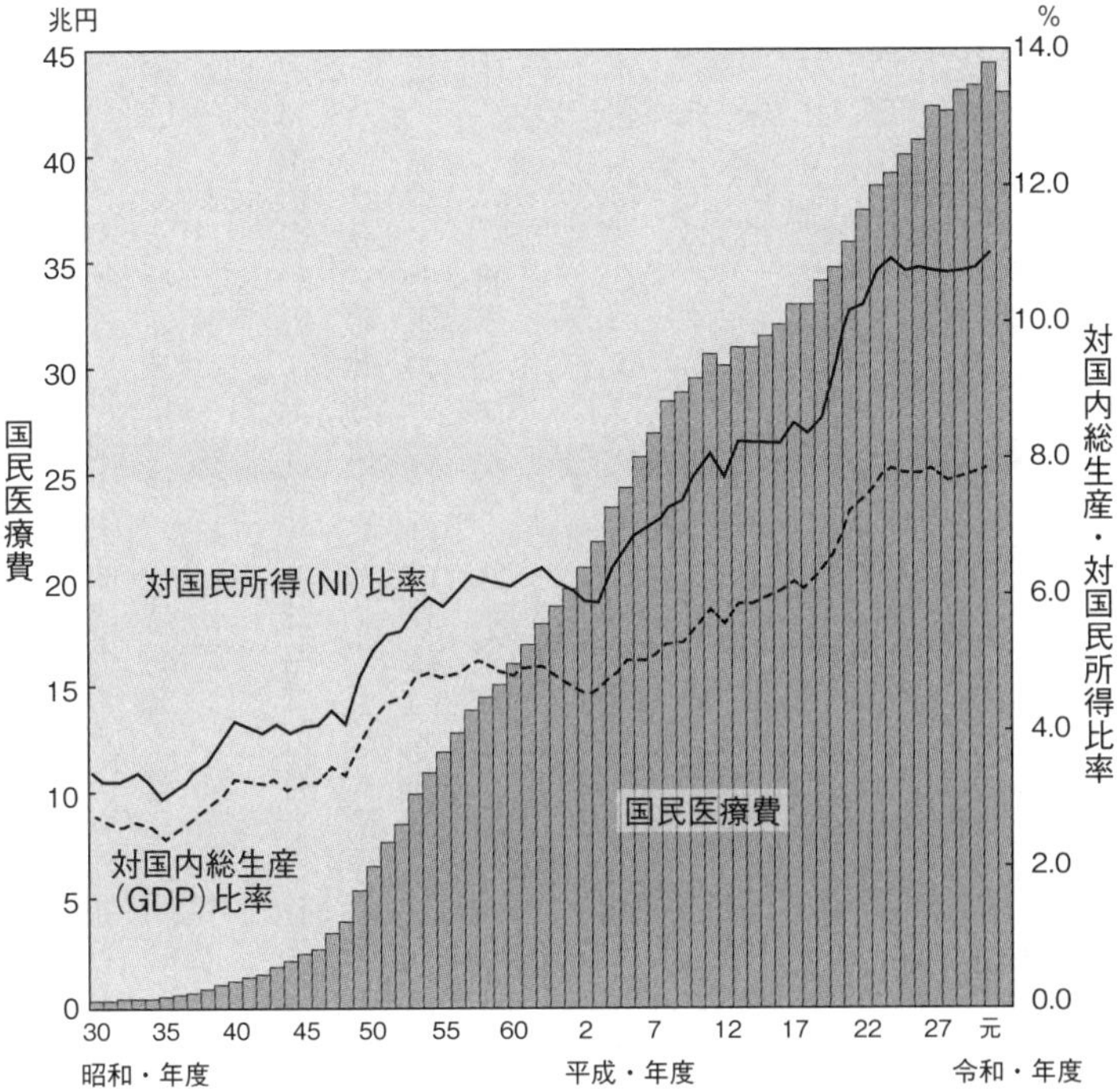

図2-1　国民医療費、対国内総生産・対国民所得比率の年次推移[参考:厚生労働省「国民医療費の概況」]

人の2人に一人がガンに罹患し、3人に一人が死亡しているのです。

ガンだけでなく生活習慣病全体が増加することなどが原因で、国民医療費は増え続ける一方です(図2-1)。1965年に1兆1224億円であったのが、1975年には6兆4779億円、2005年にはなんと33兆1289億円と激増し、2020年には42兆9665億円となっています。

なぜ、このようなことが起こっているのでしょうか。私は、長年にわたる施術体験と、健康と食の関係に関する調査を通して、その根本的な原因は「食」にあるという結論に至りました。すでにお話ししてきたように、身体は「食」からつくられます。多くの「病」は、その身体がつくり出すものです。したがって、身体に現れる症状への対症療法をいくら行っても、その身体をつくる「食」を積極的に変えないままでは、一時的な改善しか期待できません。日本の現代医学の現状は、まだこの域から脱していないのではないでしょうか。

私は看護師として8年間、さまざまな症状を抱えた患者さんの看護を行い、その後20年間、看護師・代替医療の療術家として施術や食事指導を行ってきました。その経験から、これからの日本の医療・看護・介護の土台には、身体づくりの根本としての「食」を据える必要があり、その「食」の中心には、日本の伝統食（玄米菜食）を取り入れることがもっとも適していると考えるようになりました。

本書では、このような考えをベースにした医療・看護システムを「未来型医療・未来型看護」と呼んでいます。

「未来型医療」とは、病気の改善を促すために、日本の伝統食（玄米菜食）を中心とした「食」をその土台に置くものです。医療現場での食事はもちろん、退院後も患者さんがこの伝統食中心の食生活を続けられるように促します。

さらには、「食」の重要性を患者さんや子どもたち、若い人々、地域の人々に普及し、伝統食中心の食生活を定着させることによって、病気にならないための身体づくりを促します。それが「食」による予防医療につながり、現代医療や代替医療の良いところを組み合わせた統合医療の構築につながります。それによって、慢性疾患や急性疾患を根本から改善することができると考えます。

このような未来型医療が実現すれば、生活習慣病は激減していくと予測されます。また、医療現場では、特に内科、小児科、精神科、心療内科の患者数が激減するでしょう。もちろん、投薬の必要も減るでしょう。

外科、整形外科においても、生活習慣病を改善することで患者数が激減するでしょう。たとえば外科においては心臓疾患、脳卒中、呼吸器疾患、さまざまなガンや胃・十二指腸潰瘍、ポリープなどの手術が、整形外科においては糖尿病による抹消神経障害で壊疽《えそ》を起こした足・脚の切断手術、下肢静脈瘤による除去手術などが減り、歯科では虫歯、眼科では白内障・緑内障の手術などが減ると予想されます。

患者数が減少することで、現役の医師（全国で約34万人）、実働している看護師・准看護師（全国で約156万人）などの負担が減り、一人ひとりの患者さんに対して十分な対応が可能になると考えられます。

早急に医療に対する意識改革を行い、医療体制を変えることが必要な時代になっていますが、それと並行して重要な役割を果たすのが、「未来型看護」です。この看護で大切なのは、看護ケアの中心に玄米菜食をベースとした食事指導を持ってくることです。それによって、高血圧や肥満、糖尿病、高脂血症、ガンなどのあらゆる生活習慣病が改善され、その分、看護にかかる時間が減少します。その結果、診療の補助、介助に追われる日々ではなく、患者さんの生活環境や精神状態のケアなど、これまでできなかった看護本来の役割を果たすための時間が取れるようになります。

また、地域医療包括センターを中心とした各介護事業所においても、玄米菜食（もしくは玄米甘酒や玄米糠の発酵食品を応用した食事）を中心とした「食」の指導を行うことで、薬を飲むお年寄りが激減し、うつ病、認知症などが軽減して改善する人も出てくるでしょう。その分、医療従事者への負担が軽減しますし、医療費の節減にもつながると考えられます。

このような「未来型医療・未来型看護」の提案は、決して現代医学を否定するものではありません。全ての医療・看護の土台には、身体づくりの根本である「食」があることを医療従事者を含めたより多くの方々が知り、実践することによって、日本が、本当の意味でより良い医療、看護、介護を受けられ、人命が優先される国になる道が開かれていくことでしょう。

本来の医学にはいろんなアプローチがある

私の推奨する玄米菜食は、古来（江戸時代中期以前）の日本人が食べていたもので、今でいえば予防医療の一つに相当します。

日本では元々、それぞれの季節に採れる旬の野草や無農薬の野菜、果物が当たり前に食べられていました。また、それらの食べ物の組み合わせによって体調を整えたり、自然にある薬草を用いたりする民間療法が伝承され、一般の人もその知恵を生かしていました。自分たちの身を守るための実践が当たり前に生活の中で行われていたのです。それは、私が小学生のころ（昭和30年代）まで続いていました。しかし、文明社会が発達するにつれ、現代人はそのような人間として生きるための知恵と感性をなくしてしまったように見えます。

まずできることは、私たち一人ひとりが自身の「食」のあり方を振り返ってみることです。身体が不調になったら薬中心の医療に頼ればいいというのではなく、**その前に病気にならないための食の選び方、食べ方を心がける**ことです。それが、食による予防医療につながります。

本来の医療とは、病院に行って薬をもらったり、手術を受けたりすることだけではありません。確かに現代の医学ではこのような医療行為が主になっていますが、世界には古来から、自然療法（食事療法）を中心としたさまざまな医学がありました。その代表がユナニー医学、アーユルヴェーダ医学、中国医学、西洋医学です。

本書には他にも、自然医学、予防医療、代替医療、統合医療、ホリスティック医学などの概念が出てきます（194頁参照）。現代医学（近代西洋医学）にだけ馴れ親しんできた私たち日本人には馴染みのないものもあるかもしれませんが、本来の医療・医学にはいろんなアプローチがあるのです。

これからは玄米菜食による食事療法を医療現場にも取り入れるべき

もちろん、現代医学には役割があり、医師の判断を求めなければならないこともあります。救急救命医療や、どうしても命を救うために外科的、整形外科的治療を要する場合もあります。これらは必要です。

同様に昭和36年に始まった国民皆保険制度は日本の医療の優れた点でもありますが、その一方で代替医療などは、保健医療の適用にならないために普及が進みづらいというマイナス面もあります。かつて私が現代医療の現場で看護師として働いていた際にも、病気は薬や手術で治すものと考えられ、私もそのように思っていました。また、食事はカロリー計算を中心とした栄養学を学びましたので、その教えに従った食事指導を患者さんに行っていました。

たとえば糖尿病ですと、薬やインシュリン注射と併用し、食事療法を一生行わなければならないと指導します。看護学校で学ぶ教科書には、「患者自身が自分の食事についてよく理解し、指示された食事箋に沿って献立を考えることが必要である。どの食品をどのように組み合わせたら指示された食事構成に一致するかを知るためには、食品交換表を利用すれば良い」と書かれています。

しかし、これを患者さん自身が毎日の食事で続けようとすると、手間がかかり、長続きしないことがあります。「食品交換表を利用すれば良い」と言われても、実際にはそれができない方もいらっしゃいます。

ところが、実際に私が指導している玄米菜食中心の食事療法を実践してみると、食品交換表がなくても、カロリー計算をしなくても、糖尿病対策に効果的な食事を作ることが誰でも簡単にできます。これまで私の療術院において、多くの方にこの食事療法を日常の食生活に取り入れることをすすめてきましたが、続けていると糖尿病だけでなく、ほとんどの病気が改善する方向に進んでいくことがわかりました。

私は看護師という立場から、医療現場における治療食・予防食として、また看護師が行う食事指導にも、この食事療法を取り入れていくことを推奨していきたいと考えています。

コラム　自然医学の力強さを経験

私は、療術院において代替医療の施術を行うなかで、自然医学の力強さを経験してきました。その自然医学の中心が玄米菜食による食事療法です。玄米菜食によって、身体が本来持つ自然治癒力が回復し、身体の土台がつくられます。そのうえで、必要があれば並行して他の代替医療を組み合わせて行い、改善に導きます。ここで、その施術内容を簡単にご紹介します。

まず、施術をする前にバイタルサイン（呼吸、脈拍、血圧、体温）の確認を行い、全身の状態を把握するために、波動測定器にて各組織の生命エネルギーを測定します。そして問診（既往歴、家族歴、身体面・精神面・社会面・経済面・霊性面について）による情報収集を行います。また、食べ物の嗜好や食事のあり方についてのアンケート調査も行います。

痛みがある場合は、どんな痛みがあるのか、いつからあるのかなどをお尋ねし、歩く姿、立ち姿勢（肩の左右の高さ、肩甲骨の左右の高さ、腸骨稜《ちょうこつりょう》の左右の高さ、恥骨のずれ・痛み）、前屈・後屈・側屈、ねじり姿勢、臥床姿勢（仰向け、腹ばい）での骨格のずれや歪み、筋肉の痛みや硬結《こうけつ》（本来柔らかい組織が硬くなる）、拘縮《こうしゅく》（関節などが硬くなり、動きが悪くなる）の状態を観察しながら、全身の触診を行って記録します。

主な施術内容は次の3つです。

(1)骨格のずれ、歪み（頭蓋・頸椎・脊柱・骨盤・仙骨の歪み・恥骨のずれ）があれば「高浜式エネルギーヒーリングテクニック」（意識・気）により4秒以内で骨格を矯正しますが、必要があればカイロプラクティックの技術を使うこともあります。

(2)立ち姿勢の状態で痛み、硬結のある筋肉については、一分前後のタッチヒーリング（高浜式外気功テクニック）を行い、リンパの滞り、血の流れ、気の流れを改善します。この施術により痛みがどんどん取れていきます。

必要に応じて表2－1にあるような代替医療を組み合わせることもあります。

(3)生活習慣病のある方を中心に、玄米菜食の食事指導を行います。

一回の所要時間は骨格調整・リンパ調整を含めて2～3分、温熱療法を含めると1時間～1時間30分です。初めて食事指導を受けられる方は講義のために約3時間を要します。家庭内療法としてのイトオテルミー療法の指導はその都度行っています。

以上のような施術内容を多少によらず、常に完全に行うことを信条としています。その後のセルフケアについての指導も行っています。その結果、ぶり返しはほとんどありません。

私がこれまで療術院において、玄米菜食による食事療法を土台にした代替医療の施術を行い、健康へ導いた疾患名は表2－2にある通りです。

表2-1　高浜療術院で行われる施術内容

○施術内容

・**カイロプラクティック**（脊椎矯正手技療法）及び、外気功・エネルギーヒーリングによる骨格調整（蝶形骨を動かすことによって、4秒以内で歪んだ骨格、頭蓋、頸椎、脊柱、骨盤、恥骨が整列する＝高浜式テクニック）
・**遠隔ヒーリングによる骨格調整**（熊本と東京間など）。遠隔でも、頭蓋、脊柱、骨盤、恥骨を動かすことができる
・**筋調整法、気によるリンパ調整**（高浜式タッチヒーリング、リンパ調整法により一瞬で滞ったリンパ液が流れることで筋肉の痛みが改善する）。遠隔でも同じことができる
・**イトオテルミー療法**（薬草温熱刺激療法）
・**指ヨガ**
・**アロマセラピー、アロマタッチ**（アロマオイルは純度100％のもので飲む、嗅ぐ、塗ることができるものを使用）
・**操体法**（施術の中で応用する）
・**宝石岩盤温熱療法**
・**超次元エネルギーヒーリング、遠隔ヒーリング**、必要があれば除霊・浄霊も行う
・**カウンセリング**
・**玄米菜食、補助食品の指導**
これらの代替療法を必要に応じて組み合わせて行う
※イトオテルミー療法は他の施術と並行しないという規則がありますので、施術を必要とする場合は48時間空けた後に施行しています。

○セルフケアの指導

・自分で行える簡単なアロマセラピーやイトオテルミー療法、筋力運動やストレッチ運動、呼吸法、指ヨガ、瞑想、イメージ療法、カラーヒーリング、爪もみなど、自宅で継続し少しでも早く改善できるよう必要に応じて指導しています。

○代替医療の施術により改善へ導いた症状および疾患

・頭蓋の歪み、頸椎、脊柱の歪み、恥骨、仙骨、骨盤のずれ、発熱、交通事故の障害、むち打ち症、ストレートネック、スポーツ障害
・首、肩、腰、膝、手、足の痛みやしびれ、膝蓋靱帯炎《しつがいじんたいえん》、変形性膝関節症、骨格のずれによる歩行障害、X脚、O脚、胸郭出口症候群、腱鞘炎、手根管症候群、テニス肘、足底筋膜炎、肩関節筋断裂症、膝関節前十字靱帯断裂後遺症
・顔面神経麻痺、三叉神経痛、神経痛、頭痛、胃痛、便秘、下痢、蓄膿症
・脊柱側湾症（45度まで可）
・乳腺炎、乳腺症、逆子調整、産後の恥骨離開、産前産後の体調不良
逆子は、産科で行う回転施術を行わなくても高浜式外気功テクニックにより気を通すだけで胎児が一瞬に正常位置に戻ります。また、イトオテルミー療法によっても同じく胎児が一瞬に正常位置に戻り、改善が可能で危険性がありません。
・ぎっくり腰、坐骨神経痛、腰痛分離すべり症、椎間板ヘルニア（首・腰）、脊椎間狭窄症（それぞれ手術をしなくても改善できる。むしろ、しない方が良好）
・四十肩、五十肩、頸腕症候群、腱鞘炎、バネ指（バネ指も手術をしなくても改善できる。むしろ、しない方が良好）
・帯状疱疹、帯状疱疹後の後遺症痛
・肺マック症、アスペルギルス症（玄米菜食を中心に他の代替医療を併用する）、無呼吸症候群、過呼吸症候群、喘息

表2-2　高浜療術院での改善例

- 顎関節症、歯の噛み合わせ
- 慢性疲労症候群、繊維筋痛症、パーキンソン氏病
- 突発性難聴、メニエール氏病、中耳炎、良性発作性遠位めまい症
- ADHD、パニック障害、摂食障害、その他精神疾患（玄米菜食を中心に他の代替医療と併用する）
- アトピー性皮膚炎、皮膚疾患、味覚異常、食欲不振、眼精疲労
- 子どもの病気（多動性障害、精神不安定、登校拒否による体調不良などは骨格が歪んでいることが多いので先に調整が必要。遠隔ヒーリングでも骨格調整、リンパ調整ができ、体調不良や痛みがだいぶ回復します）

○玄米菜食を中心とした食事指導で改善が認められた生活習慣病

- 生理痛、生理不順、貧血、不眠症、子宮筋腫、産前産後の体調不良、不妊症、妊娠糖尿病、更年期障害、白内障、緑内障（イトオテルミー療法との併用がもっと良い）
- 高血圧、高脂血症、動脈硬化、心筋梗塞、静脈瘤、肥満、認知症、糖尿病、膠原病、関節リウマチ、ガン、ガンの術前術後の再発予防、C型肝炎、肝硬変
- ストレス、うつ病、自律神経失調症、統合失調症、その他精神疾患（ストレスによって脊柱に歪みが生じている方が多いので、骨格調整を先に行い、他の療法と組み合わせて改善へ導きます）
- 便秘、下痢、痔、過敏性腸症候群、潰瘍性大腸炎
- ダイエット、皮膚疾患、円形脱毛症、アトピー性皮膚炎、花粉症、爪白癬《つめはくせん》
- 虫歯の痛み、歯周病、歯骨根膿疱炎
- 子どもの病気（多動性障害、精神情緒不安定、登校拒否による体調不良など）

ここで、実際に糖尿病をはじめとする生活習慣病や精神疾患などの病状が、玄米菜食と代替医療の組み合わせによって改善することを体験された方々の事例をいくつかご紹介します。

「玄米菜食」が糖尿病改善へのカギ

糖尿病は、皆さんが思っている以上に怖い病気です。

2019年の厚生労働省の発表（国民健康・栄養調査）によれば、20歳以上で「糖尿病が強く疑われる人」（糖尿病有病者）は14・6％（約7人に一人）、それに「糖尿病の可能性が否定できない人」（糖尿病予備軍）12・7％を合わせると、20歳以上の27・3％（およそ3～4人に一人）が糖尿病の影響下にあるということになります。特に70歳以上になると、高齢化に伴ってそのリスクはより高くなり、およそ2～3人に一人となります。

糖尿病は、血糖値の上昇を抑えるインスリンというホルモンが不足して十分に働かなくなり、血中を流れるブドウ糖（血糖）が増えて血管内に溢れるため、高血糖になってしまう病気です。

糖尿病がもっとも怖いのは、そのまま放置すると気づかないうちに、次のような3大合併症を併発することです。

一つ目は、糖尿病性網膜症です。糖尿病により目の中の網膜が障害を受け、視力が低下してきます。悪化すると失明に至る場合もあります。

二つ目は、糖尿病性腎症です。糖尿病により腎臓の機能が低下していき、悪化すると透析を受けることになります。２０２１年時点での日本の透析患者は約35万人（日本透析医学会）で、その多くは糖尿病性腎症による透析です。毎年新たに約４万人が透析を受けるようになっています。一人に対して年間約４００〜６００万円の治療費が税金から導入されていますが、患者数は年々増加傾向にあります。

三つ目は、糖尿病性末梢神経障害です。これは、糖尿病により血流が悪くなり、末梢の神経に栄養や血液が届きにくくなって神経がダメージを受けることで、手や足に痛みやしびれなどの症状が起きるものです。末梢の足・脚に壊死が起きて切断することもあります。その他にも心筋梗塞や脳卒中、認知症になりやすく、ガンになったりすることもあります。

いずれにしても糖尿病になると、現代医学では一生薬を飲むように言われますし、インスリン注射を受けることになります。糖尿病は基本的に一生治らないと考えられているので、これらの治療も一生受け続けることになります。そんな方たちから私がよく聞く悩みを挙げてみます。

①食事制限が辛い
②お酒が飲めない
③毎日のように運動しないといけない
④カロリーを控えて血糖値の数値がせっかく減っても、好きなものを食べるとすぐに数値が元に戻る

⑤食事制限をし、運動をしても、血糖値の数値がある一定以上はどうしても変化しない
⑥薬の量と種類が、だんだんと増えてきているので不安
⑦治療代が馬鹿にならないし通うのも大変（薬、インシュリン注射の器具代が毎月2～3万円）
⑧糖尿病改善マニュアルを入手し実践するが、一向に改善しない

これから紹介するKさんも、同じような悩みを抱えながら5年間、糖尿病の内服薬を飲み続けていました。

【事例】糖尿病が悪化し、線維筋痛症を合併した男性に玄米菜食を指導し改善

Kさん（56歳）は35年間暮らした東京から熊本に帰ってきてすぐに、熊本地震に遭遇しました。それから特に糖尿病の症状がひどくなりました。一人暮らしで外食が多く、地震によるストレスも加わってHbA1C（注8）の値は10・9％（正常値は4・6～6・2％）になっていました。

来院されてからは、食事は玄米菜食を中心に切り替え、自然療法も始めると、ご自身も驚くような変化が起こりました。Kさんはその体験を次のような文章にまとめてくださいました。

私（Kさん）は、5年前に糖尿病と診断されてから内服薬を服用してきました。2012年4月の血液検査ではHbA1Cは10・9％で、それまでの5年間とほとんど変わっていませんでした。

さらに私には、家族性高コレステロールという遺伝的な病気があり、中性脂肪が１５００㎎／㎗と高値を示す状態（正常値は30～１５０㎎／㎗）で、そのための内服薬も5年間服用していました。

高浜療術院には、身体のあちこちに痛みがあり訪れました（２０１7年2月）。どこの病院でCTやMRI、レントゲンの検査などを受けても血糖値とコレステロール値以外は異常なしで診断名はつきませんでしたが、高浜療術院で初めて、この症状は繊維筋痛症によるものかもしれないので、もう一度診断を受けてみるようにとすすめられました。

施術をお願いして週2回、2カ月間、イトオテルミー療法を続けるうちに、痛みは体感では80％くらい軽減していきました。このとき、改めて自分の痛みの原因がわかり、納得しました。その後はイトオテルミー療法のやり方を指導してもらい、自分で行うようにしましたが、2年後にはほとんどの痛みがなくなりました。

最初に高浜療術院を訪れたとき、運転していても首が後ろに回らなかったのが、エネルギーヒーリングによる骨格調整の施術後、スムーズに回るようになっていたことにもビックリしました。

そこで思い切って糖尿病、家族性高コレステロールのことも相談すると「玄米菜食を食べてみませんか。玄米と一汁一菜の食事療法で、お金もかからないし、簡単ですよ」と教えてくれました。これなら私でも続けられると思って、すぐに開始しました。また、痛みが取れて元気が出てくると聞いて、万能酵母液（注9）の作り方も教えてもらい作って飲むようにしました。

一人暮らしで、もともと簡単な食事しか作っていなかった私でも負担がないのが良かったです。

Kさんの玄米菜食メニュー

昼・夕食は、発酵玄米と具だくさんの味噌汁、そして漬物や納豆、豆腐類、豆乳、海藻類、焼魚、野菜炒め、生野菜サラダ（きゅうり、トマト、レタス、キャベツ、ブロッコリー、パセリ、ドレッシングは塩と亜麻仁油など）、手作りの万能酵母液（1日500㎖）を継続しました。さらに、朝は果物や野菜、豆乳ヨーグルト、万能酵母液をミキサーで攪拌したスムージーも飲みました。

薬は飲まず、食事だけで様子を見ていました。2カ月後、近所にあるかかりつけのクリニックで血液検査を受けましたが、その結果を見て驚きました。目に見えて数値が下がり始めていたのです。

その後の推移も含めて、まとめてみます。

・2カ月後　HbA-C：10・9％→7・8％に低下
　　中性脂肪：1500㎎／㎗→1046㎎／㎗に低下
・3カ月後　HbA-C：5・9％
　　中性脂肪：863㎎／㎗に低下
・6カ月後　HbA-C：6・2％
　　中性脂肪：562㎎／㎗に低下

ところがそれで安心し、再び白ご飯やお酒を摂っていたところ、2019年7月の検査ではHbA-Cが6・3％、中性脂肪が1803㎎／㎗と高値に戻っていたのです。実は、2019年4月から7月まで仕事がとても忙しく、この3カ月間、月のうち3週間は外食になっていました。食事の摂り方でこんなに数値が変化することにびっくりしました。高浜療術院へすぐに報告して、玄米菜食に戻しました。

２０１９年12月、仕事でアメリカのニューヨークへ行ったときは、鍋を持参して玄米を炊いて食べました。白ご飯、精白小麦系は食べず、歩行運動を心がけていたところ、さほど数値は悪くならず、半年後の２０２０年５月の時点では、ＨｂＡＩＣは６・０％、中性脂肪は５００㎎／㎗でした。そのとき担当医師より、薬を服薬すればさらに中性脂肪は下がるでしょうと助言を受けましたが、あくまで玄米菜食を続けていくつもりです。

少し話が逸れますが、２０１８年の９月から10月にかけて私はボランティアでブラジル公演に行きました。ブラジルは日系二世の方がたくさんおられます。日系一世の移民のお話を、演劇を通してお伝えするため仲間16人と一緒に行ったのですが、その際に日系二世の村長さんのお宅に２泊３日、泊めていただいたことがあります。そのとき、日本の伝統食でもてなされたのです。

村長さんのご家族や親族、友人たちが三食の食事を手作りして届けてくれたのですが、全て和食でした。移民が行われてから１００年経った今でも、子孫の人々は昔ながらの和食を続けていること、私たち日本人が欧米化した食事をしているのに、遠いブラジルでは日本の伝統食が子孫に伝承されていることにもびっくりしました。

味付けも昔ながらのもので、とても美味しかったです。

（注８）ＨｂＡ１Ｃ　赤血球のヘモグロビンに血液中のブドウ糖がどれくらい結びついているか（糖化といい

ます）を示す指標で、その割合をパーセントで表します。この指標は1～2カ月間の血糖値（血液中のブドウ糖の濃度）の平均値に対応します。

（注9）万能酵母液の作り方は、『薬に頼らず病気に克つ最強の食事術』（コスモ21）をご覧ください。

【はまこの一言】

Kさんが初めて来院されてから6年経過しましたが、糖尿病の薬は要らなくなり、線維筋痛症の症状も改善して元気に過ごされています。現在、Kさんは自分も体調不良で困っている人を助けたいと、私の教えている高浜教室で食養法と外気功法・エネルギーヒーリングを学ばれ、療術家として活躍されるようになりました。この方法は、短時間でどなたでも学ぶことが可能です。

【事例】高血圧、糖尿病でインシュリン注射を行っていた女性に玄米菜食を指導し改善

Yさん（80歳）が10年前に高血圧と糖尿病の診断を受けたときはHbA1cが7・2％でしたが、その後さらに上昇して10・9％になり、4年前から毎朝、自分でインシュリン注射を行っているとのことでした。体重（身長152㎝）は以前の52kgから57kgへ増加したそうです。それが、発酵玄米菜食を食べるようになってから一年間で体重は元の52kgに減少しました。さらに一年後には、48kgになり、「生涯で初めてこんなにやせました」と言われ、大変きれいで若々しくなられました。

Yさんは80歳まで仕事をされていましたが、会社の方針でその歳で定年に。ご本人はまだ仕事を

やりたいと思っておられたので、かなりガックリされ、体調不良を訴えるようになりました。そこで、心配した娘さんたち2人と共に来院されました。

食事に関するアンケートを行い、普段の食事の様子をお尋ねしたところ、ご自宅では注意をして食べられていたそうですが、仕事の立場上、会合や勉強会が多く、その後の宴会を催す担当だったこともあって、毎日がご馳走三昧だったと話されました。

症状は手足のしびれがあり、精神的に不安定になって落ち込むこともあるということでした。まず全身の状態を観察し、歪んだ骨格（頭蓋・頸椎・脊椎・骨盤）をエネルギーヒーリングで調整しました。その後、3人で発酵玄米菜食の食事療法について勉強されましたが、そのときはご本人もご家族も「まさかインシュリンまで要らなくなってしまうことはないですよね」と言われておりました。

片方の娘さんと2人で暮らしておられたので、一緒に食事療法を開始されました。

◇◇◇◇◇◇◇◇◇◇◇◇◇

Yさんの玄米菜食メニュー

朝食は野菜・果物スムージー、昼・夕食は発酵玄米や玄米パンに味噌汁と納豆や豆腐類、漬物や野菜の惣菜を食べました。

このメニューを一週間続けたところ、フラッとしたので、高血圧の薬を減らしていき、血圧が改善されたところで飲まなくなりました。さらに、糖尿病の薬も徐々に減らしていきました。

一カ月ごとの検査にはいつも定期的に通っていましたが、このときのＨｂＡ１ｃは７・０％でした。「ときどき、友人からいただいたお菓子を食べてしまいます」と話されていました。

一年経ったころから検査は受けたくないと強く思われ、インシュリンも止めたいと決断されて止められました。それでも体調の変化はなく元気で、どうもないようです。最終的なＨｂＡ１ｃも７・０％でした。

その後４カ月が経ち、「もう病院には行っていません」と電話で報告を受けましたので、ご自宅で市販のテストテープを購入してもらい、目安として定期的に尿糖検査をされるように指導しました。「前の病院へは行けないので、検査を受けに行くところがない」と言われましたので、松田史彦先生をご紹介しました。松田先生からは「そのまま様子を見ましょう。大丈夫」と言われたとのことでした。

はまこの一言

松田先生は、著書（『薬の９割はやめられる』ＳＢクリエイティブ）の中で、

「血糖値で一番問題なのは、数値の高い・低いではなく、急激な変動なのです。血糖値を『良い』とされる基準まで下げることではありません。血糖値は『やや高め』でも大丈夫。私はＨｂＡ１ｃ７・０から８・０％を目安に、緩めの糖質制限をすれば十分だと考えています」

と述べられています。また、ＨｂＡ１ｃについて、以下のようにまとめられています。

「現在、診断に使用されている国際基準ではＨｂＡ１ｃの値と血糖値のコントロールは次のように評価されています。

・10％以上……非常に悪い
・8・0〜9・9％……悪い、治療の見直し
・6・6〜7・9％……やや高め
・5・8〜6・5％……良い
・5・8％未満……健康

血圧と同じで、この基準もまた厳しいと言わざるをえません。というのも、2008年に発表された、アメリカ、カナダで行われた大規模ランダム試験『ACCORD』で、こんな結果が出ているからです。

『厳格な薬や食事療法によりHbA1cを6・4％以下にコントロールした患者グループが、標準治療でHbA1cを7・5％と緩くコントロールした患者グループより、総死亡率で22％も増加した。心血管疾患に対する抑制効果は示されなかったため、試験は早期中止となった』

要するに、厳しい治療で血糖値を下げることは、逆効果だったということです。

2018年3月6日、アメリカ内科学会（ACP）は、『ACCORD』をはじめ、その他複数の研究結果を根拠とし、薬物療法中のII型糖尿病の管理目標としてHbA1c7・0％以上から8・0％未満を推奨すると発表したのです」

事例 大腸ガン手術後の子宮筋腫、子宮内膜症、直腸ポリープが改善

Yさんと一緒に来院されたもう一人の娘さん（52歳）は、いつも便秘で、お腹が痛くなることが頻繁にあり、体調不良があると言われました。その場でみてあげると、お腹はカチカチに硬くなっており、頭蓋のずれ、脊柱の歪み、骨盤の変位、恥骨のずれがありましたので骨格調整をし、腹部の筋肉のこりを筋調整により改善すると（所要時間20分）、腹部痛は取れました。その後、すぐに発酵玄米菜食を始められたそうです。

それから2カ月後、急激な痛みが発生し、総合病院へ受診すると、大腸カメラで横行結腸に腸閉塞を起こしていることがわかり、ステントを入れて様子を見るために入院されました。その後の検査で、その部位にガンがあることがわかり、腹部に穴をあけ腹腔鏡手術によりガンを切除したそうです。抗ガン剤はお断りしたと電話連絡を受けました。

実は手術前の検査で子宮筋腫、子宮内膜症、直腸部にポリープがあることもわかりましたが、そのまま様子を見ることになりました。退院後は発酵玄米菜食を続けられました。

それから一年後、大腸ファイバースコープをする予定になっていましたが、私のところに相談に来られました。そして、どうしても受けたくないとご自分で判断して「次回まで様子を見たい」と医師に申し出て許可をもらい、そこでは一度お断りしたそうです。

その後も発酵玄米菜食の食事療法を続け、3カ月が経って延期していた大腸ファイバースコープ

を受けると、子宮筋腫、子宮内膜症は改善していましたが、直腸ポリープだけは1㎝より小さくなっていたものの残っていたため、一つだけ切除してもらったということでした。腫瘍マーカーは下がっていたそうです。

彼女のそれまでの食生活を聞くと、若いときから肉は好まず食べないほうでしたが、特にうどんが大好きで毎日よく食べていたそうです。パンやお菓子類も大好きでよく食べていたとのこと。そんな食習慣を変えて**発酵玄米菜食を中心にし、生姜紅茶、ミネラルや酵素、乳酸菌のサプリメントも摂るようにしました。**それとともに、元々持っておられた宝石岩盤温熱マットレス（70度の温熱で朝夕一時間暖める）やイトオテルミー療法、入浴などの家庭内療法を継続して行われました。現在もそれらを続けていて元気に過ごしておられます。便通も良いようです。

アメリカで糖尿病患者が増加

アメリカの疾患による死亡率を見ますと、心臓病は1960年代から減少し、脳卒中は1900年代からすでに減少傾向にありましたが、1970年代から急速に減少し始めました。心臓病は2000年には1950年の半分以下にまで減少しており、さらに2019年には3～4分の一にまで急減しています。また脳卒中も2010年には1950年の4分の一近くまで減少しています（アメリカ国立健康統計センターなど）。

1977年、アメリカのガンを中心とした生活習慣病は世界トップクラスでしたが、1990年には、ガンの罹患率・死亡率ともに減少傾向に転じました。医療の発展とともに、食の改善を基本に予防医療や代替医療を積極的に取り入れたことが大きな要因であるともいわれています（『アメリカはなぜ「ガン」が減少したか』森山晃嗣著　ゲリー・F・ゴードン監修　現代書林）。

ところが、そのアメリカで今、新たな問題が起きています。米国疾病予防管理センター（CDC）によれば、2012年時点でのアメリカの糖尿病罹患数は約2900万人（人口の9・3％）でしたが、2019年では約3730万人（人口の11・3％）になっていると発表されています。また、18歳以上の糖尿病予備軍約9600万人を合わせると、約1億3330万人に上ります。過去20年間では、糖尿病と診断されたアメリカ人は約2倍以上に増えたといわれています。この流れは世界にも広がっており、国際糖尿病連合（IDF）によれば、2021年時点で約5億3700万人が糖尿病と共に生活しています。

このようにアメリカを含めた世界中で糖尿病が増加している原因の一つが、ジュース、清涼飲料水、お菓子、ケーキ類や調味料など数多くの加工食品に使用されている甘味料の高フルクトース・コーンシロップ（ブドウ糖果糖液、果糖ブドウ糖液）にあるといわれています。ガンが減少しても、糖尿病になると最終的にはガンに至る可能性があることも見逃せません。

コーンシロップは、遺伝子組み換えとうもろこしのデンプンを酵素または酸により加水分解して人工的に作られた異性化糖液糖で、砂糖より1・2～1・7倍近く甘く、値段が安価なため、加工食品の甘味料としてたくさん使われています。

日本では、子どもたちの大好きな食べ物（ジュース、アイスクリーム、ゼリー、ヨーグルトのほかさまざまなお菓子、菓子パンなど）に含まれています。

また、米国や英国などのさまざまな研究機関によって、加工食品に含まれる高フルクトース・コーンシロップが糖尿病や肥満だけでなく発ガンのリスクも高める可能性が指摘されています。

そもそも、糖質の過度の摂取は高血圧、高血糖、中性脂肪の増加、肥満、LDL（悪玉）コレステロールの上昇、HDL（善玉）コレステロールの減少、インスリン抵抗性（インスリンが効きにくくなった状態）などを引き起こします。

しかも、人工果糖の入っている食品は、満腹になりにくいため、ついつい食べすぎるという傾向があり、肥満につながります。その点、果物や野菜の果糖は自然のものであり、ビタミン、ミネラル、食物繊維なども一緒に含まれているため徐々に吸収されていき、血糖値が上がりにくいのです。

米国糖尿病学会（ADA）は、塩分や糖分、脂肪を多く含み、保存料などを添加することで日持ちをよくしている加工食品を「超加工食

表2-3　「超加工食品」の具体例

果糖や人工油脂などをたっぷり使った菓子パン、ジャム、スナック菓子、カップ麺、ピザ、ホットドッグ、ケーキ、クッキー、パイ、ドーナツ、マフィン、高カロリーの清涼飲料水（炭酸飲料・スポーツドリンク・果実飲料）、ミートボール、チキンナゲット、パスタソース、ケチャップ、ドレッシング、調理済みのスープ、ソーセージなど

［参考：米国糖尿病学会（ADA）、糖尿病ネットワーク 日本医療・健康情報研究所］

品」として、いくつかの具体的な品目を挙げています（表2－3）。これらは日本でも同じです。

超加工食品の多くは栄養価のバランスを著しく欠いています。高カロリー・高脂肪・高塩分ですが、他に必要な栄養素であるビタミン、ミネラル、食物繊維などはあまり含まれていません。そして、添加物・保存料がたくさん使われています（米国糖尿病学会［ADA］）。

カロリーゼロに要注意！

大西睦子医師（アメリカ在住、ハーバード大学研究員）は、著書『カロリーゼロにだまされるな本当は怖い人工甘味料の裏側』（ダイヤモンド社）の中で、カロリーゼロと謳われる商品に含まれる甘味料が人体に与える影響について、概略すると次のようなことを述べています。

アメリカでは、前述した高フルクトース・コーンシロップ（ブドウ果糖液糖・果糖ブドウ糖液）が企業により大量生産されるようになり、子どもたちの肥満や糖尿病が増加傾向にあったため、当時のミシェル・オバマ大統領夫人は「レッツ・ムーブ」をスローガンに、スポーツや健康食品の普及等を目指し、全米規模での子どもの肥満撲滅運動を立ち上げました。

子どもたちの学校給食として果物や野菜、全粒粉といったバランスのいい食事を提供し、ファーストフード、高フルクトース・コーンシロップを使った清涼飲料水などの栄養価の低い食品を学校から排除するように呼びかけたのです。

しかし、このような規制を始めたことで、代替として次に紹介するような甘味料が使われ始め、結果として今でもアメリカでは、大人や子どもの肥満・糖尿病問題は解決に至っていません。

加工食品にどんな甘味料が使われているか、商品パッケージの裏にある表示を見るとわかります。3大合成甘味料といわれるのがアステルパーム（砂糖の160〜220倍の甘さ）とアセスルファムカリウム（砂糖の200倍の甘さ）とスクラロース（砂糖の600倍の甘さ）です。これらの摂取カロリーはほぼゼロですが、栄養もゼロですから、甘さに満足してもバランスの悪い食事に傾いていきます。食べ過ぎによる肥満や糖尿病の原因としても注意が必要です。

そのほかに、サッカリン（砂糖の200〜700倍の甘さ）、ネオチーム（砂糖の約7000〜1万3000倍の甘さ）などの甘味料や、その他の添加物でカタカナ名が表示されているものにも注意が必要です。購入の際には裏表示を必ず確認しましょう。

大石医師はこれらの人工甘味料の作用が危惧されている理由として、

①肥満ホルモンといわれるインシュリンや、インシュリン分泌を促すインクレチンなどに影響を与え、体内に脂肪を蓄える

②甘味の強い人工甘味料に慣れてくると、甘みに対する味覚が鈍っていく

③コカイン以上の依存性があり、麻薬、覚せい剤やアルコールとまったく同じ作用で依存を起こす

などを挙げられています。

日本は砂糖の総摂取量（平均29・94kg／年）がほかの国と比べて比較的低い一方で、高フルクトース・コーンシロップの消費量（平均6・19kg／年）は多くなっています。日本では高フルクトース・コーンシロップによる弊害への意識が驚くほど低いと、大西医師も述べています。

日本では、人工甘味料に限らず添加物に関する情報が国民に広がらないまま消費されています。そのため、糖尿病をはじめ、さまざまな生活習慣病のリスクが自覚のないまま高まっているのです。

私の療術院に来られた糖尿病の男性（72歳）は、玄米菜食の食事指導を受けられ改善傾向にあったのですが、来院されたある日「このごろ、急に血糖値がすごく高くなったと病院で言われました。なぜでしょう？」と心配そうに聞かれました。私が「普段、どんなものを飲まれていますか？」と尋ねると、「スポーツ清涼飲料水やカロリーゼロと書かれたコーヒー缶を昼食後や間食に4本ほど飲みます」と言われました。「それが血糖値を上げている原因でしょう」とお話しすると、その後は飲まないようにしておられました。すると予想通り、血糖値は下がってきたそうです。

大西医師は、カロリーゼロなどの表記がなされた飲料や食品に含まれている人工甘味料は、肥満、糖尿病の悪化、血管系疾患の悪化、甘味中毒、味覚鈍化、うつ症状、腎機能低下など、身体へ与える影響はゼロどころかマイナスになると警鐘を鳴らしています。

日本がガン大国から脱するためには……

私の療術院にやって来られる方のなかには、病院ではこれ以上の治療はできないと言われた末期ガンの方もいらっしゃいます。そんな方たちも含めて、ご本人やご家族に玄米菜食の食事療法を指導していると、皆さんがよく言われることがあります。

「入院時に食べていた食事には牛乳も肉も卵も使われていたし、甘いゼリーやプリンも毎日食べていた。あと2年早くこの指導を受けていたら良かったな」

これは、ガンを患った方の言葉です。

また、特に65歳以上の方からは、こんなお話もよく聞きます。

「この食事は私たちが子どものころから食べていたものばかりで、一昔前の食生活に戻れば良かったのですね。そういえば、私たちの子どものころはガンや糖尿病などの人はほとんどいなかったです」

そして、

「病院の入院中も退院時も、お医者さんや看護師さん、栄養士さんなどから、こんな食事法について聞いたことはまったくありませんでした。『退院した後の食事は何に注意したらいいですか？』と聞いても、お医者さんからは『何でも食べていいですよ』と言われましたし、看護師さんからも何の指導もありませんでした」

と言われます。読者の皆さんは、どう思われますか？

これからの医療は、現代医学だけでなく、食養生をはじめとした自然療法（代替医療）の必要性に関心を向けるべきだと思います。25年前に出版された『21世紀の医学・医療』（日経メディカル開発編纂　日経ＢＰ）は、大学病院の院長や医学部教授などの医学者、基礎臨床医など１００名が執筆した書籍ですが、21世紀の日本の医学は、現代医学と補完代替医療の良いところを組み合わせて行われる必要性があると提言しています。特にそのなかで日野原重明医学博士（元聖路加国際病院院長・聖路加看護大学学長）は、そのような医療を担い、総合的な診断・プライマリーケア(注10)のできる医師、専門看護師が必要であると述べています。

(注10) プライマリーケア　患者の心身を総合的にみて、初期段階での健康状態の把握や一時的な救急処置、日常的に見られる病気や軽度の外傷の治療、訪問診療などを行い、特殊な症例については専門医に紹介する役割を担う医療のことです。

ガンに自然の力で向き合う

『自然の力で治す』(繁田香織訳　サンマーク出版) の著者、アンドレアス・ミヒャールゼン氏（ド

表2-4　ガンに関する統計

●ガン罹患数　99万9075人（2019年）

●ガン死亡数　37万6425人（2019年）、38万1505人（2021年）

●部位別罹患数

・男性　1位：前立腺ガン（9万4748人）2位：大腸ガン（8万7872人）3位：胃ガン（8万5325人）4位：肺ガン（8万4325人）5位：肝臓ガン（2万5339人）

・女性　1位：乳房ガン（9万7142人）2位：大腸ガン（6万7753人）3位：肺ガン（4万2221人）4位：胃ガン（3万8994人）5位：子宮ガン（2万9136人）

［2019年：全国がん登録罹患データ］

●部位別死亡数

・男性　1位：肺ガン（5万3278人）2位：大腸ガン（2万8080人）3位：胃ガン（2万7196人）4位：すい臓ガン（1万9334人）5位：肝臓ガン（1万5913人）

・女性　1位：大腸ガン（2万4338人）2位：肺ガン（2万2934人）3位：すい臓ガン（1万9245人）4位：乳房ガン（1万4803人）5位：胃ガン（1万4428人）

［2021年：人口動態統計がん死亡データ］

イツ、シャリテ・ベルリン医科大学自然療法科教授）は、医療費の増大や慢性疾患の増加といった危機的な現状に対して、ノーベル科学・医学賞を受賞した学者も多数在籍するシャリテ・ベルリン医科大学の大学病院においても自然医療が取り入れられるようになったと述べています。

そこには**「優れた医療とは自己治癒力のプロセスを促す医療であって、自然治癒のプロセスを薬によって押さえ込む医療ではない」**という考え方があります。

先ほど、アメリカのガン患者は減少しているとお話ししましたが、アメリカだけでなく、ヨーロッパ諸国でもガンは減少傾向になっています。ところが日本は逆で、ガンがうなぎ登りに増え、世界トップクラスになっています（図2－2）。その他の生活習慣病も増加の

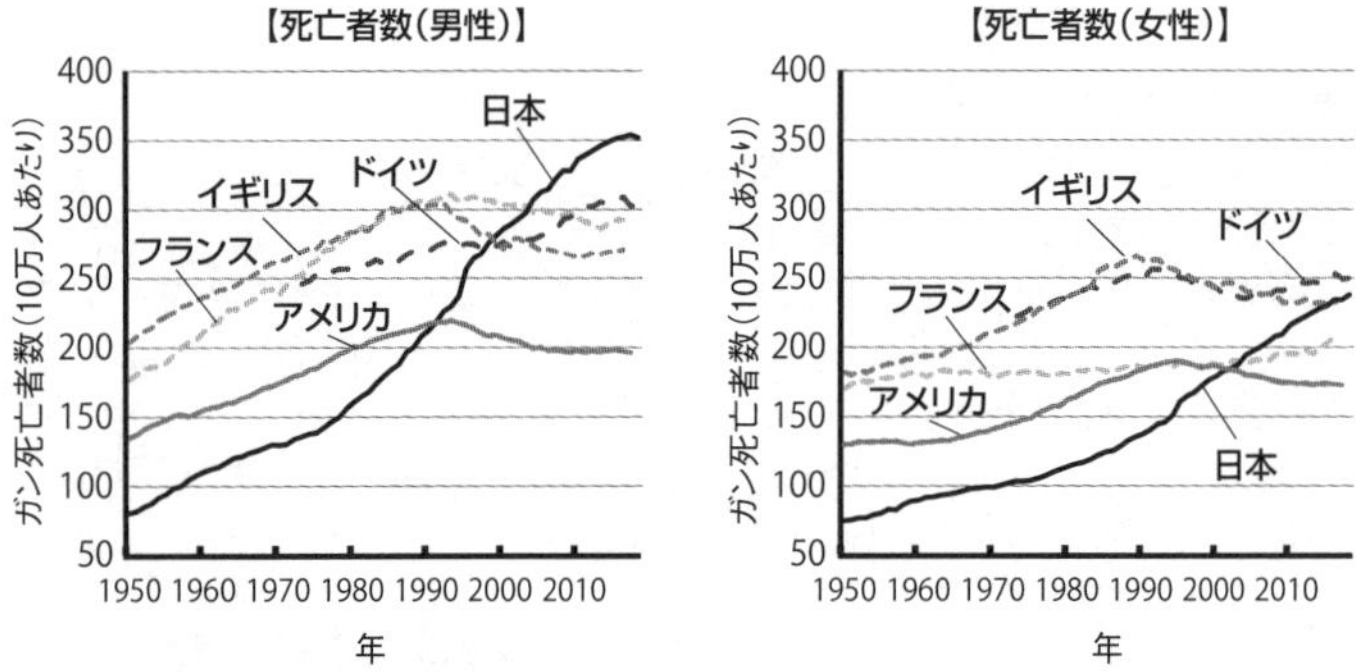

図2-2　先進国のガン死亡者数の推移

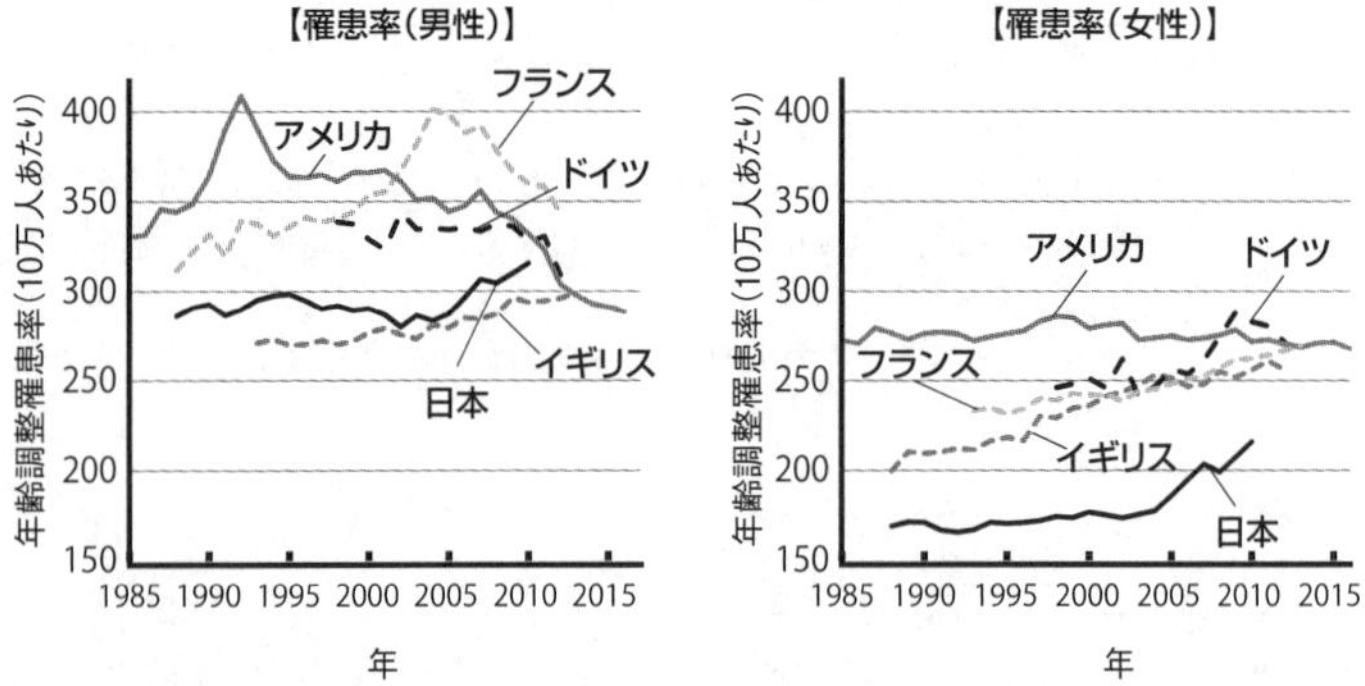

図2-3　先進国のガン年齢調整罹患率

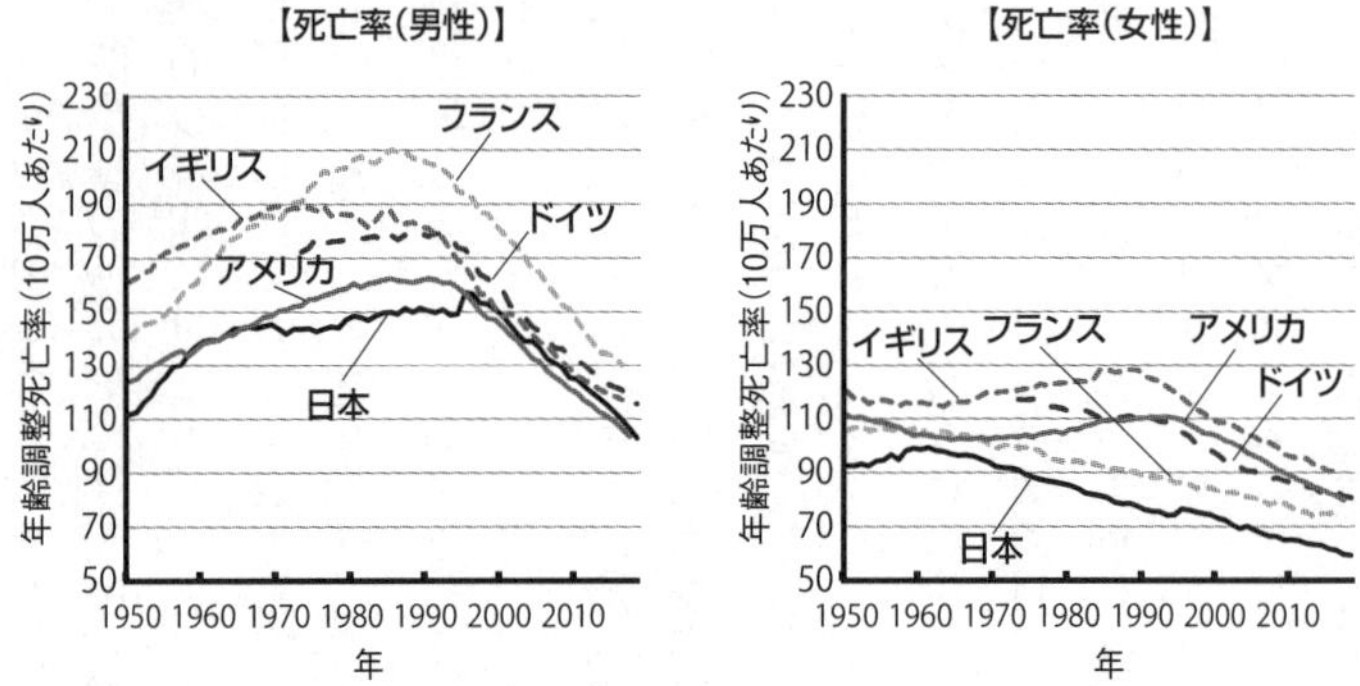

図2-4　先進国のガン年齢調整死亡率

＊非メラノマ皮膚ガンを除く全ガン（WHO:Global Cancer Observation）

一途にあります（「国民衛生の動向」厚生労働統計協会）。

ガンの対策としてまずは、動物性食品・肉・乳製品や精白した穀物、甘味料などガン性物質の摂取を減らすとともに、食事そのもののあり方を考え直すことです。何を食べたら良いのか、何を食べてはいけないのか、できるだけ具体的な指標を国民に知らせるべきだと思います。そのための食事教育も必要ですし、医療従事者や患者さんはもちろん、地域の人々も含めて皆で知識を共有することが必要です。

前頁のグラフを見て、あなたは自分に何ができるか、またどうすれば貢献できるかを考えてみてください。

ガンに自然の力を活かして向き合うために参考になる本があります。それは、『がんが自然に治る生き方』（長田美穂訳　プレジデント社）です。著者のケリー・ターナー博士は、医師たちから見放された末期のガン患者のなかで、寛解に至った1000人のカルテを調査し、そのなかの100人に会って「どうして治ったのか」を聴取しました。この本は、その結果を分析した博士論文を基にして出版されたものです。

そこには、ガン寛解のための九つの方法が取り上げられています。

①基本的に食事を変える（主食は未精製の穀物で、野菜、果物を多く食べる）

②治療法は自分で決める
③直感に従う
④ハーブとサプリメントの力を借りる
⑤抑圧された感情を解き放つ
⑥より前向きに生きる
⑦周囲の人の支えを受け入れる
⑧自分の魂と深くつながる
⑨どうしても生きたい理由を持つ

実は、私のところに来院されガンを克服された方々も、結果的にこの九つのことを行っておられました。

玄米菜食がガン克服への道をひらく

【事例】乳ガンが急に大きくなった女性に玄米菜食を指導し改善

Aさん（50歳）は、右乳房の初期ガン（2㎝）でホルモン療法を受けていましたが、12月のクリスマス会のとき大好きなショートケーキを5つほどもらい全部食べてしまった後、乳ガンが急に大きくなってきたので、どうしてだろうと思っていたそうです。私が「乳ガンを調べるPET検査は、点滴によるブドウ糖液がガンのあるところに集まっていく性質を利用しているのです。ガンはブドウ糖のような甘いものが大好きなんです」とお話しすると、「ああ、そうでしたか！」と驚かれました。

食生活について聞いてみると、肉も食べるが、和食を好んで食べていると言われましたが、白砂糖を使った甘口の味付けが好みであり、魚の煮付けも白砂糖たっぷりで甘口に作っていたそうです（その後、ご主人は糖尿病で透析を受けることになりました）。

この日は、玄米菜食の食事療法について指導を行い、**水については水道水ではなく何らかの浄水器を利用するように指導しました（一日1500㎖くらいを目安に飲む）**。

当院で二回ほど施術を受けられ、ご自分で玄米菜食を行うことにしました。施術の内容は、一回目はカイロプラクティックで骨格調整（骨格の歪みで両鼠蹊《そけい》部と両腋窩《えきか》のこりがあり、左側より右側が大きく、リンパ節の硬結、肩こり、リンパ液の滞り、骨盤の変位、仙骨の歪み、恥骨のずれなどもありました）を行いました。また、気の流れ、血流の流れ、リンパ液の流れをスムーズにし、代謝を良くして老廃物も流れやすくしました。

二回目はイトオテルミー療法によって、肩こり、背部・腋窩・乳房のしこり、胸筋のこり、鼠蹊部のこりなどの改善を図りました。

玄米菜食については、玄米をご自分のお好みで土鍋で炒って炊く方法を取られました。

Aさんの玄米菜食メニュー

食事のメニューは主に、玄米ご飯、味噌汁、生野菜サラダ、きんぴらごぼう、緑黄色野菜、にんじん、大根、レンコン、芋類、ひじきの煮物や炒め物、豆腐製品（納豆・豆腐類）、海藻を使ったおかずなどを食べました。水は、浄水器の水を飲み続けました。

◇◇◇◇◇◇◇◇◇◇◇◇◇◇◇◇◇◇

このような食事を半年続けたところ、自ら医師に相談してホルモン療法を中止されました。彼女は自分の母親と父親（共に89歳）を介護するために同居しながら、奉仕活動のリーダーとしてもとても忙しく働き続けていましたが、常に「きっと治る」と信じて心が揺るがなかったと話されていました。

結果は、ついに乳ガンが消失し、その後も1年、2年と再発はなく、15年が過ぎた今も元気に働いています。

事例 下行結腸ガン・3ステージの女性に玄米菜食を指導し改善

Bさん（56歳）は、肛門からの不正出血と左腹部痛が続き、病院を受診したところ、憩室と下行結腸下部にガンがあると診断されました。その日の午後2時から右腹部に人工肛門増設を行う手術をするようにすすめられましたが、「午後4時に夫が来るのを待って相談したいので、それまで手術を待ってほしい」と嘆願しました。ところが、予定通り手術が行われ、右上行結腸に人工肛門を増

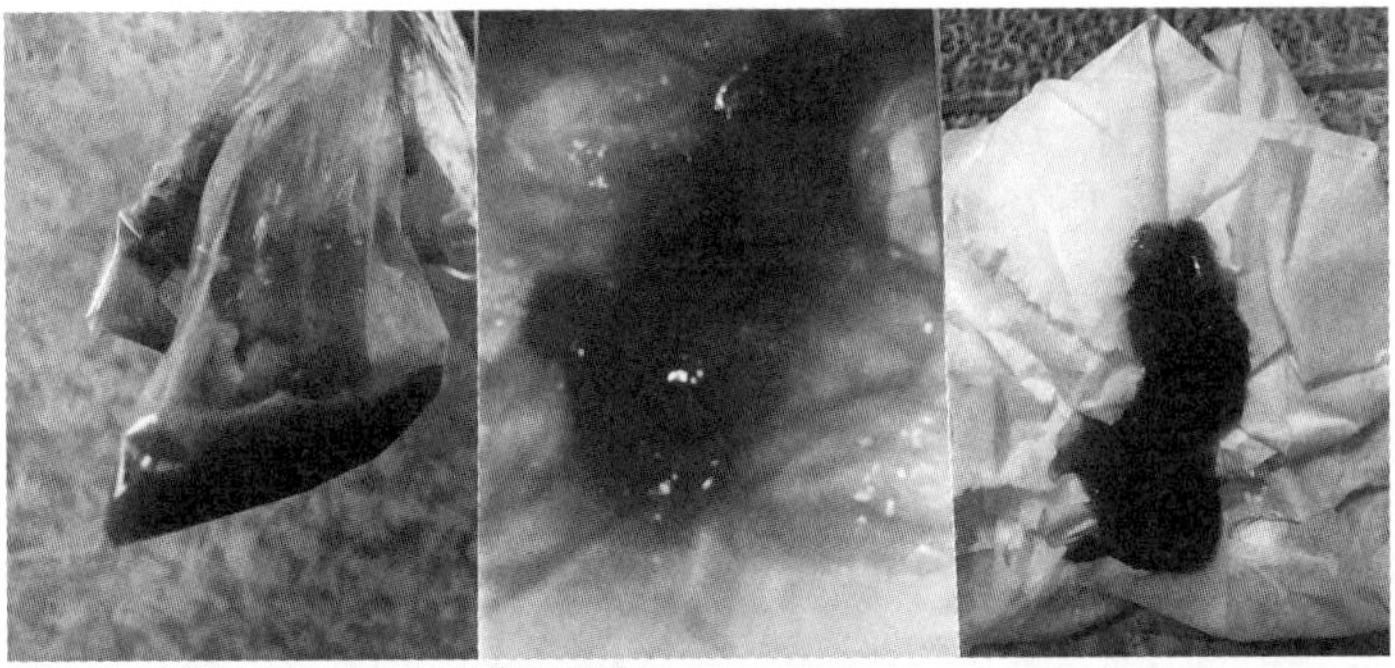

Bさんが持参してくれた出血の写真

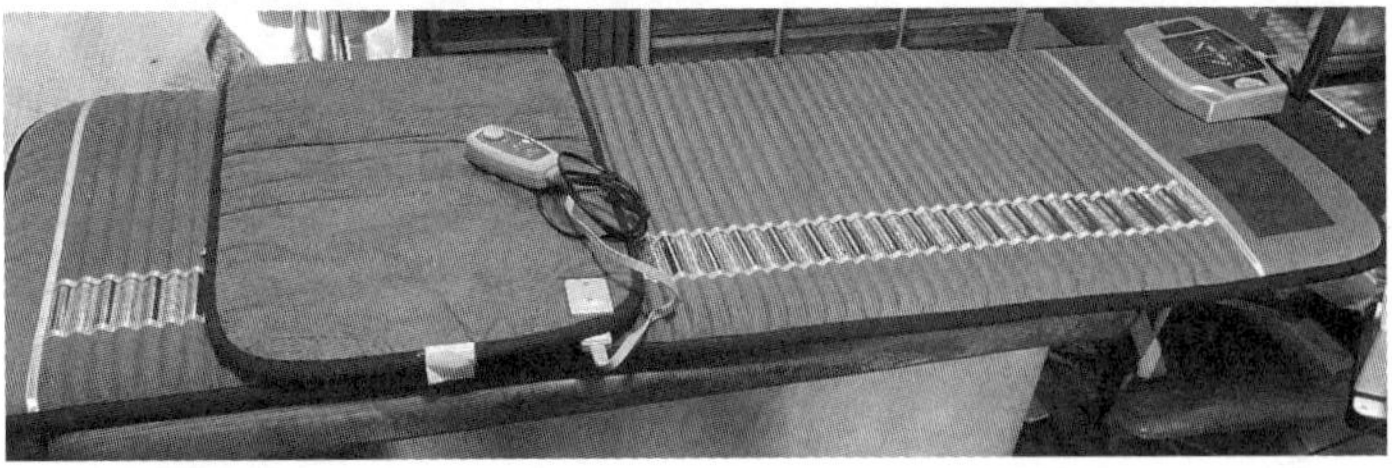

宝石岩盤浴の写真

設することに。

もちろん本人はまったく納得がいかないまま手術を受けたため、医師に不信感を持ってしまい、もうこの病院には来ないと思ったそうです。

私の療術院に来られたとき、ご主人と2人で玄米菜食の食事指導を受けられました。食生活について聞いてみると、子どもたちが手を離れたころから夫婦でよく街へ出かけ、夕食を兼ねてお酒のつまみを食べるようになったと言います。10年間、ほぼ毎日のように肉類や美味しいものを食べ歩いていたというのです（似たケースがときどきあります）。

Bさんいわく「この食事が良くなかったのですね」と反省され、夫婦で玄米菜食を中心とした代替医療に取り組むことになりました。

具体的には、玄米菜食の食事療法を中心に、アロマセラピー、気・エネルギーヒーリング、宝石温熱療法、ミネラル溶液の飲用、イトオテルミー療法などを行いました。

最初の一週間は毎日来て施術を受けられた後、痛みが取れ始めたので週二回になりました。

肛門からの出血がたくさん見られるようになり、それが3カ月間続きました。私は事前にこのことをBさんに伝えていました。『森下（敬一博士）理論』では「玄米菜食をすることでガンが解体して血液になって排出してくる」と説明しているからです。Bさんは驚かずに茶色の血液をビニール袋に入れて施術のたびに持参し見せてくださいました（前頁上写真）。

その後、憩室《けいしつ》の穿孔《せんこう》による腹部痛と出血は止まりました。4カ月目からは「どうもなくなり体調も良くなったので、後は自宅でやります」というご本人の意思で、たまたまご自分で持っておられた宝石岩盤浴（朝・夕一時間温める・前頁下写真）を行い、イトオテルミー療法の指導を受けて、これもご自分で行われました。ミネラル溶液の摂取、アロマセラピーも含めて、できるだけご自宅で続けられました。

もちろん、**玄米菜食は続けられ、水は浄水器を通したもの（1日1500㎖）を飲用されました。**

それから5カ月経ったころ、再び腹部痛が起きたと来院されました。以前とは違って痛みが強いため、代替医療に理解のある知り合いの医師に診てもらうことに（一度、確認したほうが良いと考えたからです。その後もう一度チャレンジする予定でした）。これまでに施術した内容と観察記録を持参してもらい、CT検査を受けられ、2日ほど入院して腹水検査を受けられました。その時点で、医師から「あと2週間の命です。腹部にガンがいっぱい散らばっているでしょう」とご主人に説明があったそうです。これは、腹水に解体したガン細胞片が浮遊していたのだと、私は考えています。

私は、以前から緊急事態が発生したときは日赤病院へ行くように説明しておりましたので、医師の紹介状を持って日赤病院へ受診されると、すぐに手術をすることに。ところが開腹してみると、内部には一切ガンは発生していなかったので、医師たちはびっくりされたそうです。

その手術では、下行結腸部に見られたガンが10㎝切り取られ、さらに前ガン状態だという説明を受けて「取るか取らないか」と問われ、子宮も卵巣も全摘したそうです。しかし、いちばん疑われた腹部内にガンが発生していなかったため、日赤病院の主治医で執刀された女医さんがとても不思議に思われて、これまでの経緯を聞かれたといいます。

私の療術院で受けられていた施術の内容と、ご自分で継続されたケアの様子を伝えるとよく理解してくださり、生命保険会社の診断書に療術院で受けていた療法のことも書かれたということでした。

それから一年後、人工肛門増設部を元に戻す手術を受けられました。さらに一年が経ちますが、腫瘍マーカーはゼロになり、元気で暮らしておられます。ご本人は、この方法にたどり着いて本当に良かったと喜んでおられます。

また、前ガン状態だということで子宮と卵巣を全摘していますが、これも取る必要はなかったのではないかと思います。子宮筋腫30年の人でも、玄米菜食をしていると3カ月後には消失するケースが多いからです。全摘手術後にホルモンのバランスが悪くなり、体重が増加してまるまると太ってしまい、本人も取らなければよかったなあと思われたそうです。

退院後、ご本人とご主人が来院されたとき「再発したのは、食事が間違っていたのでしょうか」と尋ねられたことがあります。5カ月間どんな食事をしていたのかを聞いてみると、玄米菜食は続けていたものの、7月、8月は喉が乾いて毎日スイカとメロンをたくさん食べ続け、自分なりに考えて大豆粉を取り入れたパンケーキを毎日食べていたということでした。

あらためて玄米菜食中心の食生活を続けることにしたところ、2年後の血液検査では腫瘍マーカーがゼロになっていたと報告がありました。発ガンより6年経った現在も、とても元気に過ごされています。

事例 肺繊維腫ガン・4ステージの女性に玄米菜食を指導し改善

Cさん（73歳）は、私の療術院に来院されたとき、右乳房ガン（2㎝）を発症しておられました。玄米菜食による食事療法の指導と施術を2度受けられ、その後は来られていませんでした。

その間、他の統合医療を行っている医師の治療（ビタミンC大量投与）を受けられたそうですが治らず、別の統合医療を行う病院へ行きハイパーサミア(注11)による療法を受けられました。その結果、乳ガンは消失しましたが、すでに肺にガンが転移し、肺に水が溜まってきたということで水を抜くため別の病院を紹介されたそうです。その病院に2カ月半入院し、肺の水を抜くドレナージ（排液）を行いましたが、うまくいかなかったそうです。抗ガン剤は使っていません。

医師からは、進行ガンであると説明を受けましたが、一度退院して帰宅することに。帰り道、本屋さんに寄ると『薬に頼らず病気に克つ最強の食事術』（コスモ21）という私の本を見つけて「先生の本を見つけました。もう一度、行ってもいいですか」と電話をかけてこられました。

最初に来られたときから5年の月日が経っていましたが、ご夫婦で来院され、もう一度玄米菜食にチャレンジしたいと言われました。「あの後、食事療法は続けておられましたか」と尋ねると、「いいえ、食べていませんでした」と言います。「食事療法やイトオテルミー療法では難しいと思われましたか」と尋ねると、「当時はそのように思いました」と言われました。「それと同じことをもう一度行うことになりますが」と聞くと、「ぜひお願いします」と言われるので、もう一度、発酵玄米菜食の食事指導を行いました。

末期4ステージなので、効果を強化するために抗ガン作用、抗酸化作用のあるアロマエッセンシャルオイル（フランキンセンス）をカプセルに入れて、食後に服用してもらいました。私（著者）は、アロマの研究・指導者であり、世界的普及に尽力しているアメリカのDrデイビット・ヒルに直接学びましたが、アメリカでは代替医療として、純度100％のアロマが利用されています（『エッセンシャルオイル家庭医学辞典』アロマツール社著　ナチュラルハーモニー&サイエンス）。

来院時の施術は、胸に抗菌作用・気管支拡張作用・去痰作用のあるアロマを塗布し、一時間、宝石岩盤温熱療法を行い休んでもらいました。呼吸法を取り入れながら気・エネルギーヒーリングを施行し、イトオテルミー療法はその後一カ月半施行しました。当初はこれらの施術を行うため、毎日通所してもらいましたが、一カ月半経ったころ、半年に一度のCT検査を受けると「肺ガンが消えています」と医師から言われたそうです。

その後は、一週間に二回通所してもらいました。ご自宅では、ご自分の判断で選択された家庭用温熱療法器（療術院で使っているものとは違うもの）を購入され、ご主人が毎日一時間かけて手当てをされたそうです。通所を一週間一回にして、さらに3カ月経ったところで、あとはほとんどのことをご自宅で続けることにしました。もちろん、この間、玄米菜食はずっと続けていました。

半年が経ったころ、お正月に甘くて美味しいものや肉、寿司などを食べてしまったそうです。一月半ばに半年に一度のCT検査があり、肺ガンが再発したと報告に来られました。もう一度頑張ると言われましたが、精神的に相当参っていてフラフラの状態で、背中の筋肉痛も強く訴えられていました。再度、玄米菜食を続け、イトオテルミー療法を受けられ、自分なりに他の療法も加えて続けることにしたところ、3カ月後には回復し、それから3年が経っていますが、現在も元気に過ごされています。

Cさんは、若いときからとにかく甘いお菓子やパン、饅頭、ケーキ類が好きで、丸々太って70kg（身長160cm）まで増えたそうです。それが、玄米菜食にしてから49kgまでに減少しました（現在は50kg）。ご主人は75歳で血圧が高い状態でしたが、玄米菜食の食事を毎日一緒に食べていたら、血圧が下がったそうです。

Cさんの玄米菜食メニュー

朝は野菜・果物・豆乳ヨーグルトをミキサーで攪拌したスムージーや野菜スープを飲み、昼・夕は発酵玄米と具だくさん味噌汁（もしくは野菜スープ）を腹八分食べました。味噌汁や野菜スープの具を2倍作って冷蔵庫に保管しておき、時間をかけずに作る工夫もされていました。ひじき、にんじん、ごぼう、れんこん、大根、椎茸類、芋類などの煮物の惣菜も作り置きにしておくとすぐに食べることができ、野菜の炒め物や漬物、納豆や豆腐などは簡単なメニューなので楽に作れて続けやすいとおっしゃっています。自分で決めた薬草のサプリも飲んでおられました。

私の療術院には、高齢者で2人暮らしというご夫婦も多くいらっしゃいますが、ご主人が料理をしない世代の方が多いので、ガンを患っていても奥様がご自分で食事を作られています。そうすることで、ご自身の生活の質（QOL）を保つことができているのです。

（注11）ハイパーサミア（ガン温熱療法について詳しくは308頁参照）健康保険が使える安心安全な治療法です。高周波でガン細胞を加熱することで死滅させます。副作用が少なく、身体への負担が少ないのが特徴です。

はま子の一言

森下敬一博士は『自然医食のすすめ』（美土里書房）の中で、1年間は玄米と味噌汁をきちんと摂ることをすすめておられます。その後も1年、2年と様子を見ながら観察と指導を受ける必要があると述べられています。

また、コーネル大学教授のキャンベル博士は、本書の三章でご紹介する『チャイナ・スタディー葬られた「第二のマクガバン報告」』（グスコー出版）の中で、実験動物の体内で発症し成長中のガンであっても、正しい栄養の摂取によって成長速度をダウンさせたり、進行を停止させたり、あるいは回復させたりすることが可能だと述べています。

そして、それは人間でも同じ結果が出ていて、食事はガン細胞の進行をオンにしたりオフにしたりすることもできること、動物性食品はひと口噛んだ瞬間から危険が始まり、それを一口食べるごとに危険度は増していくこと、動物性タンパク質はガン細胞成長のメカニズムのスイッチをオンにしてしまうことについても言及しています。

同様に、精白小麦で出来たうどん、そうめんなどの麺類、カップ麺類、せんべい類、美味しいお菓子やケーキ、アイスクリーム、清涼飲料水など、白砂糖やブドウ糖果糖液などを多く使った食べ物も、同じくガン細胞のスイッチをオンにしますので注意しましょう。

先に紹介した3人の方々のケースは、このことを物語っていると思います。

【事例】体調不良の娘さん、多動性障害のお孫さんに玄米菜食を指導し改善

たまたまご本人と一緒に来院されたご家族も一緒に玄米菜食を行っていると、体調が改善された

という例はたくさんあります。

先ほどご紹介したCさんの娘さんは、何年も体調不良（身体のあちこちに痛みがあり、身体が硬くなって骨格に歪みがある）がありましたが、ご一緒に来院されたのをきっかけにご家族と一緒に玄米菜食を始めました。気・エネルギーヒーリングを用いた骨格矯正やイトオテルミー療法を2回ほど受けましたが、すっかり体調不良が改善されました。

その娘さんの息子さん（小学一年生、Cさんのお孫さん）は多動性障害があり、ご家族はたいへん悩んでおられました。調べてみると、頭蓋骨と脊柱の歪みがあり、仙骨、骨盤が大きく歪んでいました。子どもなので直接触らず、遠隔ヒーリングで2メートル離れた所から気による骨格矯正をしてあげたところ、4秒以内で骨盤が動き始め「動いている、動いている」と叫び声を上げました。そして「とても気分が良くなった」と私に近寄って握手をし、「先生ありがとう、またお願いします。また来たいです」と元気よく言ってくれました。

玄米菜食を行いながら、もう一度施術を受けてからは多動性障害が改善し、成績も上昇。特に算数が伸び、学校でも落ち着いて過ごせるようになったとのことです（この方法で多動性障害が改善した小学生や幼稚園生が何人もいます。また、脳に作用するレモンやワイルドオレンジなどの柑橘系のアロマをかがせることで、落ち着きを取り戻す子どもたちが多いです）。

娘さんの体調不良は、息子さんのことが心配で起きたと話されていましたが、娘さんのご主人もご飯を玄米菜食に変えたことで、ダイエットがうまくいったそうです。

はま子の一言

玄米菜食は、家族の誰か一人が変化すると、それを見ていたご家族も一緒に取り組むようになり、家族全員の健康アップにつながることがよくあります。

事例 高血圧、便秘に苦しむ女性に玄米菜食を指導し改善

Fさん（86歳）は、91歳のご主人が運転する車で来院されました。脳梗塞の後遺症で左半身が麻痺している状態でしたが、腕、脚の痛みと便秘が辛いと訴えられます。2人暮らしの老々介護です。高齢のご主人に詳しくお話を聞くと、「実は自分も脳梗塞を起こしたのですが、軽かったので改善して運転できるようになりました。しかし、家内は辛そうで、少しでも良くならないかと思って連れてきました」ということでした。

早速、玄米菜食と野菜・果物スムージーの指導を行い、浄水器の水を一日１５００㎖目安で飲むように指導しました。次の日から、ご主人が手伝って実行されたそうです。

Fさんは高血圧もありましたので、「この食事療法を行っていると2週間から3週間後にはめまいがしたり、フラッとしたりすることがあるかもしれません。それは、血圧が下がってきているためです。今までのように継続して薬を飲み続けると血圧が下がり過ぎて気分不良になることがあるので、そのときは『玄米菜食をしている』と主治医に申し出てください」と説明しました（玄米菜食

を続けていると、食物繊維により血管内の掃除が行われ、動脈硬化が改善されて血管腔が広がりますし、血管に柔軟性が出てくるので、血圧が下がってきます)。

Fさんは、毎日血圧測定を家で行っていましたが、実際に血圧が下がってきたので、すぐに主治医の所へ行きました。医師からは「血圧が下がってきているので薬を外しましょう」と言われ、高血圧の薬は出されなくなったということでした。

またFさんは、「便秘がひどくて、赤ちゃんを産むときのように力むのですが、なかなか出なくて困っている」と言われました。ところが「食事療法を実行したら3日目に大量の便が出ました。あまりにも多いのでびっくりしましたが、とてもすっきりして気分も良くなり、嬉しかったです。便通剤はお腹が痛くなったり、下痢をしたりするので辛かったです。これで便通剤を飲まなくてよくなりました」と喜んでおられました。

並行して、半身麻痺と手足の痛みには、骨格調整、筋肉調整とイトオテルミー療法を5回施行することで痛みがだいぶ改善しました。

はま子の一言

病院や高齢者施設では便秘の方がとても多く、便通剤や浣腸を使って対処していますが、まず食事調整を行うことが看護・介護としては大切です。介助の必要が減ってきますし、患者さんも安楽に過ごせるようになります。

便秘をすると、腹痛、おなら、頭痛、肩こりなどいろいろな症状が現れます。なかでも、一番身近なのが痔です。よくお酒を飲みすぎたり、辛いものを食べたりすると痔になるなどといわれますが、これらは痔を悪化させる原因であって、痔そのものの原因ではありません。やはり大きな原因は便秘なのです。

もっともポピュラーな痔である痔核（イボ痔）は、肛門近くの静脈がうっ血することによって起こります。便秘になるとお通じのたびに強くいきむので、肛門周辺のうっ血が強まり、痔核を引き起こしたり、症状を悪化させたりするのです。そのうえ、便秘をしていて硬く太い便を無理矢理出そうとすると、患部を圧迫してさらに悪化させたり、肛門の縁が裂けて切れ、痔の原因にもなったりします。

ですから、痔の予防や治療のためにはまず便秘を解消して、規則正しいお通じを心がけることがポイントになります。そのために重要なのが「食物繊維」です。玄米菜食は豊富な食物繊維を摂取するのに適しています。ただし、すでに痔になってしまっている場合は、早いうちに専門家にも診てもらうことをおすすめします。

事例 ひどい痔で苦しむ女性に玄米菜食を指導し改善

Tさん（50歳）は一年前からたいへん忙しく、食事も5分間で立って食べるほどでした。水分摂取も十分ではなく、ひどい便秘症になり、痔になりました。とてもひどい切れ痔で、1・5㎝の脱肛、指で押し返さないと痛みで立っていられない状態になり、私のところに相談に来られました。

まず、玄米菜食と痔の手当ての方法を指導しました。その後、セルフケアで脱肛気味の肛門の手当てとして、そっと指で押し返した後に水を含ませたティッシュで患部をよく拭き、純度100%のラベンダー（注12）・アロマエッセンシャルオイルを肛門に直接指で塗るように伝えました。そして、浄水器を通した水を一時間に100㎖、一日1500〜2000㎖程度を目安に飲むよう指導したうえで、次の日から玄米菜食による食事療法を開始されました。

◇◇◇◇◇◇◇◇◇◇◇◇◇◇◇◇◇◇

Tさんの玄米菜食メニュー

朝食20分前に、野菜と果物（バナナ3分の1・りんご皮ごと4分の1・小松菜やキャベツなど）、豆乳ヨーグルトをミキサーで攪拌したスムージーを飲み、昼・夕と玄米菜食を腹八分食べるようにしました。

すると、3日目から便がスムーズに大量に出て、その後は毎日、バナナ2本分くらいの便が出るようになりました。排便のたびにラベンダーのアロマを塗ると痛みはすぐに止みました。約一週間で炎症がおさまり、痔の痛みも改善しました（薬を使わなくてもよくなりました。これはTさんに限らず、多くの方たちに良い結果が出ています）。

（注12）ラベンダー　鎮痛、傷の鎮静、抗感染、消炎、解毒、細胞再生、入眠作用、リラクゼーションなどの働きが認められています。打身のはれやオムツかぶれ、床ずれなどにも利用すると、薬よりも早く痛みが消失し、皮膚の再生を促すので改善が早いです。療術院で使用している純度100%のアロマの原液は直

接肌に塗ることができるものですが、市販品のものでは直接塗ることができないものが多いので要注意です。

事例 慢性関節リウマチ、歯周病を抱える女性が発酵玄米菜食を実践し改善

Gさん（69歳）は、ご主人が45歳で亡くなり一人暮らし。年金とお習字の塾で生計を立てていました。肺炎で入院し退院後、本屋さんで私の本『薬に頼らず病気に克つ最強の食事術』に出会い、発酵玄米菜食を始められました。すると、40年来の歯周病が改善し、14年来の関節リウマチも改善したそうです。知人に500万円もする家庭内治療器をすすめられて購入したそうですが、それでは一向に治らなかったと言います。

肩と手首に一部痛みが残っていたため、私のところで一度施術を受けたいと電話で予約され、他県から来院されました。以下は、ご本人による記録を参考に、許可を得て掲載します。

平成17年1月に手、足、肩の腫れが出現し、布団の上げ下ろし、調理、字を書く、物をつかむなどが困難になり、家事が難しくなりました。関節リウマチの薬の内服を開始すると、内服後、痛みは軽減したそうですが、辛い痛みが消えることはありませんでした。

そこで平成30年3月1日から7月1日まで生物学的注射（ヒュミュラ皮下注射[注13]）をすることに

なりました。

それで痛みは軽減しましたが、平成30年9月9日に肺炎を発症しました。すぐに入院し、ヒュミュラ皮下注射は中止になりました。それまでヒュミュラ注射は2週間に一回受けていましたが、医師には薬の副作用で肺炎が起きる可能性があると説明されていました。

平成30年10月に退院後、このまま薬の治療を受けてよいものか疑問に思っていたときに私の本に出会い、早速、玄米菜食を開始されました。すると3日目より軟便、下痢便が続いたそうですが、数日後にはバナナ便になって排便がスムーズになりました。また、2週間後には体温が36・1度から36・6度に、さらに36・7度へと上昇していきました。

Gさんは40年来の歯周病で、歯科にて口腔ケアの指導を受けられ、毎日歯磨きを丁寧に実施していましたが、一向に治りませんでした。舌は白く厚く黄色味を帯びていました。発酵玄米を3週間続けたころ、顔にブツブツ吹き出物が出始めました。本人は好転反応だと思い、そのまま続けていると舌の色が赤みを帯びてきたそうです。

平成30年11月から、**今度は手作りの万能酵母液を飲み始めました**。すると、歯科の検診で「ぶよぶよしていた歯茎の状態が良くなり、だいぶ引き締まってきましたね」と言われたそうです。実は、この万能酵母液を顔に塗ってみたそうです。すると肌が白くなり赤みがさして、お化粧をしなくてもよくなりました（色が白くとてもきれいで、私がそのことを質問した際に初めて気付かれました）。

実は、万能酵母液を飲み始めてから一時的に睡眠障害が出て、眠れない日が3週間続きましたが、その後はぐっすり眠れるようになり回復しました。

平成30年11月からウォーキングをしていたそうですが、翌年の1月より足の痛みが出てウォーキングができなくなりました。同じころ、関節リウマチの痛みが再度出現し、手、足、肩の痛みが出始めました。これらの症状は好転反応だと思われますが、療術院に来院され、身体面から精神面までいろいろなお話を聞いた後、気・エネルギーヒーリングによる骨格矯正やイトオテルミー療法の施術を3回受けた後は、両手首や両肩の痛みがすっかり消失しました。

さらに玄米菜食の補強食品としてミネラル溶液をプラスして3カ月間続けたところ、まったく痛みは出なくなりました。その後、ミネラル溶液は飲まなくなり、玄米菜食と手作りの万能酵母液を続けていますが、健康を取り戻し、お習字の塾も再開したとお知らせがありました。

さらに2年後の電話で「関節リウマチは完全に良くなり、玄米菜食を継続して元気に暮らしています」と報告がありました。一人暮らしを続けておられますが、身体・精神・社会・経済・霊性面で自立できたことが本当に良かったと思います。

（注13）ヒュミュラ皮下注射　関節リウマチの薬で、皮下注射薬です。生物学的製剤は、遺伝子組み換え技術や細胞培養技術を用いて製造された医薬品です。日本で関節リウマチに使用できる生物学的製剤は11種類あり、ヒュミュラ注射薬はその一つです。一般的には、一カ月約2万円から4万円のお金がかかります。炎症を抑えるので痛みは止まりますが、その副作用として肺炎を起こす可能性が記されており、医師からもその説明が行われています。

はま子の一言

玄米菜食を行うだけでも、慢性病の症状は確実に変化していきます。そのうえで、さらにそれぞれの病状や体質に合った補強食品や自然療法を加えていくと、いっそう効率よく改善が促されていくことを私は数多くの事例で見てきました。

ちなみに、Gさんのように玄米菜食や補強食品を摂っていると、体質改善反応として「瞑眩《めんげん》反応」、「好転反応」と呼ばれる体質改善反応が出ることがあります。森下医学博士は、玄米菜食療法を「自然医食」と定義して、体質改善反応について次のように述べておられます。

「それまでとは本質的に変わった内容の食事で、しかも身体を本来あるべき健全な姿に立ち戻らせるものが常食されるようになると、血液の性状も大幅に改善されていくので、長い間組織に停滞していた毒素もどんどん抜き取られ排泄されていくようになる。それで、身体全体の物質代謝が活発になる。その生理機能の大きな揺れが、いろいろな症状となって現れる。

そしてその症状が出るのを境にして、体質は急速に好転していくので、慢性病もメキメキ快方に向かうようになる。それ故、その現象を『体質改善反応』と呼んでいるのである。この体質改善反応には、次のような特性があることを知っておこう。

・反応が出るのは、本格的に根治効果が出始めたことを意味する。

・反応は必ず自然に収まるので、自然医食を続けて行うことが大事だ。病気が重症の場合や、強い作用の薬剤を使っていた場合などは反応も強く出がちである。そんなときは自然の手当てを行うと良い。

・早い人では一週間くらい、遅い人でも3カ月から半年くらいの間に出る。

・反応の出方で一般に多いのは、頭痛、肩こり、発熱、めまい、歯茎の痛み、口内炎、手足のしびれなどだが、人により千差万別と承知しておいたほうが良い。

・一度だけで収まることもあれば、繰り返し出る場合もある。繰り返し出る場合は同じ反応が出ることもあるが、大抵は次々に違った反応が現れる」（『自然医食のすすめ』美土里書房）

私の療術院でも、良質のビタミン、ミネラル剤を補給したのち、全身に発疹が出来て病院へ駆けつけた方がいらっしゃいます。病院では原因がわからなかったようで、様子を見るように言われたそうです。いろいろな瞑眩反応（好転反応）を私も見聞きしてきました。

事例 いじめによる精神的不調を抱える中学2年男子に玄米菜食を指導し改善

13歳の男の子が3カ月間、不登校になり、うつ状態や強い肩こりなどの体調不良を起こし、便秘にもなっていました。肩や背中をひどく痛がっているとのことで、お母さんに連れられて来院されました。

この男の子は成績も良く、いつもはしっかりしているそうですが、今は喋る元気もありません。黙ったままなので、無理に会話はせず様子を見守りながら施術を行いました。痛みの確認のときだけ、相槌で教えてくれるように頼みました。

有機野菜栽培農家のお子さんで、おばあちゃんもいるので食生活にそれほど問題はないようでした。ただ**肉類は魚に、牛乳や乳製品は豆乳に変えてもらいました。**

一回目の施術では、頭蓋、頸椎2番のずれ、脊柱の側湾、肩甲骨の位置のずれ、骨盤の変位、恥骨のずれ、肩、首、背中、腰、下肢の硬直と痛みなどがあることを確認し、カイロプラクティックの技術にて骨格調整（10分）を行いました。

その後、玄米菜食と野菜・果物スムージーの作り方の指導をお母さんと一緒に受けられ、すぐに実行されました。すると、2日目より便通が良くなり、身体の痛みも確実に良くなりました。便通が良くなると、身体に溜まった毒素が出て体調が良くなり、気分も回復に向かいます。

二回目（2日後）の施術では、イトオテルミー療法による温熱刺激を行いました。少し心も和らいだのか、表情が緩み始めました。

三回目（3日後）の施術でも、イトオテルミー療法を行いました。顔色が良くなり、話しかけると小さい声で話すようになりました。その後も玄米菜食を続けていると、登校できるようになったとお母さんから連絡をもらいました。その後、彼は高校を卒業し、大学に進学しています（このようないじめによる不登校の子どもたちが玄米菜食を取り入れ、イトオテルミー療法を併用することで何人も元気になり、その後大学に進学しています）。

【はま子の一言】

不登校になった子どもたちやリストカットした若者も多く来院しますが、皆さん肩こりや背中の痛みを訴えることが多く、ストレスによって骨格に歪みが生じています。そして、身体はカチカチに凝っている状態です。

施術の際には、まず骨格調整を行います。さらに、玄米菜食とともにイトオテルミー療法を、時間をかけず全身に前と後ろから10分ずつ、計20分かけて行うと効果が出ます。特に精神疾患を抱えている場合は、薬草の香りで心を落ち着かせるアロマに効能があり、さらに温熱の温もりで気持ち良くなることで身体がリラックスしてきます。体循環も良くなり、痛みを取る効果も高く、施術後はお腹が空きますので、ご飯を食べられない人も食欲が湧き食べるようになります。

世界の精神医療の変遷

今から約40年前、イタリアは世界に先駆けて脱精神病院を掲げる政策に転換、1998年には精神病院を全廃し、地域で精神病患者の治療を行う道を選びました。現在、緊急時対応のための精神病棟が各総合病院の中に16床ほどあるくらいで、ほとんどの場合は病院の代わりに精神保健センターで対応しているといいます。

イタリアにおける精神病院の改革は、精神科医であるフランコ・バザーリア医師の活動が発端になっています。バザーリア医師は1971年、北イタリアにある人口20万人のトリエステ県にあった精神病院（1200床）の院長として登用された後、当時の県知事と力を合わせてこの精神病院の解体を始めました。

後に「バザーリア改革」と呼ばれるようになった彼の改革は「右手で病院を解体し、左手で地域ケアを作る」といわれました。1978年に「185法・バザーリア法」といわれる改革法を成立させ、以後精神科病院の開設は禁止されました。

1980年には、精神病院の新設だけでなく、すでにある精神科病院の新規入院、再入院を禁止し、予防、医療、福祉は原則として地域精神保健サービス機関で行うことになったのです（『精神病院はいらない！』大熊一夫著　現代書館）。

世界的には、WHOの指導により1960年代から精神病院の改革が始まっていましたが、先進国のなかで、その指導を受けても改革を進めなかった国が日本です。むしろ逆に民間の精神病院を増やしていきました。

私自身がこのことを知ったのは17年前です。耳を疑いました。日本人は精神病院があって当たり前と思っていますし、看護師である私もこのことを知りませんでした。それから2年後、新聞紙上でイタリアの精神病院が全廃したという記事を目にし、本当だったんだと思いました。現在、WHOの推進により、世界の医療では精神科の入院ベッド数が大きく減少し、精神保健センターを中心とした医療の提供が進められています。

一方、日本には、精神科病床が約30万床あります。これは世界一の数であり、世界の約2割に当たるともいわれています（2001年）。人口1000人当たり2・6床（2018年）で、イタリアの0・1床（2019年）、イギリスの0・4床（2019年）、アメリカの0・3床（2017年）などと比べても抜きんでています（日本医師会発表資料）。

2017年時点で、平均在院日数は約260日と世界に類を見ない長期収容です。さらに日本では、一年以上の長期入院を続けている方が2019年時点で約17万人もいます（厚生労働省）。このような日本の状況は、医療の問題だけではなく、入院の必要がないのに病院に止め置かれている「社会的入院」によって引き起こされているともいわれています。諸外国ではすでに改革が行われ、病床数は減少しています。

精神疾患に食事療法を取り入れる世界の動き

現在まで、世界でも日本でも精神科の標準治療は薬物療法、心理療法（心理行動療法）が主とされてきました。作業療法や運動療法も取り入れられてきましたが、近年は「食事療法」が大切であるという認識が広がっています。

外来で日本精神医学会認定の管理栄養士による食事指導を行うところも出てきましたし、世界的に、精神疾患に対する食事指導の効果についての研究が発表されるようにもなってきています。その一つが食事による脳への影響です。

人間の脳は極めて複雑な機能を持っていますが、その重さは1・3kgから1・4kg程度しかありません。それにもかかわらず、一日の摂取カロリーの約20%を消費しているのです。脳を守り回復させるためには、正しい栄養の補給が必要です。

そのために、本書でご紹介している玄米菜食のほかにも、**日本を含めた世界中で、地中海式食生活を推奨する医師が増えています。**それは果物、野菜、魚介類、全粒穀物、そして健康的な油を中心とした食事を心がけることで「心の健康を支えるために必要とされる栄養素を摂ることができる」と考えられているからです。

2016年に出版された『こころに効く精神栄養学』（功刀浩著　女子栄養大学出版部）のなかでは、地中海式食事（注14）や日本伝統の玄米菜食によって、うつや不安障害などが改善されることが述べられています。また、『心の病は食事で治す』（生田哲著　PHP研究所）では、精神疾患に各栄養素がどれだけ必要であり有効であるのかが科学的データをもとに説明されています。

そのほかにも私は18年前から『食事で治す心の病』（大沢博著　第三文明社）を読み、参考にしてきました。この本は、**白糖や精白小麦粉で作ったお菓子やパン、ケーキや色のついたジュース、ジャンクフードを摂ることで精神的不安定さが生じたり、犯罪脳が生じたりする**ことを指摘しています。

そのころ、ちょうど来院されていた患者さんのご家族に精神疾患を患った方々がおられ、皆さんにこの本を読んでもらい、理解していただいた後に玄米菜食を指導するようにしました。

（注14）地中海式食事　全粒穀物を主食とし、緑黄色野菜や果物、ナッツ類、魚介類、少しの肉とオリーヴ油、菜種油、亜麻仁油、くるみ油、大豆油などの採種油、オメガ3脂肪酸を豊富に含む植物油を多く摂っても良いというもの。

事例　統合失調症の女性に玄米菜食を指導①

最初、お父さんが椎間板ヘルニアで来院されました。骨格調整やイトオテルミー療法でご自身の椎間板ヘルニアが改善されたときに「私の娘に統合失調症の娘がいます。一度みてもらえませんか」と相談されたのです。

「娘があまりにもペットボトル入りのジュースを毎日飲むので困っているんです。階段にはペットボトルがたくさん溜まっています」と嘆いておられました。

この女性（43歳）は、20年前に統合失調症と診断され、薬を8種類服用してきました。発症の様子を聞くと「職場での人間関係が悪くなって苦しみました」と話されました。また、彼女はブドウ糖果糖液入りの飲料水を毎日2リットル以上飲んでいました。彼女と話してみると、ろれつが回らない状態であり、とても喉が乾くと言っておられました。体重が以前より15kgも太ったことや、「頭痛が毎日続いて辛い、この頭痛さえ取れれば本当に嬉しいんですが、良くなったら少し働きたいと思っている」と話してくれました。

骨格の歪みがあるので骨格調整を行い、肩こり、頭痛、背部痛、全身のこりに対しては週2回、全部で10回のイトオテルミー療法を行ったところ改善していきました。玄米菜食を行い、**朝は野菜・果物・豆乳入りのスムージーを飲むようにしました。水は、一日の目安として1500㎖から2000㎖、浄水器の水を飲むようにしました。**また、ご自分でもケアできるようにイトオテルミー療法を指導しました。

これらを続けていると、胃腸剤、ビタミン剤、便秘薬、筋弛緩剤、睡眠剤が徐々に減っていき、ろれつが回るようになり、能面の様な顔貌は消え、便通が良くなって体重は減少しました。「精神科のお薬は外すのが怖い」と言われ、精神科のお薬3種類はそのまま内服し様子を見ることにされました。次第に少し働いてみたいという気持ちになり、作業療法を兼ねた事業所に通うようになりました。ジャンクフードやブドウ糖果糖液糖入りの清涼飲料水やジュース、コカコーラも飲まなくなりました。

はま子の一言

『砂糖は体も心も狂わせる』（高尾利数著　ペガサス）では、「砂糖の摂りすぎは精神疾患のリスクにつながる」と述べられています。さらに近年では、砂糖よりもコストが低いために企業が盛んに使うようになった、異性果糖（高フルクトース・コーンシロップ）が世界的に問題になっています。

もうひとつ、健康への害が大きいといわれているものがジャンクフードです。ジャンクフードの

「ジャンク」とは「ガラクタ、クズ」を意味します。そのまま訳せば、「ガラクタの食べ物」となります。言い換えれば、栄養価のバランスを著しく欠いた調理済み食品のことで、高カロリー・高塩分である一方、ビタミンやミネラル、食物繊維などはあまり含まれていません。

小麦粉、砂糖などで作られたお菓子や加工食品もジャンクフードに含まれますが、せっかくの栄養素を捨ててしまっているという意味では白米をジャンクフードに入れる考え方もあります。

私の場合は、いちばんお金がかからない簡単な方法であり、日本人であれば誰でも簡単にできる方法として、玄米を中心に具だくさん味噌汁や漬物、納豆などの発酵食品の一汁一菜食、朝は果物・野菜・豆乳ヨーグルトのスムージーや、果物・野菜サラダなどをすすめています。日本食の材料はプラントベース・ホールフードという点で、地中海食の材料とほとんど同じです。

特に日本の精神疾患への対応に変化をもたらすには、やはり食事との関係に目を向けることが必要です。

事例 統合失調症の女性に玄米菜食を指導②

あるとき、私の本を読まれたという統合失調症の女性の方（42歳・東京）からの電話がありました。彼女は22歳で発症し、20年間、薬を飲み続けてきたということでした。「発症の原因は何かわかりますか?」と尋ねると、「職場の人間関係で苦しみ、体調を崩しました。病院を受診すると、すぐに統合疾調症の診断名が付き、精神科の薬が出されました」と答えられ、「ここ数年、下痢便で困っています。何か方法はありませんか」と尋ねられました。

私は東京からのお電話でしたので、お会いしてもいない精神疾患の方に指導を行うのは難しいですとお話をしました。ただし、食べているものについて尋ねると、色のついたジュースやスポーツドリンク、ジャンクフードやお菓子が多いと言います。

参考までに、どんな薬を何種類飲んでいるかも尋ねると、11種類の薬を飲んでいると言われました。そのなかで精神科のお薬は4種類で、他7種類は筋弛緩剤、ビタミン剤、消化剤、便通剤ということでした。

そこで「もし、あなたができるのであれば、ご自分で**発酵玄米と具だくさん味噌汁**を作って一週間食べてみてください。その間に処方された薬の内容を手紙に書いて送ってください」と頼みました。彼女からはすぐに手紙が届きました。電話で聞いた通りの薬が処方されていました。

彼女は玄米菜食を行いながら、ご自分で便通剤、消化剤、ビタミン剤などの薬を徐々に減らしていきましたが、2週間経ったとき「下痢が止まりました、本当にありがとうございました」と報告がありました。

最初の電話のときは、ろれつが回らないようでしたが、このときは言葉をハッキリと話されていました。しかしお話をしていると、まだ辻褄の合わないところがあり、幻聴もありました。本人は精神科の薬も止めたいと言われましたが、「私は医師ではないので、それ以上のことは指導できません。様子を見ながら主治医に相談をしてみてください」とお話ししました。

統合失調症の方は長い間薬を飲んでいるので、薬を止めると離脱反応が起きて様子がおかしくなることもあります。そのため、家族など、一緒に付いて見守ってくれる人がいなければ難しいのです。ただし、食事は玄米菜食を続けたいと言ってくださいました。

それから一年後、もう一度、彼女から電話がありました。「食事は続けています。下痢は、それ以降はありませんでしたので、主治医に精神科の薬を少しずつ減らしてもらいたいと相談しました」ということです。しかし、主治医には「それはダメだ」と言われたとのことでした。

それから数年経ちますが、どのようにしておられるかと思い出します。

はま子の一言

私は、緊急事態は別として、必要最低限の薬が出ても早く薬をなくしていく方法や、最初から薬を飲ませないで、精神科の患者さんたちが落ち着くまでよく話を聞いて、食事療法を指導して様子を見守るという体制作りが必要であると考えています。体調不良を起こしたのには、何か必ず原因があるからです。加えて、薬漬けにすると本当に脳が薬の作用でやられてしまう危険性があります。

精神科医療もシステムから変えなければならない時代がやってきているのですが、大変遅れています。そのほかに、統合失調症などが治った場合であっても、自立するまでの経済的支援がないと自立できないという問題もあります。なかなか仕事が見つからなかったり、中学生のときに発症して社会的体験がないままだったりすることもあります。そんな場合は、生活リハビリテーションがきめ細かく行われなければ本当の自立につながらないという問題があります。

このように課題はたくさんありますが、まず自分でできることとして、玄米菜食を中心に食生活の改善に取り組むことは大きな転換のきっかけになると思います。

私の療術院には、拒食症、パニック障害、人格障害を併発して薬を15種類飲んでいる方や、双極性障害で薬を18種類も飲んでいる方、強迫観念性や統合失調症で多種類の薬を飲んでおられる方も来院されます。これだけたくさんの薬を飲んだときは、たいてい、意識がなくなったようにバタッと倒れ込んで寝てしまうと言います。皆さん、入退院を何年も繰り返しています。

精神疾患を発症した原因として、家族間の問題や学校でのいじめ、職場での人間関係のストレスなどが重なり、心深くに痛みを抱えていることがあります。療術院では、お話をゆっくりと聴いた後、玄米菜食を指導します。

事例 強迫観念症で苦しむ看護師さんに玄米菜食を指導し改善

強迫観念症の若い看護師さん（27歳）は、結婚式でウェディングドレスを着るために痩せたいと思ってダイエットをしているうちに、痩せすぎて栄養不足を起こし体調不良を引き起こしてしまいました。一度、骨格調整を行い身体の痛みを取ってあげたことのある方でした。

看護師の仕事が大好きで、結婚後もしばらくは続けていましたが、妊娠とともに体調不良を起こし、そのころから強迫観念が見られるようになったと言います。ご主人もたいへん困っていらっしゃいました。

鏡を見ると割れて突き刺さってくるように感じたり、同じ洋服は着れなくなって全部捨ててしまったり、手は何回も洗わないと気がすまなくなったり、といった強迫観念にとらわれてしまうというのです。一度、私の知人で統合医療を理解されている精神科の医師に紹介して診てもらうため、病院に付き添ったことがあります。医師からは入院をすすめられましたが、ご本人はどうしても入院はしたくないと言われました。

ご主人とご本人とそのお母さんも、一緒に玄米菜食の指導を受けられました。一時期、3カ月間、お子さんと2人で実家に帰り様子を見ましたが、変化はありませんでした。お話を詳しく聞くと、実家では他の家族のこともあり、食事は玄米ではなく白ごはんの普通の食事を食べていたとのことでした。

そこで私は再度玄米菜食の指導を行い、**野菜・果物・豆乳ヨーグルトのスムージーを毎日飲むようにすすめました。加えて、補助として有機野菜からとれたビタミン・ミネラル剤、魚油のビタミンEも3カ月間摂るようにすすめました。3カ月後からは食事療法のみを行いました。**

すると、便秘気味だったのがたいへんお通じが良くなり、3カ月経過したころから体調が戻り始めました。身体全身の痛みは骨格矯正と3カ月間（週2回）のイトオテルミー療法で改善し、そのなかで精神状態も回復していかれました。ご主人も疲れておられましたが、3回ほどイトオテルミー療法による施術を受けられると楽になられ、2人でイトオテルミー療法を学ばれて、ご主人が家で奥さんのケアをされるようになりました。7カ月経過したころには、子どもの世話も家事も安心してできるようになりました。

ノイローゼになった私自身の体験より

私が精神科医療に注目するようになったのは、私自身が18歳のとき、ノイローゼの診断を受けたことがあるからです。友人との人間関係に辛い思いをしたのが発端でした。18歳で看護学校に入学して3カ月経ったころのことです。誰にも言えないままうつ状態になりました。

看護学校の担任の先生が宿舎にやってきて、睡眠剤と抗うつ剤、消化剤などを口の中に入れられて飲ませられました（先生は助けてあげたい一心でされたと思います）。すると、宿舎から学校までは150メートルくらいなのに、歩いているとボーッとしてふらふらするようになりました。

外の世界がまるで全て死んでいるように見えてきて、人を見ると骸骨が歩いているように（幻視）見えました。そうするうちに私に自殺企図（自殺をしたいと思うようになる病状）が生まれました。真っ暗闇をさまよっているようで、今までの人生のなかで、いちばん苦しかった思い出です。

ある日曜日、とぼとぼと電車を乗り継ぎ横浜の海に着きました。黒い海に身を投げようとしますが、もし自分がこんなところで死んでいるのが発見されたら、親、兄弟、姉妹は嘆き悲しむだろうという想いが湧き上がりました。理性を取り戻した私は、またとぼとぼと電車に乗って宿舎に帰り着きました。夏休みは、東京から熊本の自宅に帰りました。

夏休み明けの二学期の前期テストでは、わかっていても答案を書くことができず、全て白紙で出しました。それ以降、薬は飲まないことにしました。結局、熊本の家に帰ることになり、休んで元気になったら学校に戻るつもりでいましたが、父が「休学届を出したからゆっくり休んでいい」と言ったので、私はびっくりして、あまりに悲しく、今度は失声症になり言葉が出なくなりました（家族とも話すことができなくなりました）。

ちょうどそのころ、皇太子妃美智子さまが失声症になられたと報道されていましたが、私は、人に言えぬ深い悲しみを体験すると失声症になるのかもしれないと思いました。この心の苦しみを誰かに伝えることができたら、友人との人間関係が戻ったら、きっと元気になるのになあと思いました。

高校までの私は中学時代からソフトボールを行い、陸上部でハードルを跳び、コーラス部や書道クラブも並行して行うなど元気いっぱいでした。そんな私があまりに変わってしまったことに家族や友人は心配しながらも何も言わず、静かに見守ってくれていること、黙っていても何かあったんだなと理解してくれていることがよくわかりました。祖母は心配しているのでしょうが何も言わず、いつもそばに座って付いていてくれました。

それまではどんなに悲しくても涙が出なかったのに、祖母のある言葉と優しさに触れて涙がボロりとこぼれた瞬間から、心の苦しみが溶け始めました。熊本大学病院の精神科では薬を出されましたが、飲まずに自分の力で意識を切り変えて元気を取り戻しました。

今考えると、私が元気になれたのは、家で採れた無農薬の新鮮な野菜や手作りの味噌で作った味噌汁、家で採れたみかんや柿の果物、魚などを食べていたことも力になっていたのだと思います。看護学校では、それまではご飯と味噌汁だった朝食が、食パンにマーガリンやジャムを塗り、牛乳やコーヒーを飲む、昼は学食、夜は白ご飯に味噌汁、肉や卵が多く、時折魚、野菜を使った自炊の生活だったからです。

結局、看護学校では一学年を2回経験することになりましたが、8カ月後、復学することができました。このときは、前の学年と後の学年で、合わせると120人のお友達ができると前向きに考えることにしました。また私は人よりも弱いところがあったと考えて、もっと強くなければ東京での生活はできないと、これもまた前向きに捉えることにしました。

こうした自分の経験からも、精神疾患がどのように発症していくのかがわかります。薬の副作用の怖さもわかります。この経験はその後、私が看護師・療術家として人の心の痛みや苦しみ、悲しみを理解することに大いに役に立ちましたし、精神疾患と食の関係を理解することにも役立ちました。

事例 拒食症・パニック障害・人格障害で苦しむ女性に玄米菜食を指導し改善

この女性（30代）は来院された当時、大変辛い経験が度重なり、拒食症、パニック障害、人格障害を合併し、15種類の薬を飲んでいました。頸椎・脊柱の歪み、骨盤変位があったため、気・エネルギーヒーリングにより骨格を正し、タッチヒーリングにて全身のリンパの流れ、血の流れ、気の流れをスムーズにしました（所要時間3分）。

この女性の玄米菜食メニュー

拒食症については、何であれば食べられるかを聞き、夏場でしたので、最初はのどごしの良いそうめんを少しずつ何回かに分けて食べるようにし、小さくなった胃を少しずつ拡張していくようにしました。そうしていくうちに嘔吐はしなくなりました。次は、うどんだったら食べられると言うので、うどんを食べて胃を慣らしていき、リンゴのすりおろし、発酵玄米のお粥、次は野菜・根菜入りの味噌味のおじやとだんだん硬いものを食べるようにしていきました（2週間を要しました）。その後は発酵玄米菜食を続けました。

次第に薬を飲まなくても症状が出なくなりました。ただ、肩こりや背部痛がありましたので、並行してイトオテルミー療法をすると、さらに回復が早まりました。

それと並行して、パニック障害については、お話をよく聴き、気・エネルギーヒーリングを施しました。度重なる心理的な不安で横隔膜が緊張して硬くなり、呼吸困難が起こった状態であると思われましたので、脳と横隔膜に外気功法にて気のエネルギーを通して横隔膜を緩め、呼吸を楽にすると落ち着いてきました（これは遠隔ヒーリングでもできます）。

再度パニック障害が起こり、ご家族から救急車で運ばれていると電話連絡がありました。近くの総合病院へ向かったそうですが、「精神科のかかりつけがあるのならそちらへ行きなさい」と言われ、そこから40分かかる病院へ運ばれることになったとのことでした。私は遠隔ヒーリングを続けました。精神科の病院へ着くころには鎮静化していたと連絡をもらいました。

人格障害の場合も、その発症の原因をよく聴き、心の奥にある霊性的な痛みを理解してあげることで落ち着いてきます。

彼女の場合は、面談をしているときに意識をなくし、もう一人の人格が現れて話し始めたことがあります。お話をしながら、その苦しみの原因を聴いて理解し、ヒーリングを施すことで、人格障害はそれから出なくなりました。さらに一週間に一回（5カ月間）、エネルギーヒーリングを施すことで改善に向かっていきました。処方されていた15種類の薬は少しずつ減らしていき、飲まなくなりました。

それから5年経っていますが、心配事があり一度パニックが起きたこと以外、それ以後症状は出ていないそうで、雰囲気もとても柔和になりました。ときどき眠れないと、一種類の睡眠剤を飲むことはあるそうです。

はま子の一言

精神障害を起こしているときは、自律神経の生命エネルギー（周波数）が下がっていますので、高い気のエネルギーを脳に通してあげます。こうすると、自律神経も同調して波動が修正されていき、脳全体の生命エネルギーが修正され、改善へ向っていきます。また、霊障が関わっていることもありますので、その方面から除霊・浄霊をする必要のある場合もあります（高浜式エネルギーヒーリングは気の伝授を受け学ぶ方法なので、すぐに誰でも短期間でできるようになります。また、高浜療術院では除霊、浄霊法も教室で教えています。

これまで現代医学では、霊障の存在などは否定される傾向にありましたが、何をしても改善しない病気の場合は、霊障の視点からみる必要があるときもあります。たとえば、『霊障医学』（奥山輝美著　ヒカルランド）や『医師が語る霊障』（橋本和哉著　創藝社）という本があります。興味のある方はぜひご覧ください。

事例　双極性障害で苦しむ女性に玄米菜食を指導し改善

何年も双極性障害で入退院を繰り返していた女性（30代）は、学生時代に理不尽ないじめを受け、先生方に訴えましたが理解されないまま高校を自ら退学するという経験をしました。その後は、通信教育に切り替えて高校を卒業し、東京へ行き就職しました。しかしお金もなく辛い思いをして、食事も十分摂れなかったと言います。食べ物がないときには、ちり紙を食べていたそうです。その2年後、精神的不安が続いて双極性障害を発症し、自宅に帰省しました。その後も、大変複雑な家庭問題が発生し、苦しい経験が度重なっていました。

骨格調整と5回のイトオテルミー療法を施行し、自宅では宝石岩盤温熱療法を行い、身体を温めることをすすめました。並行して玄米菜食も始められ、処方されていた18種類の薬を、様子を見ながら徐々に減らしていくことで最終的に手放すことができました。

その後、結婚をしてお子さんも生まれました。今はご家族で継続して発酵玄米菜食を行っているとのことです。異常に太ってしまった体重は半年で15kg減少しました。子育てで疲れて眠れないときに、睡眠剤を一つ飲むことはあるそうです。

18種類の薬を飲んでいるときは、薬を飲むと熊が鉄砲で撃たれたようにその場で倒れ、眠って動かなくなっていたと言います。「治ってほしい」と思っている家族が心配して薬をきちんと飲ませるので、とても辛かったと話されました。

事例 拒食症(摂食障害)で苦しむ女性に玄米菜食を指導し改善

拒食症で2年も入退院を繰り返し、その度に点滴を受けて(身長が154㎝で)体重が33kgにまで落ちた女性(20代)は、医師に「30kgになったら命が危ないよ」と言われていました。実家(療術院のある熊本）に帰って来ていましたので、ご両親と一緒に来院され、玄米菜食の指導を受けられました。そのとき、歪んでいた骨格の調整も行いました。2日後より毎日イトオテルミー療法（所要時間20分）を受けながら、3カ月経ったころには完全に回復され、神奈川のご自宅へ帰って行かれました。

実は、彼女を迎えに来られたご主人は、心臓の手術を2年前に受けられていて、手術後の傷の痛みが残っており、疲れやすいとのことでした。ご主人の骨格をみてみると、頸椎、胸椎の歪み、胸郭のねじれ、骨盤に変位と右肩の痛みがあり、術後の後遺症で腕が上がらなくなっていました。骨格調整を行い、2日後からイトオテルミー療法を3回施行した結果、「腕が上がるようになり、やっと洋服を自由に着ることができるようになりました」と喜ばれました。

彼女が拒食になったことには、ある原因がありました。療術院ではその原因を理解し、傾聴することで心の深い痛みが霊性面から解放されていきました。その後、ご主人と2人で仕事を始めたと電話で報告を受けました。「今は体重が増え46kgになり、とても元気に働いています」とのことです。

はま子の一言

ここまで登場した5人の方たちに以前食べていたものを聞くと、色のついたジュース、スポーツドリンク、缶コーヒーや甘いココア、菓子パン、ジャンクフード（鳥の唐揚げやポテト、ハンバーガー、市販の惣菜や弁当など）といった答えが返ってきました。そのような食生活を玄米菜食に変えるだけで、精神疾患に変化が現れる例はたくさんあります。

現在、日本政府は、精神疾患の患者さんに対する地域のなかでの支援を検討しており、地域医療包括ケアセンターの一環事業として取り組む考えを示しています。

私が経験してきたように、精神科医療でも食生活の改善を優先し、玄米菜食に切り替えることで改善の可能性が高まると考えられます。

精神病棟で働いた私の体験

私は自分自身も精神疾患を患った体験があるので、看護師として一度は精神科を経験したいと思っていました。その機会は、ちょうど准看護学校の教員をしているときにやってきました。親族が精神科専門病院を運営していて、そこに新たに併設する内科病棟開設を手伝ってほしいと声がかかったのです。結果的に、准看護学校を2年間で退職し、この病院の開設業務、内科の管理業務と看護学校の講師を並行して続けることになりました。

内科病棟の開設準備中、既述した精神科専門病院の夜間当直勤務を2年間経験しました。158床の民間の精神病院でしたが、患者さんたちの楽しみは食事なので、栄養部の方々は美味しく食べられるよう工夫して作られていました。

生活リハビリテーションの一環として、患者さんたちが隣接の畑を耕して高菜を植え、高菜の糠漬けを沢山作り、病院食に加えて自由に食べてよいということで皆さんとても喜んで食べておられました。

私は多くの患者さんたちとコミュニケーションを取るなかで、心の痛みや悲しみを聞く機会がたくさんありました。ある患者さんは、妊娠中に体調不良を起こし、統合失調症（分裂症）と診断を受けました。赤ちゃんを出産後、すぐに離婚されてしまい、措置入院を受けてから15年が経ったそうですが「置いてきた娘に一度会ってみたい」と話されました。実は、この方の22歳の弟さんも統合失調症の診断を受け、一緒に入院していました。

年老いたご両親はお茶菓子を持って定期的に面会に来られていました。それを二人の姉弟は子どものようにニコニコして美味しそうに食べていました。このご両親はどんな気持ちで長い間過ごしてこられたのだろうかと考えてしまいました。36年も前のことですが、今でも鮮明に覚えている患者さんの記憶の一つです。

この病院には、10年、20年と入院している患者さんがたくさんいました。体調不良を起こさない限り、普段は穏やかでたいへん良い人たちでした。引き取り手のない行き場を失くした人たちは、ここで亡くなるまで社会的入院をしています。

学生時代には大学病院の精神科病棟で実習を行いましたが、大学病院に入院した患者さんは地域の精神病院へ紹介されるため、何十年も入院するような方はいませんでした。

次に東京都内の５００床以上を持つ精神科専門の精神病院にも実習に行きましたが、ここでは統合失調症（分裂症）や他の精神疾患で何十年も入院している方々をたくさん見ました。このような人生を死ぬまで過ごさなければならないとしたら、どんな思いで過ごすのだろうかと考えてしまいましたが、今でも日本の精神科医療の現状は変わっていません。

私が療術院を開設し、椎間板ヘルニアや足、腰の痛みで来院される方々を施術していますと、自分の娘や息子が統合失調症やうつ病である、強迫観念症がある、自殺未遂をしたことがある、登校拒否になっているなどといった相談を受けることがよくありました。おそらく、私が療術家である前に看護師であることを知っておられて、相談がしやすかったのだと思います。

私は精神疾患の方たちにも、「食」（玄米菜食）が人間の身体づくりの土台になることをお話しし、指導しました。始めてみると、それまで好んで飲み食いしていたスポーツ飲料などのジュースやジャンクフード、お菓子を食べなくなり、体重が減り、体調も良くなり、能面のような顔貌が消えます。

精神疾患薬を長い間飲んでいると、首こり、肩こり、頭重感や頭痛、便秘を訴えることが多いのですが、玄米菜食中心の食事に変えると、まず便秘が改善され、体重が減り、体調が変わり、他の代替医療と並行することでその他の症状も改善しやすくなります。そして最終的には、精神疾患薬も止めて元気になっていかれます。

ちなみに、10年から20年以上経っている統合失調症の場合は、家庭の中だけで薬を減らそうとしても薬の離脱症状の管理が難しいので、未来型医療の一環として精神科専門の保養施設などでゆっくりと専門家の支援を受けながら取り組むことが必要かと思います。いずれにしても、食事の改善が土台になると考えます。未来の精神科医療の課題です。

介護の要らない身体づくり

日本は、世界最高峰の長寿国です。2022年時点で約9万人もの人が百寿者と認定されています。これには、国民皆保険と医学の発展がもたらした恩恵が大きいでしょう。ただしその裏では、多くの人が介護生活を送っています。そのうち寝たきりになって老人施設や老人病院に入院している人は、世界中で日本がトップクラスです。

一方で、福祉国家スウェーデンやデンマークでは寝たきりの老人はほとんどいないといわれています（『「寝たきり老人」のいる国いない国』大熊由紀子著　ぶどう社）。

その理由は死に対する価値観の違いで、たとえばご飯も食べられなくなった高齢者にそれ以上の処置を施すこと、胃ろうや点滴、人工呼吸器を付けて命を長らえさせることは、むしろ虐待をしていることになるという考え方や国民性があり、寝たきりになる前に老人が自然死をする傾向にあるのです。これは、欧米諸国では一般的な考え方となっています。

日本では、寝たきり（ここでは要介護度4・5度の方に対応すると考えます）の高齢者は、2000年には約69万人、2010年には約122万人、そして2021年には約146万人となりました（厚生労働省）。看護・介護の視点から見ても、負担が大きくなる傾向にあります。

2030年には国民の約3人に一人が65歳以上の高齢者となると予測されています。平均寿命も健康寿命も世界一ですが、介護を受ける年数は女性が平均12年間、男性が平均9年間で、これも世界トップクラスです。この状況を見ると、恩恵をもたらしたはずの国民皆保険や医療の発展は本当に日本人を幸せにしているのか考えさせられます。

どうしてこのようなことになったのでしょうか。寝たきりになるまでには次のようなことが起こっていると思われます。

①病気の高齢者は一人でたくさんの疾患を併発していることが多い

たとえば、高血圧、糖尿病などとともに動脈硬化になると、それによって脳血管障害、脳卒中（脳梗塞、脳出血）、心臓疾患（心筋梗塞）などや、運動障害、言語障害、認知症、骨粗しょう症、足腰の痛み、関節疾患、転倒による骨折などが引き起こされる。

②運動不足から寝たきり状態になる

運動不足による筋力の低下が進むと（廃用症候群）、歩行困難に陥り（歩行障害）、ベッド上での生活を強いられ、さらに全身の筋力低下へと進んでいく。ついには手や指、腕の力も低下し、自分では何もできなくなる。

たとえば、食事を自分で食べることが困難になり、ポータブルトイレでの排泄もできなくなる。おむつ介助が始まり、最終的には排泄介助が必要になって全面介助状態になる。脳の働きも低下して、最後は寝たきり状態になる。介護度4・5度は、ほぼ寝たきりになってしまう。

③どの病気も栄養不足による栄養障害が要因となることが多い

これまでの食生活で、何を、どのように食べてきたのかが問われる。特に甘いものは高血圧、骨粗しょう症、認知症などにつながる。また、一人で5種類以上の薬を処方されているお年寄りも多く、薬の飲み過ぎによる弊害が起こる。

私は高齢者の看護・介護においても、食事のあり方がとても大切だと考えています。玄米菜食（発酵玄米菜食）を導入した場合は、まず①の合併症を減少させることができます。また②の運動不足の場合でも（寝たきりであっても）、便通を良くしますので、排泄の介助が楽になり、便通剤が要らなくなります。③の問題も、栄養障害を起こさず高血圧や骨粗しょう症、認知症などを軽減もしくは改善へ導けます。また薬の種類を減らすこともできます。

後ほどお話しするように、私の実母もまさしく同じような問題を抱えていましたが、食事のあり方を変えることで改善していきました。

認知症にどう取り組むか

認知症には、若くして発症する若年性認知症のほかに、アルツハイマー型認知症、脳血管性認知症、レヴィー小体型認知症があります。

認知症はすでに表面化する20年も前から発症が始まっているといわれていますが、物忘れが著しくなり、自分自身だけではなく家族にも大きな負担がかかります。

私たちが認知症にならないためには、どのような知識が必要なのでしょうか。

日本の認知症患者（65歳以上）は、２０１２年時点で約４６２万人でしたが、２０２０年には約６０２万人でおよそ６人に一人、２０２５年には約７００万人でおよそ5人に一人になると推計されています（内閣府「平成29年度版高齢社会白書」）。歳を取れば取るほど発症しやすくなるため、65歳から70歳で認知症になる人は約15％に留まっていても、80歳を過ぎると約40％に跳ね上がるといわれています。さらに平均寿命（男性81・47歳、女性87・57歳）に達するころには、２人に一人がそうした状態になると推測されています。

しかし、歳を取ったからといって必ず物忘れが進行してしまうわけではありません。いくつになっても頭脳明晰で矍鑠《かくしゃく》としていらっしゃる方もいます。いったい、この違いはどこからくるのでしょうか。

認知症については約１００年の間、「人間の脳細胞は成長期を過ぎると年齢とともに減少し、再生しない」と信じられてきました。ところが１９９８年、ソーク生物学研究所（アメリカ）とサールグレンスカ大学（スウェーデン）の研究チームは、学習に関わる脳細胞が大人の脳内で新たに作られていることを確認し、米科学誌「ネイチャーメディスン」に発表しました。

また、大阪大学とコーネル大学（アメリカ）の共同チームは、脳細胞の元となる幹細胞が成人の脳内にあることを発見。脳細胞に必要な栄養を与えることで、脳細胞の増殖分裂に成功しました。つまり、老化で衰えてしまった記憶力も若返る可能性がある、ということが研究によりわかってきたのです（『日々のちょっとした工夫で認知症はグングンよくなる！』生田哲監修　平原社）。

アメリカの認知症研究の世界的権威、デール・プレデセン博士は、早期において生活習慣（食事、睡眠、運動など）の改善を行い、いくつかのサプリメントを摂取することによって初期アルツハイマー病患者の約9割が回復に成功したと報告しています。

博士は、そのなかでも特に重要なのは日々の食事だと述べています。それは、私たちの脳は、私たちが食べたものによってつくられているからです。また、博士は認知症を防ぐ食物として、大豆、玄米、山伏茸、卵黄などを紹介しています（『アルツハイマー病 真実と終焉』デール・プレデセン著、白澤卓二監修、山口茜訳　ソシム、『マンガでわかる 医学博士がすすめる 認知症にならない最高の習慣』山根一彦著　新潮社）。

安田和人医学博士も同じような指摘をしています。

「近年、認知症に関する研究が進み、認知症も生活習慣病と同じく、ライフスタイルと密接な関係があることがわかってきました。なかでも食生活の影響は大きく、脳血管性認知症は言うまでもなく、アルツハイマー型認知症も食生活の改善によって予防ができるという説が有力になってきています。そして、食べ物と認知症には密接な関係があること、食べ物の栄養成分が脳を守ること、認知症に効果のある食べ物で進行を遅らせることができることもわかってきています。

すでに認知症を発症している人も、諦めるのは早計です。正しい栄養知識を持って適切に食べれば、認知症を改善したり進行を遅らせたりすることは可能です」

そして、5大栄養素である糖質、タンパク質、脂質、ビタミン、ミネラルと第六の栄養素である食物繊維、第七の栄養素であるファイトケミカルをバランスよく摂ることが重要であること、特に玄米に入っているフィチン酸やGABA、ビタミンEなどや、イチョウの葉や野菜、果物に入っているファイトケミカルは抗酸化力が高いので認知症の改善に効果があることを、著書『認知症 治った！ 助かった！ この方法』（安田和人著　主婦の友社）で述べられています。

そのほかに、アメリカのデザイナーフーズ（220頁参照）でトップに挙げられているニンニクも認知症に対して非常に有効です。ニンニクから得られるイオウ化合物であるS‐アリルシステインは、ニンニクを低温熟成する過程で酵素によって増加・生成される成分です。この成分は、認知症の病変部位である脳神経を保護し、神経突起の成長を促すという特別な作用をもっています。ニンニクだけが持つ独特の成分であり、他の食品、素材にはない作用です。

これまでにS‐アリルシステインは免疫力を高め、ガン細胞を攻撃するNK細胞（ナチュラルキラー細胞）の働きを助けることが注目されてきました。そのほかにも、特にニンニクに多く含まれるイオウ化合物は多彩な薬効を持ち、さまざまな角度から認知症の発症を防ぎ、進行を抑制し、症状を抑えることがわかってきました。特にアルツハイマー病の予防に有効であるとして世界中で研究されるようになっています（『認知症はこうしたら治せる』犬山康子著　齋藤洋監修　ナショナル出版）。手軽に摂れる食べ方としては、ニンニクを低温で発酵させた「黒ニンニク」があります。

脳の老化を防ぐためにはどうしたら良いか

もっとも簡単な方法は、抗酸化力の高いものを毎日食べるということです。加齢によって失われる抗酸化酵素は、先ほどご紹介したように食によって補うことができます。特に玄米に含まれるフエルラ酸やガンマ-オリザノールは、体内に入ると抗酸化物質として作用します。

私は認知症に有効で、かつ簡単に摂ることができる食事として、この本で推奨している玄米食や野菜、果物、魚介類、海藻類、さらに大豆製品や漬物などの発酵食品をすすめています。

このような食事を実践することで、腸内細菌による腸内フローラの改善によって腸脳連関による脳の回復が望めますし、大豆製品に含まれるレシチンは脳の活性化に効果のあるコリンをつくり、脳内神経伝達物質であるアセチルコリンの原料となります。アセチルコリンは、脳の記憶機能を改善し、学習能力や記憶力を高めることでも知られています。また、大豆製品に含まれるタンパク質は筋力低下を防ぐことで運動不足の解消につながり、認知症にも有効です。

現在まで認知症の薬の開発が進められ、病院でも処方されてきましたが、実際にはあまり効果がないともいわれています。長谷川式認知症スケールを開発した認知症の専門医である長谷川和夫先生は、ご自身も認知症になられましたが、その著書の中で、認知症に薬は効かないというご意見を述べられています（『僕はやっと認知症のことがわかった』長谷川和夫、猪野律子著　KADOKAWA）。

近年、食事のあり方を改善し運動などを続けることで、認知症が改善もしくは軽減することが日本老年学会でも発表されています。

また、現在行われているデイサービスでは、脳トレや軽い運動、公園の散歩や外食などの生活リハビリテーションが取り入れられています。このことは身体を動かすという点で、認知症のご本人やご家族にとって有効だと思われます。

私自身、二人の母をデイサービスで看てもらうことができ、とても助かってきましたが、それでも家庭内に認知症の家族を抱えるのは精神的、肉体的にも大変です。夕刻から次の朝までの食事の世話や水分摂取、薬の世話、夜間帯の世話などの体調管理、衣服の世話、排泄介助、転倒への気配りなど細やかな見守りが必要になるからです。また、日曜日やデイサービスがお休みの日は必ず誰か一人見守りが必要となるため、家族の自由行動が制限されます。これらは大なり小なり家族のストレスになります。

私の母たちの場合は、ケアマネージャーさんが家族の悩みを聞いてくださり、また介護士さんたちがとても優しく親切に接してくださるので、本人も家族も癒されています。とても感謝していま す。その一方で、家庭内だけで認知症の介護を行うことは家族の負担がとても大きいものです。私のところに来院された方たちのなかにも、5年から10年もの間、昼も夜も一日中介護をしているお嫁さんたち（60歳以上）がいらっしゃいました。ご本人が亡くなられた後には長い間のストレスにより、身体がカチカチに硬くなり、首こり・肩こりが強くなって体調不良を起こしている方が多いのです。

そのような様子を見てきたことから、私はまず認知症のご本人だけでなく、ご家族にも玄米菜食をおすすめし、それにプラスして脳に作用する純度100％のアロマを嗅ぐこともおすすめしています。

できれば、できるだけ早い時期から食による予防医療を導入して、寝たきりや認知症をなくすことを目指していただければと思います。

認知症になった母たちへの家庭看護の経験より

先述した私の二人の母（義母と実母）には、家庭看護を行ってきました（私は看護師なので、家庭看護と表現しています）。そのなかで体験した看護・介護における「食」と自然療法の重要性についてお話をしたいと思います。

義母（84歳）は、すい臓ガンを患った義父（87歳）の介護で疲れ果てていました。その義父が亡くなり、私たち夫婦は一人になった義母を、実家で同居しながら介護することにしました。一緒に生活し始めてみると、すでに認知症を発症していることがわかり、要介護度2の認定を受けました。両親とも専業農家として80歳まで一生懸命働いてきた人たちです。

もう一人、私自身の実母（86歳）は、祖母を15年間、自分の夫を5年間、農業をしながら介護し続けましたが、父が亡くなったあと体力を消耗し、膝痛で歩行困難になりました。弟たち家族と暮らしていましたが、昼間は誰もいないため、一日中テレビを見て過ごしていて、自分で昼ごはんを作って食べることができなくなっていました。そのため私の家に連れてきて、2人の母を一緒に看護することにしたのです。

86歳の実母は4年間介護しましたが、最後の一年間は転倒により頭を打ったことで外傷性の認知症になり、その後、要介護度5になりました。そこで私は療術院の仕事を半分に減らして看護を続けました。

私が母たちを看る際にいちばん大切にしたのが、玄米菜食と自然療法（代替医療）を組み合わせた看護を行うことです。その様子を要約してみます。

①玄米菜食で体温が上昇

二人の母は、介護食として発酵玄米菜食を続けました。すると、二人とも35・8度であった体温が37度まで上昇しました。これはすなわち、免疫力が上がったことになります。二人の母に「白ご飯でもいいよ」と伝えると、発酵玄米が美味しいから、これでよいと言ってくれました。また、高齢者は自ら水を飲む習慣がないことが多いので、注意して水分摂取を促しました。

②義母の高血圧が改善、慢性気管支拡張症も軽減し6種類の薬は要らなくなった

義母は、難聴と骨粗しょう症による円背《えんぱい》があり、同居する3年前に脊椎の圧迫骨折により3回、慢性気管支拡張症で20年前に一回、入院したことがありました。ところが、発酵玄米菜食を含めた3カ月の看護で、20年来の高血圧（168／78㎜Hg）が130／60㎜Hgになり、主治医の先生からは「高血圧の薬はもう出しません」と言われました。

それまで飲んでいた6種類の薬も内服せずに様子をみていたところ、さらに一年後には104／60㎜Hgに改善し、慢性気管支拡張症も軽減して、6種類の薬が要らなくなりました。かかりつけ医も理解をされて、薬を出されなくなりました。それからは薬の管理も要らなくなり、看護がとても楽になりました。

③義母が認知症の軽減で自立的行動が増加

義母が84歳で認知症を発症したときには、尿と便の失禁、錯覚や被害妄想、認知障害が認められ、料理も作れなくなりましたが、それでも薬を飲まず玄米菜食とアロマを行うことによって症状が軽減し、体力もアップして杖なしで歩けるようになりました。身の回りのことも自分でできるようになり、排泄も、紙パンツを自分で変えることができるようになってきて手がかからなくなりました。洗濯物を畳んでくれるのですが、最初のころは誰のものかわからず畳んであったのに、次第に家

族それぞれにきちんと分けて、整理して畳んでくれるようになりました。家族はとても助かっています。「ありがとう」と言うと、「言わなくても良い」と言い、自分も少しでも家族のためになりたいとの想いが伝わってきます。92歳で7年経った今も、要介護度は2のままで、とても元気にデイサービスへ通っており健康状態は安定しています。

④認知症でも、玄米菜食とアロマによって薬を飲まずに穏やかに過ごした

89歳のときに転倒による外傷性の認知症を発症した90歳の実母は、食事だけで薬も飲まず穏やかに暮らしました。

認知症に関しては、二人とも同じ病院の院長先生が主治医でした。薬を処方しなくても穏やかに暮らしているのを見て、「おばあちゃんたちは、家でも声を出してわめいたり、暴力的な行動をすることはないのですか」と尋ねられたことがあります。

二人とも、この病院が経営するデイサービスに通所していましたが、ケアマネージャーや介護士さんたちは「他の認知症の方は症状がどんどん悪化していくのに、お二人とも穏やかで体調も崩れず、認知症が悪化することもなく暮らしているのでびっくりしています」と言われていました。

このことは、二人の母たちだけでなく同様に発酵玄米菜食を続け、アロマ（ペパーミント、レモン、コリアンダー、ラベンダー）の指導を受けて利用している方たちにも共通しています。薬が要らなくなり、穏やかに過ごしていて要介護度が進まないので、通っているデイサービスでもびっくりされているそうです。

⑤実母の高血圧・下肢静脈瘤・下肢痛が改善し、6種類の薬は要らなくなった

足の痛みで歩行が困難になった実母を4年間看護しましたが、実母は20年来の高血圧であり、足の痛み止めや胃の消化剤など6種類の薬を服用していました。それが、食事によって一切必要なくなりました。

総入れ歯でしたが、発酵玄米菜食を喜んで美味しいと言って食べていたところ、7カ月後には45年間あった下肢静脈瘤が消失して改善し、青紫色から普通のきれいな肌色の下肢に戻りました。実は母の下肢静脈瘤は手術が必要なほどだったのですが、足の痛みも消失しました。他の人の高血圧は約2週間から3週間で改善するのですが、不整脈のあった母は168／90㎜Hgから104／64㎜Hgになるまでに2年間を要しました。それでも改善されるにつれ薬の管理が要らなくなり、看護が楽になりました。

ちなみに、私の療術院で乳ガンが改善した方のお母様（83歳、独り暮らし）も下肢静脈瘤でしたが、『薬を飲まずに病気に克つ最強の食事術』を読んで3カ月間発酵玄米菜食を続けたところ、下肢静脈瘤が消失したと報告がありました。同じく、玄米菜食で下肢静脈瘤が改善した例はほかにもたくさんあります。

⑥義母は6年間で6回転倒したが、その都度、代替医療で改善

義母は転倒して顔を打撲し、お岩さんのように腫らしたり、鎖骨を骨折したこともあります。5年前には、二階へ行く階段の5段目から転倒して骨盤を強く打ちました。X線（レントゲン）では

骨折は見られませんでしたが、痛みがひどく「痛い、痛い」と言います。痛み止めの薬や湿布は出なかったので、ラベンダーやペパーミントのアロマを塗布（塗る）して痛みを止めました。

家では立ち上がることができなくなり、尿失禁も見られました。そこで身体の様子をみてみると、骨盤と恥骨がずれていました。カイロプラクティックの技術で正しい位置に調整したところ、すぐに立ち上がって歩くことができるようになり、尿失禁もやみました。

お陰さまで、母は寝たきりにならず、今でも元気に過ごせています。高齢者看護には、きめ細かな観察と見守りがとても大切であると、あらためて痛感します。

療術院には、歩行障害があり、紙パンツをつけた高齢者が連れて来られることがよくあります。皆さん、骨盤と仙骨、恥骨のずれがあることが多く、気功法による骨格調整を行うと、すぐに歩行できるようになっていかれ、なかには骨盤ベルトや杖を忘れて帰って行かれる方もいらっしゃいます。

私はこのような事例について、医師や看護師、介護士や理学療法士の方々と技術を含めて共有することによって、寝たきりをもっと減らせるのではないかと考えています。

⑦食生活のあり方

参考までに義母の一日の生活の流れを記してみます。

朝6時半から7時までに起床して、**朝食（発酵玄米と具だくさん味噌汁と少しの漬物）**を摂ります。デイサービスへは9時前に出発します。その際に、入浴のための衣服の準備をして持たせます（衣服は自分では準備することができません）。入浴は週に5日間お願いしています。

デイサービスでは10時半より入浴。そして昼寝。昼は昼食と、お菓子や果物のおやつをいただきます。ニコニコして他の人のお世話をしたり、皆さんとおしゃべりをしたり、若いころから大好きだった歌を、マイクを持って歌ったりしているようです。

施設ではたくさんの洗濯物のタオルがありますが、看護師さんたちと畳むお手伝いをさせてもらっています。

施設の計画のもと、ゲームや漢字の書き取り、算数などの訓練があって、丸をつけてもらい誇らしげに持って帰ってきます。色紙で作ったメダルをもらい、とても嬉しそうです。

義母の玄米菜食メニュー（夕食）

帰宅後は18時半に夕食を食べます。夕食のメニューは、発酵玄米と具だくさん味噌汁やスープ（豆乳味噌シチュー、醤油汁、野菜スープ）、野菜で作ったおかず、少しの漬物、納豆、魚の刺身や煮魚、焼き魚（さんま、イワシ、サバ、タイやひらめ、ちりめんじゃこなどの近海魚）などです。

実母もそうですが、母たちの食生活を見ておりますと、毎日3食を食べていますが、腹八分食べたらもう要らないと必ず言います。若いときからの習慣が身についており、同じ時間にお腹がすいて食べています。

⑧高齢者のおやつの食べ方

もう一つ、私が二人の母たちを看護するときに心がけることは、おやつのあり方です。母たちは発酵玄米菜食を行うようになって、栄養が摂れて腹持ちが良くなったため、おやつをほしがらなくなりました。

義母は若いときからたいへん甘いものが好きで、アイスクリームやお菓子類を毎日のように食べる生活が習慣化されていました。ところが、玄米菜食を始めて2カ月経ったころから、もうお菓子は要らないと言うようになりました。それから7年間、一切ほしがらなくなりました。

義母が骨粗しょう症になり圧迫骨折のために円背が起きたこと、認知症になったことは、長い間食べてきたものとの関係が深いと思います。また、どちらの母も高血圧になったのは肉食や脂肪の多いものを食べるようになってからであり、45歳から実母の下肢静脈瘤が始まったのも、立ち姿勢の時間が長かったことなどに加え、やはり食事が関係していると思われます。残念ながら、今でも病院や介護施設ではおやつとして、甘いプリンやゼリー、お菓子などが出されることが多いようです。

私は母たちに煮たり蒸したりしたさつま芋、昔ながらの砂糖を使わないで作ったさつま芋饅頭、全粒粉を使ったパン、甘酒、豆乳ヨーグルト、寒天ゼリー、野菜・果物スムージー、バナナ、リンゴ、みかん、キウイフルーツ、パイナップル、ドライフルーツ（プルーン、ぶどうなど）、柔らかいカシュナッツやクルミなどのナッツ類を食べさせました。

これらからは十分なビタミン、ミネラル、食物繊維、そしてタンパク質も摂れます。ナッツ類は脂質が多いのですが、不飽和脂肪酸ですので中性脂肪やコレステロールの改善に効果が認められています。

しかし、甘くて美味しいものや炭水化物は余剰分が脂質となり、肥満につながりますし、動脈硬化を発生させる食物であり、血圧を上昇させます。子どもも大人も高齢者もおやつには注意が必要な時代になっていることを知る必要があります。

ちなみに、二人の母は、義母が84歳のときに肺炎になり、実母も87歳のときに嚥下《えんげ》性肺炎を起こしましたが、それらを家庭看護において、自然医学（代替医療）と看護の知識と技術のみで改善させました。このことについては四章でお話ししたいと思います。

現代医学と自然医学

先述したように、医学の世界には現代医学の中心となっている近代西洋医学だけでなく、自然医学に含まれる予防医学、代替医療、統合医療、ホリスティック医学などの医療の考え方や方法があります。世界にはそのほかにも、それぞれの地域で発展していったさまざまな医学が存在します。「食」を用いた医療（食事療法）は自然医学に含まれますが、この章の最後に、なぜ病院で受ける医療だけでは不十分なのか、とりわけ「食」を中心とした自然療法を取り入れることがなぜ必要なのか、医学のあり方について整理しながら考えてみたいと思います。

とをいいます。

(1)世界四大医学とは

世界四大医学とは、ユナニー医学、アーユルヴェーダ医学、中国医学（東洋医学）、西洋医学のことをいいます。

・ユナニー医学（イスラム）

インド、中央アジア、北アフリカ諸国の伝統医学で、中国伝統医学やアーユルヴェーダ医学とともに世界三大伝統医学の一つに数えられます（西洋医学は伝統医学の枠組みから外れています）。アラビア語で「ユニナ」が「ギリシャ語」を意味しているように、古代ギリシャ医学がその起源といわれ、ユナニー医学での生理や病理的な考え方は、ギリシャ時代の医聖と呼ばれるヒポクラテスらの四体液説や四元素説を継承しています。

食生活や睡眠といった生活習慣や生活環境が病気の原因になると考え、それらの改善による病気予防を目指すとともに、自然治癒を重視して抵抗力を回復させることが治療の基本になっています。ケラ実、カミツレ、ザクロ、乳香など地中海や中近東地域に産する生薬のほか、センナ、甘草、ニクズスなど世界各地の生薬が用いられます。

・アーユルヴェーダ医学（インド自然医学）

アーユルヴェーダはインドの土壌に生まれた伝統医学ですが、生命の科学という意味を持ち、普遍的な理論を説いています。いわゆる身土不二(注15)に従って生活し、医療行為を行うというもので、非常にパーソナル（個人的）な部分を大切にした医学です。

・中国医学（東洋医学）

中国医学（以下、東洋医学）とは、東洋で発達した伝統医学のことですが、狭義では日本でいう漢方のことです。人間は自然の一部で、身体もさまざまな臓器や組織が密接に関連した「小宇宙」と捉えます（心身一如）。

東洋医学では、病気は全身の体内バランス（自然治癒力、免疫力）が崩れ、異常を起こしている状態であると考えます。そのため「西洋医学的な病気」がなくても体内バランスの乱れがあれば治療を行い、診断や治療は全身状態（患者の訴えなど）や身体の機能的な異常によって決められます。病前より健康になる（共存させる）ことが目的であるともいえるでしょう。

・西洋医学

西洋においても、紀元前460年、ヒポクラテスの時代から近代医学に変わるまでの間は、自然療法が中心に行われていました。ヨーロッパで発達した医学で、東洋医学に対してこのような表現をしています。

（注15）身土不二　その土地のものを食べ、生活するのが良いという意味で、人間の身体と人間が暮らす土地は一体で、切っても切れない関係にあるという意味の言葉です。

(2)近代西洋医学（現代医学）

近代西洋医学では、身体はさまざまな「部品＝臓器、組織」が集合した一種の「精密機械」と考えます。病気はその身体を構成する「部品」の一つが「故障＝異常、変調」した状態であると捉え「部品の故障＝病変部」が直接発見されるか、検査データにはっきり異常が示されたものだけを「病気」と考えます。たとえば、肝ガンであればガンのところだけ切除してしまうなどして、その故障した状態を元の状態に戻すことが治療の目的となります。

さらに現代の医療はより細かい分野に分かれてきています。たとえば、昔は一つだった内科の診療科目は消化器内科、呼吸器内科、循環器内科、血液・内分泌内科などに分かれ、専門性に応じて診療が行われるようになってきました。それにつれて各科の医師は、全体像を観るより専門分野の対象部分だけを診る傾向にあるといえます（『現代用語の基礎知識』［自由国民社］など）。

⑶予防医学・ホリスティック医学・代替医療・統合医療

これらは自然医学のなかで使われる用語であり、医療に対する考え方を表しています。一度は聞いたことがあるものも含まれていると思いますが、ここでそれぞれの特徴を整理しておくことにします。

・予防医学

予防医学とは、疾病の発生・経過・分布・症状とそれに影響を及ぼす原因を研究し、疾病の予防を行うことや、病気になりにくい心身の健康増進を図るための医学です。簡単にいえば、「病気になってしまってからそれを治すことよりも、病気になりにくい心身をつくる。病気を予防し、健康を維持する」という考え方に基づいている医学といえます。

人間ドックや健康診断も予防医学の一つでしょう。また、アーユルヴェーダなどの伝統医学も予防医学的な考え方を持っていますが、日本では保険の適用にならないため、現在はあまり普及していません。

第一次予防：疾病の予防。健康への啓発、健康増進、特殊予防（教育、予防接種など）

第二次予防：重症化の防止。疾病の早期発見と早期措置、適切な医療と合併症対策（健康診断など）

第三次予防：疾病の再発防止。リハビリテーションなど

・ホリスティック医学

ホリスティック医学というのは、病気を一つひとつ個別に考えるのではなく、病気を起こしている人間、動物の全体を捉えて、身体全体を治していくことによって病気を治していこうとする医療です。

人にも動物にも、本来、自身が持っている自然治癒力があります。何かの力で自然治癒力が低下することで、病気はもたらされます。そこで、自然治癒力を最大限に高めて本来の力を取り戻させ、自分の力で病気を克服していく手助けをするのがホリスティック医学です。

・代替医療

代替医療とは、その効果が科学的に確認されていないため、西洋医学領域では治療法として選択されない医療の総称です。近代医療が病気の原因を除去することを目的として手術や薬剤投与など

の方法を用いるのに対し、代替医療は保健、予防を目的とし、自然治癒力の向上を図る方法を用います。

たとえば、漢方、鍼灸、気功などの東洋医学やインドのアーユルヴェーダなどの伝統医学、指圧、マッサージ、カイロプラクティック、整体などの用手療法、心理療法、温熱療法、温泉療法、精神・心理療法、民間療法、食事療法、ホメオパシー、アロマセラピーなどの方法です。サプリメントの摂取も代替医療に含まれます。

米国では「代替医療」、英国では西洋医学の「補完医療」とされ、近年ではこの二つをまとめて補完・代替医療（ＣＡＭ）とも呼んでいます。

・統合医療

東洋医学と西洋医学、それぞれの長所を生かしつつ、短所では相互に補い合うという考え方を基にした医学です。患者さん一人ひとりが持っている「自然治癒力」を最大限に引き出し、病院の治療がより効果的なものになるように、正しい代替治療を施すことを目的としています。

三章

世界で広がる「食」革命

なぜ、世界で肉食中心の食事が広がったのか

１９７７年、アメリカの栄養問題特別委員会の委員長（上院議員）であったマクガバン氏は、「動物性食品を食べることで、心臓病などをはじめとした生活習慣病が増加すること」を裏付けるマクガバンレポートを発表しました。このレポートは、先進諸国を中心に世界中で生活習慣病患者が増加するなか、「食」の重要性を改めて世界に認識させたものです。

その後も、食に関する世界的な医学的調査が綿密に繰り返され、同様の報告がなされた結果、ＷＨＯ（世界保健機関）の呼びかけによって多くの先進諸国では、プラントベース・ホールフード食が推進されるようになっています。これは、日本における玄米菜食に対応します。

ここではまず、なぜ動物性食品中心の食事、つまり肉食が世界的に広がっていったのか、その歴史を見ていきたいと思います。

19世紀の世界では、三大生活習慣病（ガン・脳血管疾患・心臓病）はほとんどありませんでした。そのころ主要な死因を占めていたのは、伝染病（コレラ・腸チフス・ペストなど）です。世界的に何度もパンデミックが起きました。これらは不衛生な住宅環境や上下水道の不備など、人々の衛生観念が今ほど十分でなかったことにより起きたものだと考えられています。

アメリカで肉食が増えたのは20世紀に入ってからであり、乳製品とともに急増していきました。それにともなって、三大生活習慣病が増えていったのです。その流れに追随したのが戦後の日本です。

一方、ヨーロッパにおいて、現在の栄養学におけるカロリー計算の元となる「エネルギー代謝」の研究が大きく進展したのは19世紀になってからです。まず、フランスのルニーニョ（1810〜1870年）によって、栄養素が分解されてエネルギーになるまでの酸素消費量と二酸化炭素排出量の比（「呼吸商」）が、摂取する食物によって異なることが明らかにされました。

さらにドイツのペッテンコーファー（1818〜1901年）、フォイト（1831〜1908年）、ルブネル（1854〜1932年）らが、主要栄養素であるタンパク質・脂質・炭水化物を食した後に、燃焼して発生する熱量を求めることで、エネルギー代謝の研究を大きく発展させました。

さらに、フォイトの下で学んだアトウォーター（1844〜1907年、栄養学の父とも呼ばれる）によって、1g当たりのエネルギー産生量がタンパク質4・0kcal、炭水化物4・0kcal、脂質8・9kcalであると算出されました。これらの値は未だに採用されているものです。

フォイトやその弟子のアトウォーターは、このようなカロリー量を明らかにするとともに、タンパク質を重点的に摂るように指導しました。しかも、そのタンパク質摂取は動物性食品（肉やハムなど）が中心であり、アトウォーターはその量を一日125g（フォイトは一日118g）としました。これは、ステーキならば一日に500g（注16）という量に相当します。しかもアトウォーターは、「炭水化物は栄養がないので摂る必要はない」とまで言ったのです。

これは19世紀~20世紀初頭のことですが、その影響は大きく、その後120年間、欧米は肉食が中心となりました。そして、それにともなって慢性病(生活習慣病)が凄まじい勢いで増加してしまったのです。

現在は、植物性食品(穀物、豆類、木の実、種子、野菜、果物、大豆製品・豆腐類・納豆・大豆ミートなど)からタンパク質を十分に摂れることがわかっており、世界的に植物性タンパク質の摂取が推奨されています。


世界的に大ベストセラーとなった『フィット・フォー・ライフ』(ハービー・ダイヤモンド、マリリン・ダイヤモンド著 松田麻美子訳 グスコー出版)では、以下のようなことが述べられています。

「問題の本質が歪められてしまったせいか、人々はタンパク質の摂取について神経質になっているようだが、もっとも肝心な点は、私たち人間の身体は世間でいわれるほど多量のタンパク質を必要としていないということである。その第一の理由として、人間はタンパク質の70%を体内で再利用しているからだ。70%も、である」

また、タンパク質は一日約23g摂れれば充分である、とも述べられています。人体からは糞尿、髪、不要になった皮膚、発汗などを通して、一日に約23gのタンパク質しか失われないからです。

人体では、大腸の腸内細菌叢において、食べ物を消化したものやタンパク質の老廃物が分解され、新たなタンパク質（アミノ酸）へとリサイクルされています。それらのアミノ酸は血液やリンパ組織の中を循環していて、人体がアミノ酸を必要とするとき、いかなる場合でも対応して供給できる「アミノ酸プール」というメカニズムが存在しているのです。

さらにこの本の中では、

「余分なタンパク質は身体のエネルギーを奪うばかりか、有毒な老廃物として体内に蓄積されてしまう。私たちはタンパク質こそもっとも重要な栄養素だと信じ込まされてきているが、その考え方こそ誤りなのである」

とも述べられています。

主に動物性タンパク質から生じる有毒な老廃物について、森下敬一博士は、著書『自然医食のすすめ』（美土里書房）の中で、

「健康失墜のスタートは腸内の腐敗で、その腐敗を起こす代表的食物が肉類である。だから、牛肉、豚肉、鶏肉その他の食肉類及び肉製品一切は、極力避けなければいけないのはもちろんだが、そこには、牛乳と卵も含まれる。我々の腸内でスムーズに消化処理されないタイプのタンパク質を多量に含んでいる点で同じだからだ。肉、牛乳、卵といったタンパク質食がいけないのである。

腸内の腐敗によって発生する主な腐敗産物は、アミン、アンモニア、フェノール、硫化水素、インドール、スカトールなどだが、*これらはいずれもアミノ酸が元になって作られる物質だ。同タ

ンパク食品が有害性をあらわす際に、その最大の要因の一つとなっているのがアミノ酸だ」（＊著者注：これらは血液の中に吸収されることで、血を汚し全身にめぐり病気の要因になるものです）。

また、先に挙げたような腐敗産物の多くは必須アミノ酸（注17）といわれているアミノ酸が元になって作られていること、アミノ酸が体内に入ると有益面だけではなく、そのような悪い面が現れる場合もあること、このような点から見ると現代医学・栄養学の考え方はまったく逆さまになっていることがわかることなどが述べられています。

２００９年時点のアメリカでは、タンパク質の摂取基準が男性は55ｇ、女性は45ｇとされています。一方、日本では1998年から、一日体重1kgあたりの摂取基準量が1・08ｇとされ、男性（60kg）で64・8ｇ、女性（50kg）で54ｇとなっています。2020年には、一日体重1kgあたり0・66ｇと変更され、男性（60kg）で39・6ｇ、女性（50kg）で33ｇとなりました。

このようにタンパク質の標準摂取量は年々変更されているのです（日本食品標準成分表）。

（注16）動物性タンパク質と植物性タンパク質について、肉１００ｇの中には（動物性）タンパク質が約16ｇ含まれています。他方、１００ｇあたりに含まれる（植物性）タンパク質を見ますと、木綿豆腐には約7・0ｇ、納豆には約16・5ｇ、ソバ：約12・0ｇ、トウモロコシ：約8・6ｇ、ブロッコリー：約5・4ｇ、バナナ：約1・1ｇとなっています。

玄米ご飯の茶碗一杯（１５０ｇ）には約4・4ｇ含まれており、これは牛乳半カップ（１２０㎖）

表3-1　植物性食品と動物性食品の栄養成分の比較（500キロカロリー当たり）

栄養成分	植物性食品(*1)	動物性食品(*2)
コレステロール(mg)	−	137
脂肪(g)	4	36
タンパク質(g)	33	34
βカロテン(mcg)	29,919	17
食物繊維(g)	31	−
ビタミンC(mg)	293	4
葉酸(mcg)	1,168	19
ビタミンE(mg α-TE)	11	0.5
鉄(mg)	20	2
マグネシウム(mg)	548	51
カルシウム(mg)	545	252

(*1)同カロリー量中のトマト、ホウレンソウ、ライマメ、エンドウマメ、ジャガイモに含まれる量。
(*2)同カロリー量中の牛肉、豚肉、鶏肉、牛乳(ここでは脱脂乳でなく全乳)に含まれる量。
［参考：『チャイナ・スタディー葬られた「第二のマクガバン報告」』T・コリン・キャンベル、トーマス・M・キャンベル著、松田麻美子訳　グスコー出版］

に含まれる（動物性）タンパク質とほぼ同量です。ほかの野菜、果物の中にも同様にタンパク質が含まれています（食品標準成分表［八訂］）。

このように私たちは、タンパク質を植物性食品からでも十分摂ることができるのです。

後ほどご紹介する『チャイナ・スタディー葬られた「第二のマクガバン報告」』（グスコー出版）においても、動物性食品のなかに含まれている栄養素で、植物から十分に得られないようなものは何もないと述べられています。

また、表3－1が示すように、植物性食品は動物性食品よりもはるかに多くの抗酸化物質や食物繊維、ミネラルを含んでいるとも述べられています。

（注17）必須アミノ酸　現代の栄養学では、必須ア

ミノ酸とはアミノ酸のうち、身体の中で作ることができないものをいいます。そのため、必須アミノ酸を含む食事を必ず摂取しなければなりません。タンパク質を構成するアミノ酸は全部で20種類あり、必須アミノ酸はそのうちの9種類です（バリン、ロイシン、イソロイシン、スレオニン、メチオニン、フェニルアラニン、トリプトファン、リジンの8種。さらに乳児の場合に限ってヒスチジンも加えて9種類。乳児はヒスチジンの合成速度が速く、成長に必要なタンパク質合成に不足をきたすことがあります）。

アミノ酸が不足するとタンパク質が合成されなくなるため、筋肉量の低下へつながり、基礎代謝が低下します。

私自身も学生時代は栄養学で、良質なタンパク質・必須アミノ酸は肉や魚、卵、乳製品、豆類など様々な食品を食べることで過不足なく摂れると学びました。

なぜ、食物繊維が注目されるようになったのか

小麦ふすまは、小麦を生成するときに出る小麦の外皮のことです。欧米では「医学の祖」といわれる古代ギリシャのヒポクラテスのころから、この小麦ふすまには便秘予防の効果があることが知られていました。それは、小麦ふすまに含まれる食物繊維の働きだったのですが、このことが明らかになるのは20世紀に入ってからです。

１９５４年、東アフリカの英国植民地で診療活動をしていたイギリスの医師ウォーカー博士は、ア

フリカのバンツー族には動脈硬化や心疾患があまり見られないことに気づき、調査を行いました。その結果として、この現象の理由は「高繊維、低脂肪」の食事にあると発表しています。

また1956年、イギリス海軍の軍医であったクリーブ博士は、第二次世界大戦の前から将兵たちの便秘治療には小麦ふすまを使っていましたが、砂糖や白いパンなどの精製された糖質を多く含む食品が増えたことが、糖尿病や心臓病など多くの西洋文明病が増加した原因であることを指摘しました。

さらに1971年、南アフリカの農村で原住民と白人に対する医療活動を行っていたパーキット博士が、「食物繊維の少ない食品、すなわち高度に精製された食品の摂取量が多いと大腸ガン発生の危険が高まる」という『繊維仮説』を発表しました。

1972年には、東アフリカで30年間医療活動を行っていたトロール博士が初めて食物繊維（ダイエタリーファイバー）とは何かを定義し、新しい概念を生み出しました。それ以来、わずか20年の間に食物繊維の研究は急速に進んでいったのです。

欧米先進諸国では、わずか100年ほどの間に食事の内容が大きく変わってしまい、穀類は過度に精製されたものを食べるようになりました。しかも、穀類を食べる量は豆類、根菜類ともに減少し、それに代わって動物性のタンパク質や脂肪、砂糖の摂取量が増えました。

一方、アフリカの原住民は主食として精製していない穀類や芋類、豆類を多く食べ、食物繊維の非常に多い食事をしていたのです。このことに注目したのが、先述したパーキット博士です。

博士は、アフリカの農村の人々と欧米人、それぞれの食事と便量、食事をしてから排泄されるまでの腸内通過時間などを詳しく調べました。すると、食物繊維の多い食事をしている原住民は便通が非常に良く、便の量は一日に400~500gと多いことに加えて便が柔らかいこと、それに対して食物繊維の少ない動物性食品に偏った欧米人の便量は80~100gと少ないうえに硬く、ひどいときは2週間も便秘をしてしまうケースが多いこともわかったのです（参考：『食物繊維は凄い』印南敏監修　主婦の友社）。

アメリカで始まった食生活の変化—マクガバンレポートとは

先進国の中でも特にパーキット博士の研究結果に注目したのがアメリカ合衆国です。アメリカでは、肉の摂取量がぐんぐん上昇する一方、穀類や根菜類を食べる量が減少し、食物繊維の摂取が減少していたからです。

今から48年前の1975年、アメリカのフォード大統領は、上院議員に直轄の諮問機関として栄養問題特別委員会を設置しました。当時のアメリカは、ガンや心臓病（生活習慣病）を患う人が急増しており、特に心臓病に関する国民医療費は500億ドル、日本円にして約15兆円にも上り急速に膨れ上がっていました。「アメリカは自国の病気で滅んでしまうだろう」とまで言われていたといいます。

フォード大統領は「アメリカは進歩している国だ。これほど医学の発展にお金をかけているのだから、病気の人は減ってもよさそうなもの。ところが患者は増え続け、医療費もどんどんかさんでいる。何か間違っているのではないか？」と疑問を持ち、打開策を見つけるためにまず、上院議員のジョージ・マクガバン氏に調査を行うよう指示しました。

早速、13世紀以降の病気の変化とそれに対応する食生活の歴史的な変化に関する調査が始まりました。これが、アメリカの医療費改革への第一歩だったのです。

調査の結果、まず150年前のアメリカでは腸チフスや結核など細菌による伝染病で死亡する人が多かったのに対して、ガン、心臓病、脳卒中などの病気は皆無に近いことが分かってきました。

加えて、この当時のヨーロッパでは、祭りや特別な日にしか肉を食べていなかったといいます。それは、日本も同様です。

さらに調査対象を広げて、世界の各国を見てみると、アフリカやアジア、中近東などのいわゆる低開発国では過去だけでなく、現在（調査当時）もそのような病気が少ないことがわかりました。そして、欧米諸国の150年前と現在との違い、現在の欧米諸国と低開発国との違い、そこに共通するのは『食生活の違い』にほかならないということがわかってきたのです。

さらに世界の国々に調査対象を拡大し、それぞれの国を地域別、人種別、宗教別などに細かく分け、人々の生活と病気、健康状態との相関関係を分析しました。調査は各国の医師、生物学者、栄養学者など専門家だけでも3000人を超える大掛かりなものとなったといいます。

そうして、1977年に発表されたのが「マクガバンレポート」です。正式には「アメリカ合衆国上院栄養問題特別委員会」といいますが、委員長だったジョージ・マクガバン氏の名を取り、世界中でそう呼ばれています。

実は、マクガバン氏や、レポートの原案をまとめた科学者の一人であるハーバード大学のヘグステッド博士らは、マクガバンレポートの作成時に、一章でもご紹介した「クシマクロビオティック」の提唱者である久司道夫氏と何度も話し合っていたといいます。彼らはマクロビオティックの正しさを認め、90頁でご紹介したような標準食を未来のアメリカの理想的な食事として食事目標を作ったのです(『久司道夫のマクロビオティック入門編』)。これはすなわち、玄米菜食(プラントベース・ホールフード)の正当性を当時のアメリカではすでに認めていたということになるでしょう。

アメリカ上院栄養問題特別委員会は、植物性の食品を昔から多く摂る国では心臓病患者が非常に少ないことに注目し、1977年、アメリカの国民に対して赤肉と牛乳の摂取を大幅に減らすように訴えました。しかし数週間のうちにその省令に対して食肉や牛乳の正常業者から強い反発が起き撤回を求められたといいます。アメリカ医師会も「病気が食事で治るなんて」と猛反発しました(『アメリカはなぜ「ガン」が減少したか』)。

結局、委員長であるマクガバン氏は妥協することになり、たとえば「肉を減らす」という表現は、「動物性脂肪を減らし、飽和脂肪酸の摂取を減らすような肉を選択する」という表現に変更されたのです。

久司道夫氏も、マクガバンレポートなどを参考に1993年に発表された食生活指針においては、乳製品など一部の食品についての表現が後退してしまったと述べています。

このように、当時の報告書によるマクガバン氏の訴えのすべてが人々に受け入れられたわけではありませんが、マクガバンレポートがアメリカや世界の国々に与えた影響はかなり大きなものでした。

実際、1977年当時はアメリカの医学部で栄養学を教えているところは4%ほどだったといわれていますが、現在のアメリカでは栄養学の知識を持つ医師が増加しているといわれます。

いずれにしても、このレポートによって、現代医学のみでは改善されない現代病（生活習慣病）が食のあり方を変えることによって改善するということが、世界に向けて公表された意義は極めて大きいと思います。

現在の日本では、一般の方はもとより、医師、看護師、その他の医療従事者においても、マクガバンレポートについて学んだことのある方はごく少数なのではないでしょうか。私は約20年前に『アメリカはなぜ「ガン」が減少したか』という本でこの事実を知り、栄養学を学んでいた私も、その内容に衝撃を受けました。参考として、マクガバンレポートの一部を表にまとめます（表3-2）。

表3-2　マクガバンレポートの重要な点

〈マクガバンレポート序文より〉

「このレポートの目的は、今世紀の食生活がこれまでになく重要な公衆衛生上の懸念であることを指摘することです」（ジョージ・マクガバン上院議員）

〈マクガバンレポートの作成に協力したフィリップ・リー博士による言葉〉

「国家として、私たちは薬や医療技術が私たちの主な健康問題を解決してくれると信じるようになっています。現代医学の力が強調されることで、ガンや心臓病における食事の重要性が長い間あいまいにされてきました。予防ではなく治療が時代の主流になっているのです。これらの問題は、単により多くの医療を提供するだけでは、決して解決しないでしょう。個人や国民の健康は、さまざまな生物学的、行動、社会文化、環境的因子によって決定されます。これらの中で、私たちが食べているものより重要なものは何もありません。アメリカの食事指針（注：マクガバンレポート）には、このシンプルな事実と、健康と疾病における食事の重要性がはっきりと示されています」

〈マクガバンレポートの作成に協力したD・M・ヘグステッド博士による言葉〉

「私が強調したいのは、虚血性の心臓病、特定のガン、糖尿病、肥満などの変性疾患の原因には、不適切な食事が関係しているということです」

「食事は、私たちが望めば変えられるものの一つです」

「私たちが普段食べている食事は、特定の目的に向かって、計画され発展されているものではなく、経済的な豊かさや農家の生産性、食品業界の活動などによって偶然に決まっているものでしかありません」

「肉類、脂肪、飽和脂肪、コレステロール、砂糖、塩分が多い食事から、果物、野菜、不飽和脂肪、穀物製品、特に全粒穀物が多い食事にするリスクは何もなく、大きな恩恵をもたらすでしょう」

「私たちには時間的な余裕がありません。私たちには国民に、現在の知識を知らせ、正しい食事の選択を手助けする義務があるのです」

〈マクガバンレポートの作成時（1976年）に行われた「食事とガン」に関する聴講会で、疫学的調査をもとに発表されたものの一部〉

・動物性、乳性脂肪がより少ない食事をしている国では、結腸、肺ガンでの死亡が珍しい

・低脂肪、高食物繊維の食事をしているグループは、結腸、直腸、肺、子宮ガンになる確率が、より脂肪を摂り、食物繊維の摂取が少ない同等のアメリカ人に比べて、非常に少ない

・アメリカに移住し、動物性脂肪が少なくほとんど乳製品を摂らない日本の伝統食から西洋の食事に変えた日本人は、肺、結腸ガンの発症が劇的に増加している

〈マクガバンレポートにおける食事指針の初版から第二版への変更の一部〉

（初版）肉類（注：牛、豚、羊など）の摂取を減らし、魚類と家禽（かきん 注：鳥類）の消費を増やす

（第二版）動物性脂肪の消費を減らし、飽和脂肪の摂取を減少させるような肉類、魚類、家禽を選ぶ

［参考：Dietary goals for the United States, アメリカ農務省発表資料］

1982年、どうしてチャイナプロジェクトが始まったのか

1990年代から欧米では、これまでに行われてきた医療や一般に信じられてきた健康情報は「本当に意味があるものなのか」を追跡調査する研究が盛んに行われるようになりました。

一般に、科学的根拠のことをエビデンスと呼びますが、このような調査では動物だけではなく、人を対象にした研究によるエビデンスが必須になります。特に注目された研究が、アメリカのコリン・キャンベル博士らが行った「チャイナプロジェクト」です（参考：『チャイナ・スタディー』葬られた「第二のマクガバン報告」』T・コリン・キャンベル、トーマス・M・キャンベル著、松田麻美子訳　グスコー出版）。

コリン・キャンベル博士はコーネル大学栄養生化学部名誉教授で、40年にわたり栄養学研究の第一線で活躍し、「栄養学分野のアインシュタイン」と称される世界的権威です。なかでも「チャイナプロジェクト」は、中国の農村部における食習慣の研究（コーネル大学、オックスフォード大学、中国予防医学研究所による大規模な共同研究）であり、「健康と栄養」に関して行われてきた研究のうちでも最高峰のものとされています。

このプロジェクトは、1970年代初めに行われた、中国在住の中国人を対象にした健康調査の結果をもとに始まりました。その当時、中国の周恩来首相はガンの末期で身動きができない状態に

いました。そんなかで首相は、この病気の情報を収集するため中国全土に及ぶ調査を命じたのです。その調査は、2400余りの郡とその住民8億8000万人（人口の約96％）を対象とした「12種類のガン死亡率」に関する途方もないものでした。

この調査が注目されたことにはいくつかの理由がありますが、その一つは、調査を行う際に約65万人もの作業員が関与した、「生物医学的研究プロジェクト」としては前代未聞の規模の大きさであったことです。これは同時に、史上最大の疫学調査でもありました。

この調査によって、中国の田舎に住む人々は、

・ほとんどが徹底した菜食主義（低脂肪、高繊維の食事）であること

・コレステロール値や血圧が低く、肥満や心臓疾患、ガン（大腸ガン、前立腺ガン、乳ガン）、糖尿病、骨粗しょう症といったいわゆる生活習慣病が非常に少ないこと

・これらの病気は、肉食をしているごく一部の裕福な人だけに見られる贅沢病に過ぎないこと

などが明らかになりました。

そして、ガン発生率が高い地域は中国の大都市部であることもわかりました。ちなみに、私たちが知っている中華料理は、中国では裕福な人々の食べ物で、多くの中国人が食べているものではないといわれています。

この調査データは、人口の約87％が同一民族（漢民族）であるという状況の下で収集されたものです。遺伝的性質が同じなのに、田舎と都市部でガンの罹患率に明らかな差が認められたわけです。

それまでのアメリカの著名な研究者たちは、さまざまな調査結果から、ガンに対する遺伝的特徴は2・3%ほどに過ぎないのではないかと結論づけていました。チャイナプロジェクトの研究結果はまさしくこのことを裏付けており、研究者たちの結論と同等の数字が出ました。すなわち、ガンが生じる主な要因は環境やライフスタイルであることが確認されたのです。

チャイナプロジェクトでは、中国のガンの調査研究に台湾での1万7000人の食事調査をプラスした結果と、日本人、アメリカ人の食生活及び健康状態を比較しています。**そこで明白になったことは、全ての動物性食品がガンや心臓病、糖尿病、骨粗しょう症、肥満といった、いわゆる生活習慣病になる危険率を上昇させる**ということです。

しかし実は、キャンベル博士らがアメリカ政府の依頼を受けて1982年に作成した「生活習慣と健康に関する研究レポート（チャイナプロジェクトに関する報告書）」の結論は、政府の国民に対する食事摂取指針にはまったく生かされず、そのまま闇の中に葬られてしまいました。

長期にわたり政府の栄養政策組織の委員長を務め、その内部事情に誰よりも精通していたキャンベル博士は、その理由には、政府と食品、製薬、医学業界の間にあるドロドロした関係があることを著書の中で赤裸々に記しています。このことから「チャイナプロジェクト」による報告書は、葬られた「第二のマクガバン報告」とも呼ばれています。

このことは、『チャイナ・スタディー　葬られた「第二のマクガバン報告」』（グスコー出版）という本の中で述べられていますが、私がこの本を手にしたのは14年前です。そのころ、私はすでに日本の伝統食である「玄米菜食」を皆さんに指導していましたが、この著書に述べられていることが私の経験と完全に一致していることに非常に感銘を受けました。

キャンベル博士が40年余りにわたって継続してきた自らの研究結果や世界で発表されている750以上もの研究文献について、翻訳者である松田麻美子氏（自然健康治療学博士）は、「これなら病気に苦しむ日本の皆さんを救えるはず」と述べています。

またキャンベル博士は、「日本人へ伝えたい、実現可能な健康問題の解決策」として、プラントベース・ホールフード食を推奨しています。その理由として、

「動物性食品はガンの最大の要因であり、この食習慣を止めればガンばかりか心臓病、脳梗塞、糖尿病、ED、骨粗しょう症、関節リウマチほか、さまざまな自己免疫疾患、アルツハイマー病、白内障、加齢黄斑変性症などが改善する」

と述べています。

またこの研究では、プラントベース・ホールフードが二型糖尿病だけでなく、一型糖尿病にも良い影響を与えること、牛乳のカゼインが前立腺ガンの要因となることや、牛乳が骨粗しょう症を引き起こす可能性なども示されています。

アメリカの健康に対する国家政策

先ほどご紹介したマクガバンレポートは、「食事を変えることによって生活習慣病を予防、改善できる可能性がある」ということを初めて国民に向けて発表したという点で大きな意義を持っています。

さらにアメリカ政府は、マクガバンレポートやチャイナプロジェクトなどの調査結果を踏まえて、国民に対する健康政策指針を打ち出しています。具体的には以下のような政策が打ち出されました。

・『ダイエタリーゴール』（1979年〜）

アメリカ国民に対する食生活指針として、政府によって発表されました。これによって、21世紀に向けての国民の健康目標が提示されました。

・『栄養とあなたの健康―アメリカ人のための食事指針』（1979年〜）

1979年、アメリカ国民の栄養過多による肥満、循環器疾患や消化器疾患は目を疑うばかりの有様だったこともあり、農務省と保健福祉省が協力して出した食生活のガイドラインです。そのなかでは、①「砂糖を減らす」、②「塩を減らす」、③「脂肪を減らす」、④「熱量の摂取量を減らす」という4つの目標が掲げられました。これ以降、五年ごとに発表されています。

・『ヘルシーピープル』（1979年〜）

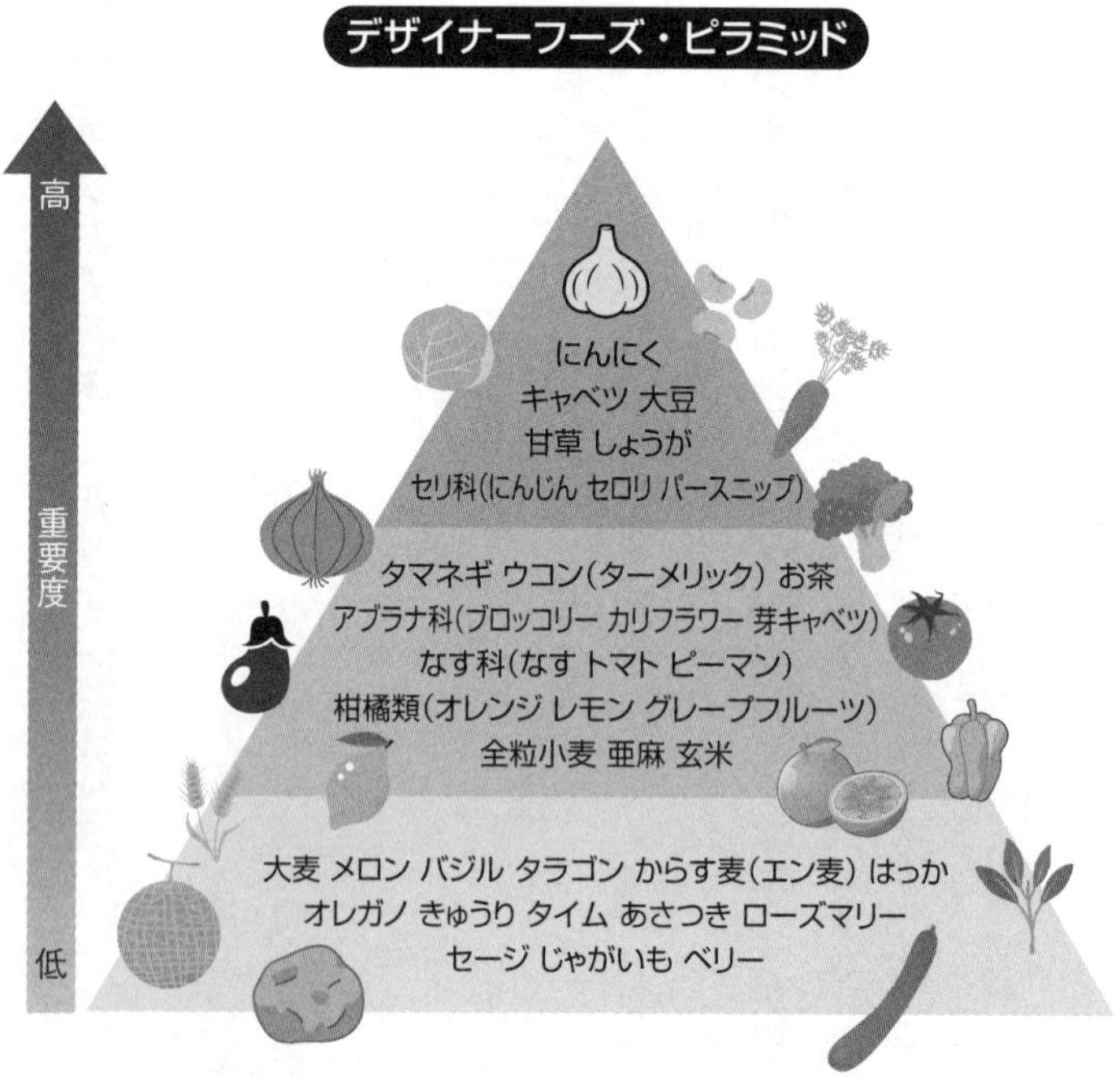

図3-1　デザイナーフーズ・ピラミッド〈ガン抑制効果のある食品〉

アメリカ国民の健康レベルについて数値目標を設定し、その目標に到達するための疾病予防、健康増進対策を体系化したものです。同時に、連邦、州、各省庁、学会、医師会などの各種団体が連携して約300の優先目標を定めた政策も発表されています。

『ヘルシー・ピープル』は、1991年から始まった『ヘルシーピープル2000』、『ヘルシーピープル2010』と続き、現在は『ヘルシーピープル2020』が実施されています。

・『デザイナーフーズプロジェクト』（1990年）

1990年にスタートした『デザイナーフーズプロジェクト』は、アメリカ国立ガン研究所が中心となって「ガン予防」に対する生活環境や食品を研究する国家プロジェクトです。

ガン予防に有効と思われる食品約40種をピックアップし、それぞれの重要度を示すピラミッド型の図（『デザイナーフーズ・ピラミッド』：図3－1）を作成して積極的な摂取を呼びかけました。このことも、アメリカのガンによる死亡者数が減少へと転じていった大きな要因であると考えられます。ピラミッドの頂点に位置しているのは、にんにく、にんじん、セロリ、しょうが、キャベツなどです。

・『フードガイドピラミッド・マイピラミッド・マイプレート』（1992年～）

1992年には、食事ガイドである『フードガイドピラミッド』が作製されました。2005年には『マイピラミッド』として新たに策定され、さらに2011年には『マイプレート』が発表されています（図3－2～3－4）。少しでも国民が理解し実践しやすいようにイラスト化するなどの工夫が行われており、そのイラストは食品の包装に表示されたり、栄養に関する教育で使用されたりしています。

現在、これらのアメリカの食事指針は世界各国で参考とされ、自国に合った食事指針となって食育推進事業を押し進めています。図3－5は中国とシンガポールの食事バランスガイドです。

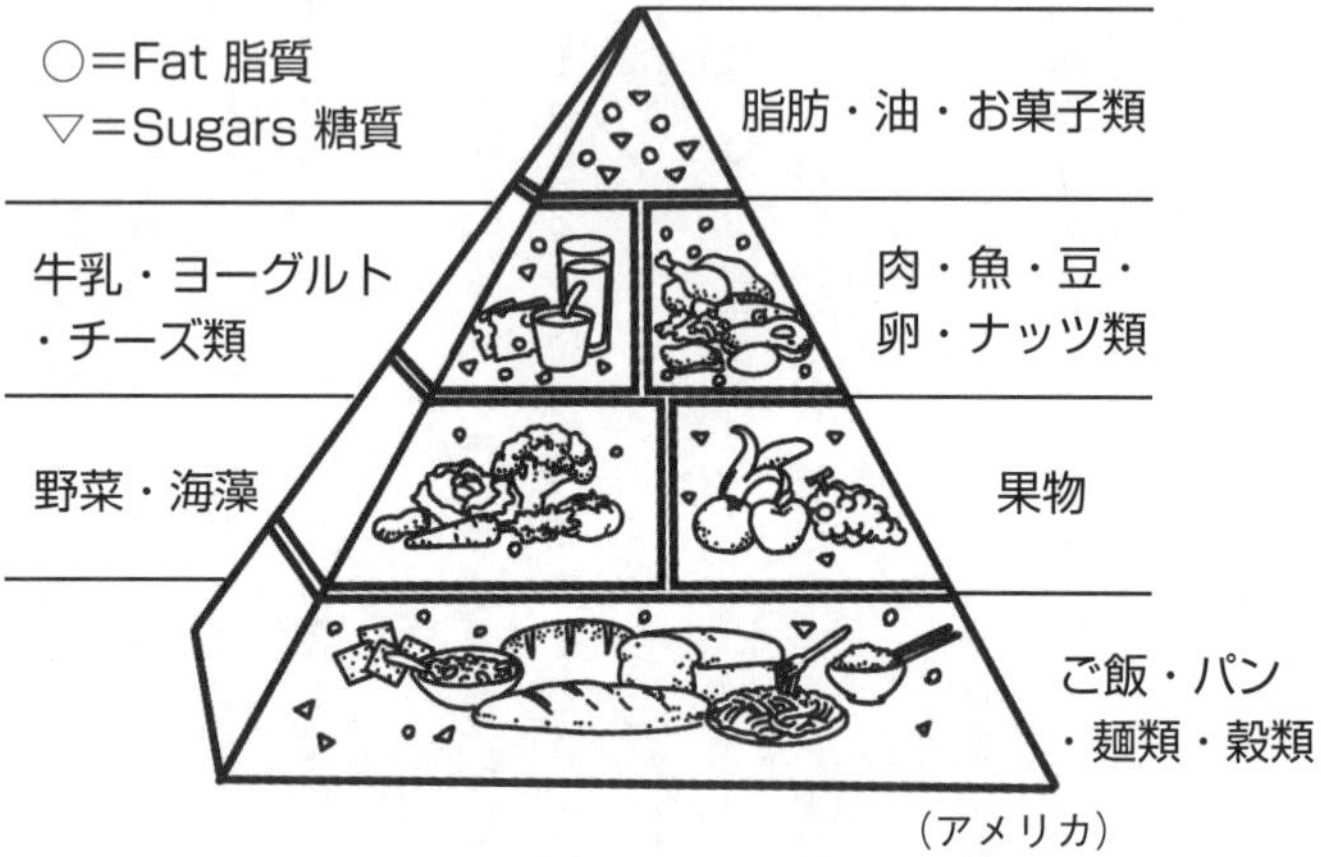

図3-2　フードガイドピラミッド[1992年][参考:厚生労働省発表資料、『フィット・フォー・ライフ』[ハーヴィー・ダイアモンド、マリリン・ダイアモンド著、松田麻美子訳　グスコー出版]

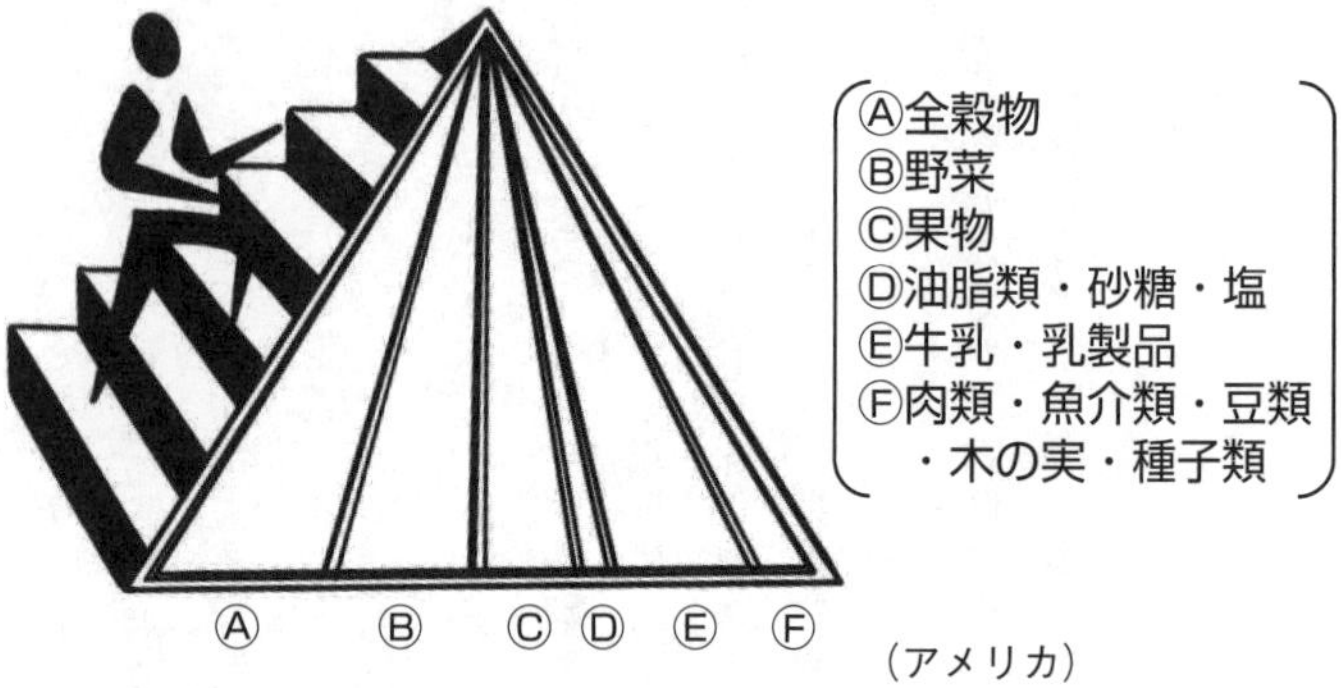

図3-3　マイピラミッド[2005年][参考:『フィット・フォー・ライフ』]

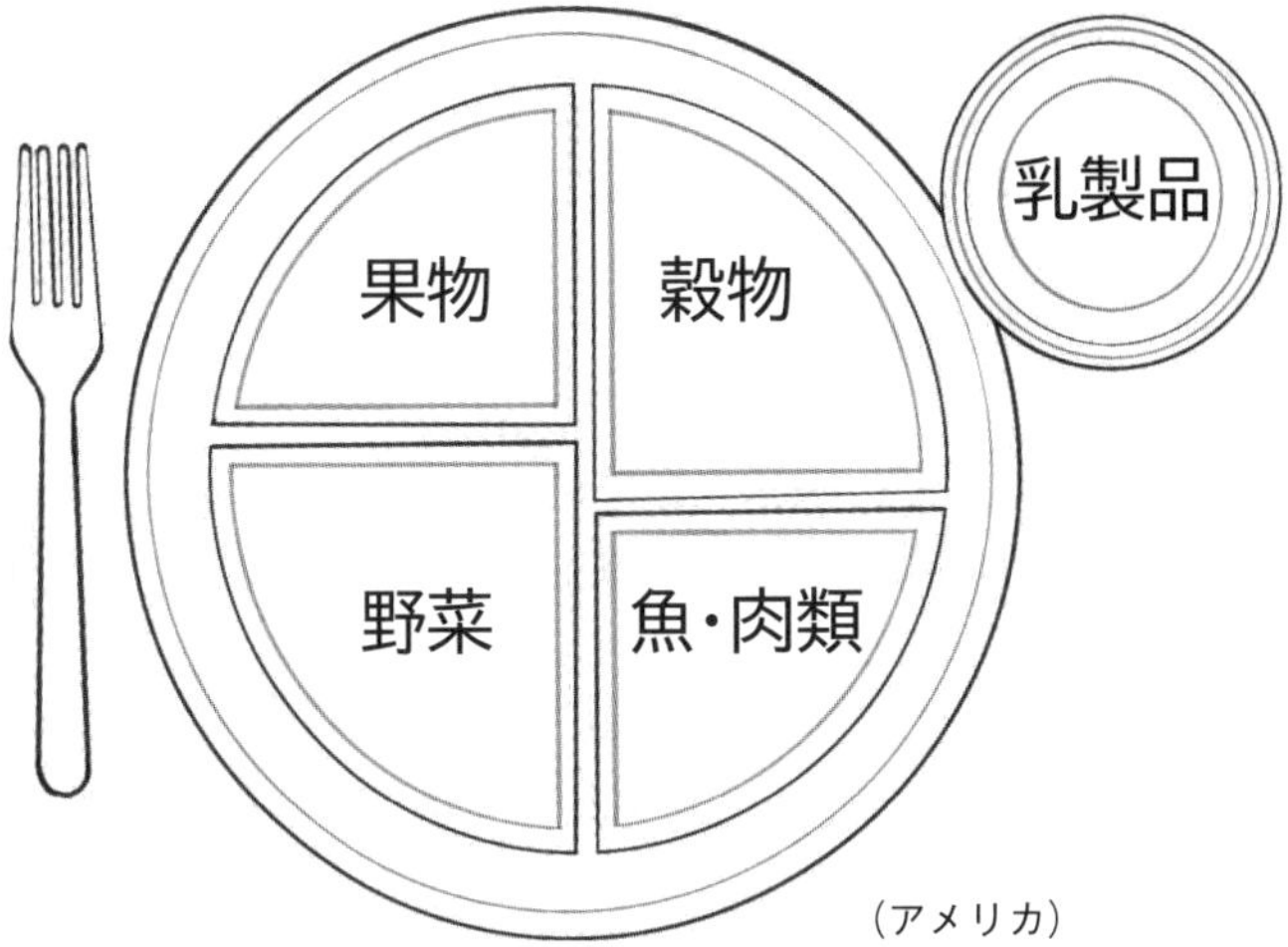

図3-4　マイプレート［2011年］［参考：米国農務省・保健福祉省発表資料］

（a）中国：Chinese Food Guide Pagota[2022]　　（b）シンガポール：My Healthy Plate[2014]

（中国）　　（シンガポール）

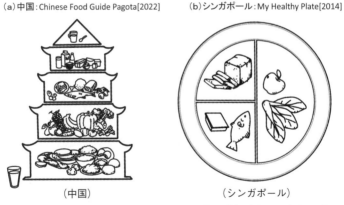

図3-5　(a)中国（Chinese Food Guide Pagota［2022］）と(b)シンガポール（My Healthy Plate［2014］）の食事バランスガイド［参考：(a)中国栄養学会発表資料、(b)シンガポール健康増進局発表資料］

アメリカでは1992年以降、政府に代替医療部門が作られ推進されている

1977年のマクガバンレポートの発表以来、それまで現代医学を中心に行っていたアメリカでさえも、現代医学だけでは病気は改善されず、補完代替医療との組み合わせが必要であるという結論に至りました。

実際に、アメリカでは代替医療を使用する国民が多かったという調査結果もあります。

1990年代初頭にハーバード大学のデビッド・M・アイゼンバーグ博士が実施した「代替医療(CAM)利用の全米調査」では、アメリカ人の34%が過去1年以内に少なくとも一つの代替医療を使用していたという結果が出ています(N Engl J Med 1993; 328:246-252)。

アメリカ政府は代替医療の重要性を認識し、1992年には米国国立衛生研究所(NIH)に代替医療事務局(OAM)を設立しました。その後OAMは、1998年に国立補完代替医療センター(NCCAM)となり、2014年には国立補完統合保健センター(NCCIH)となっています。これら代替医療の研究機関にかける国家予算も現在では莫大なものとなっており、1992年の時点で200万ドルだった予算が、2022年には1億5900万ドルにも達しています。

さらに、代替医療に関する研究は、大学病院や総合病院でも実施されており、2013年時点で、アメリカにある医学校130校のうち66校(約2分の1)で代替医療に関する講座が行われてい

たという調査結果もあります（Adv Med Educ Pract. 2015; 6: 113-117）。

講座には、カイロプラクティックの治療師やホメオパシーの治療師、鍼灸・気功・ハーブ（薬草）などの東洋医学の治療師が講師として呼ばれており、実際の症例を用いながら検討がなされ、講義が行われているといいます。また大学の研究機関では、代替医療の治療法が科学的に分析されるようにもなっています。

さらに医学部には総合医療教育プログラムが開かれ、医師、看護師、医療従事者、医学生、一般市民に向けて統合医療の必要性を伝えています。アメリカでは日本のような保険制度がないため、国民は医療費による経済的な負担が大きく、自分に合った代替医療を探すようになっています。

またアメリカでは、１９６５年からナース・プラクティショナー（ＮＰ：修士以上のナースで、一定レベルの診断や治療、薬剤の処方などを行うことが許可されており、高い専門性を持つ）が活躍しています。自律的に活動し、今日のアメリカの医療を支えるうえでなくてはならない存在になっています。現在のアメリカにおけるＮＰの人数は約35万人で、その約70％がプライマリーケアを行っているといわれています。

現在、日本看護協会もＮＰを育成していますが、その内容はアメリカとは大きく違います。多くの医療行為が医師の指示でなければできないようになっているからです。

私は日本においても、専門的な教育を受けてきた看護師（ＮＰ）にさらに多くの権限を与える必要があると考えています。具体的に「食」に関していえば、ＮＰの方々に、看護の範囲内でできる食事療法により生活習慣病が治っていくということを周知してもらい、率先して食事指導などの推進活動を行ってほしいと思っています。

さらに全ての看護師が指導できるようにすることで食の予防医療が広まり、真の予防医療、健康増進に貢献できるようになります。また日本においても、プライマリーケアが構築できると考えています。もちろん、それには看護師が行う食事指導にも、診療報酬が加算されるなどの制度上の改定が必要です。

『食品と栄養とガン予防―世界的展望』―ガン予防15箇条

マクガバンレポートに匹敵する注目を浴びた『食品と栄養とガン予防―世界的展望』（1997年発行）というタイトルのレポートがあります（『アメリカはなぜ「ガン」が減少したか』）。このレポートは、世界ガン研究財団と米国ガン研究財団がまとめたもので、世界中から、食品と栄養素とガン予防の関係について書かれた約4500件の学術論文を集め、15人の専門学者が3年半をかけて多角的に解析したものです。このなかで、「ガン予防15箇条」という提言が示されています（表3－3)。この提言では、特に植物性食品を基本とした食生活が推奨され、2種類の野菜を1日5皿、そして、豆類や未精製穀物から構成されたものを優先的に摂取するように記されています。ただし、この「ガン予防15箇条」（第7条）ではまだ肉が残っています。

表3-3 「ガン予防15箇条」

第1条	食事は植物性食品を中心とする。野菜、果物、豆類、精製度の低いデンプン質の主食など、できるだけ多様な種類の食物を摂る
第2条	BMIを18.5から25に維持して肥満を避ける
第3条	運動は一日一時間の早足歩きと、一週間に合計一時間の強度な運動を行い、身体を動かす習慣を維持する
第4条	野菜、果物を一日に合計400ｇから800ｇ摂取する
第5条	野菜、果物以外の植物性食品としては、一日に合計600ｇから800ｇの穀類、豆類、芋類、バナナなどを摂る
第6条	飲酒はすすめられない。アルコール類を摂取するなら男性は１日に２杯（ビール500㎖、ワイン200㎖、ウイスキー50㎖、酒一合）以下、女性は１日１杯に控える
第7条	赤身の肉（牛肉、ひつじ肉、豚肉など）は１日80ｇ以下に抑える
第8条	総脂肪量を減らし、総エネルギー量15%から30%の範囲にとどめる。特に動物性脂肪を控え、植物性油脂を使用する
第9条	塩分は１日６ｇ以下に抑える。香辛料やハーブ類を使用するなどして、減塩のための工夫をする
第10条	カビ毒に注意する。食物を常温で長時間放置せず、カビが生えたものは食べない
第11条	腐りやすい食品は冷蔵庫か冷凍庫で保存する
第12条	食品添加物や残留農薬に注意する。適切な規制化では添加物、汚染物質、その他の残留物は特に心配いらない
第13条	黒焦げの食べ物を避け、直火焼きの肉や魚、塩製燻製食品は控える
第14条	栄養補助食品は以上の勧告を守ればあえて摂る必要はない
第15条	タバコは吸わない

［参考：『アメリカはなぜ「ガン」が減少したか』森山晃嗣著、ゲリー・Ｆ・ゴードン監修　現代書林より］

アメリカの公的機関による植物性食品の推奨

アメリカでは近年、公的機関や各種団体が植物性食品を推奨する動きが広がってきています。世界的にも、WHO（世界保健機関）やFAO（国連食糧農業機関）などが同様の動きを見せています（『フィット・フォー・ライフ』より）。

○『責任ある医療を推進する医師会』会長ニール・バーナード博士（ジョージタウン大学医学部教授）は、「フードガイドピラミッド」（222頁参照）や「ガン予防15箇条」は、肉や乳製品及び油脂・砂糖などを避けるほうが安全という多くの研究に反するものだと強く批判しています。そして、低脂肪のビーガン（完全菜食主義者）の食事はカロリー制限の食事やエクササイズよりも減量効果があることを証明し、推奨しています。

○米国政府（米国務省と保健社会福祉省）は、前述したように5年ごとに「ダイエタリー・ガイドライン（食事指針）」の見直しを行っていますが、1995年以降の見直しでは、ガンや心臓病、脳卒中、糖尿病、肥満といったアメリカの流行病を防ぐために、食事は全穀類（未精製穀類）、豆類、野菜、果物を中心にすることが強調されています。また、健康を維持し、さまざまな病気を予防するために必要な栄養は、果物、野菜、穀類から摂るように推奨しています。

○米国栄養士会も1998年以降、ベジタリアン食を推奨しています。1988年度の報告書には

「肉を食べない人々は大腸ガンになる危険率が少ないばかりでなく、心臓病、肥満、糖尿病、高血圧症、骨粗しょう症、腎臓結石、胆石、憩室症、乳ガン、肺ガンなどになる危険性も少ない」と記されており、1997年以降の報告書では「正しく構成されたベジタリアンの食事は、健康的で必要な栄養を十分に与えてくれ、心臓病、ガンといった病気の予防と治療に役立つ」と断言しています。

○WHOとFAOは「今日、世界的に急増中の肥満やガン、心臓病、二型糖尿病の主要な原因は、果物や野菜の圧倒的な摂取不足と、脂肪・砂糖・塩の過剰摂取にある」と発表しています。そして、2003年11月、これらの病気予防のために果物と野菜の摂取量をもっと増やすことを世界的に促進していく方針を発表しています。

日本における食生活改善の動き

アメリカをはじめ、世界中で食生活を見直していこうという動きがある一方、日本の医学会ではいまだに栄養学が重視されていません。実際、栄養素に関する授業を必須科目として取り入れている医科大学や医学部はまだほとんどありません。医学部では栄養学の優先順位がとても低くなっているのです。

しかし、そのなかでも地方や組織、団体レベルでは、自分たちが直面している問題に向き合い、少しずつ変わろうとする動きが出てきています。

たとえば沖縄は現在、「沖縄クライシス」と呼ばれる健康問題を抱えています。1985年の平均寿命は男性76・34歳、女性は83・70歳で、男女ともに日本で一位でした。そのため「世界の長寿の島」として知られていたのですが、2004年以降急速に低下し始めたのです。

2015年の平均寿命では、男性が80・27歳で全国36位、女性が87・44歳で全国7位に転落しました。そして、男性（20～69歳）の肥満者の割合は全国一位（2001～2010年：厚生労働省）となりました。糖尿病死亡率も、全国で高い順位が続き、しかも、定年65歳までに動脈硬化疾患やガンによって死亡する割合は日本トップレベルです。

その原因として考えられているのは、沖縄は戦後、基地の関係で本土より20年早く肉食文化やファーストフードの流入が始まった地域であり、また自動車の急速な普及により近くへの移動にも車を使うことで運動不足になるなど、生活形態が大きく変わってしまったことです。沖縄はまさに今、食生活の改善による早急な対策が求められているのです。

そのような背景もあり、2009年からは沖縄の琉球大学病院の第二内科で、国立では初めて糖尿病の患者さんに入院食として玄米菜食が出されるようになりました。その結果、糖尿病・脂質異常症・肥満症が改善するという結果が出ています。現在では、全館の患者さんに玄米菜食を取り入れています（『医師たちが認めた 玄米のエビデンス』渡邊昌監修　キラジェンヌ）。

また、尿検査を行った結果を子どもたちに説明するなど、子どものときから食べ物のあり方を伝える食育にも力を入れています。

このような沖縄の動きの他にも、食の改善に対する動きがあちこちで見られるようになっています。

2016年より聖路加国際病院では、全館の入院食として金芽玄米を取り入れています（売店ではすでに10年前より、金芽玄米が販売されています）。

また、聖マリアンナ医科大学の医師による研究グループは、玄米のぼそぼそとした食感が食べにくいとして、もち米の玄米を応用して患者さんに食べてもらいました。すると、とても柔らかく食べやすいと好評だったといいます。もち米の玄米は栄養的にうるち米の玄米とほとんど変わらず、結果も同等であることを発表しています。私自身も時折、もち米の発酵玄米を炊きますが、とてもふかふかで柔らかく、美味しいと評判です。

そのほかにも、慈恵医科大学病院では創設者に敬意を表し、昼食に麦ご飯を提供しています。栄養部より、大麦スイーツなど大麦を用いたレシピに関する書籍も出版されています。東京慈恵医科大学の創設者であり、1904年から1905年にかけて日露戦争時の海軍軍医総監であった医学博士高木兼弘は、海軍での兵食として麦ご飯を食べさせたことで脚気（注18）の撲滅に尽力し、「ビタミンの父」とも呼ばれています。高木博士は、脚気は白米の主食が原因であるとして、玄米や全粒粉パンを主食とすることを主張し実践しました（267頁参照）。

先ほどご紹介した琉球大学の益崎裕章教授は、昼休みのランチ会で医学生と一緒に玄米菜食を食べながら、医学生にgI値（注19）や分子整合栄養学（注20）について講話をするようにしていると、『医師たちが認めた玄米のエビデンス』（キラジェンヌ）のなかで紹介しています。

この本では、琉球大学に限らず、さまざまな医療機関における専門分野の医師や管理栄養士など総勢11人が、玄米の機能性について科学的データによるエビデンスをもとに医学的な解説をしています。それぞれの医師が経験したガン、糖尿病、認知症、不妊症、アトピー、緑内障、精神異常、脳卒中などの改善例が述べられています。

また、益崎教授の研究グループは、脳科学の分野で「腸脳連関」における玄米の効果について研究を行い、解説しています（『腸脳連関と生活習慣病』アンチ・エイジング医学―日本抗加齢医学会雑誌　Vol.14 No.6 091(831)）。

さらに同教授らは、地域の酒造会社と協賛して玄米の甘酒を製品化し、肥満に対する効果を調べる研究を試みました。その結果、玄米ご飯を食べたときと同等の臨床結果が出たことを発表しています（糖尿病ネットワーク　日本医療・健康情報研究所）。

桑島晴子医師の研究チームは、特別養護老人ホームにおいて生甘酒を一日100㎖摂取してもらったところ、便秘や下痢、食欲が改善され、夜間に興奮して声を出す症状も改善されたことを報告しています。

さらに、ホーム内で流行風邪が起こったときにも、生甘酒を摂っていたグループの発熱者は、抗生物質を服用すると4日以内に熱が下がり、症状が改善。一方、生甘酒を摂っていなかったグループの発熱者は5日以上発熱が続いたり、抗生物質の点滴が必要なほど重症化したりするケースがありました。

これらのことから、生甘酒は感染症に対しても治癒力を高める可能性が示されました。桑原医師の研究グループは2016年にこの研究結果を日本抗加齢医学会で発表し、大きな注目を集めました。

現代人は、コンビニ食やスナック菓子など、腸内の善玉菌を減らすようなものを多食しがちです。腸内の善玉菌を増やすために、なるべく伝統的な和食中心の食生活を送り、補食として生甘酒を摂取する習慣をつけることを推奨しています（『食べる甘酒で病気が治る！　楽々やせる！』マキノ出版）。

介護施設において生甘酒を取り入れる試みは、看護の場でも行いやすいものだと思います。看護の視点からも研究が行われ、ぜひ広まることを期待しています。

すでに各地域においても、甘酒の効用についての講演会が行われ、生命保険会社も協賛して高齢者の健康維持に働きかけをしているところもあります。

このように、特定の団体・地域などでは少しずつ食に関する健康対策が進んでいるものの、日本全体としては、まだまだ国民の意識に「食」の重要性が浸透しているようには思えません。これまで食に関する健康政策が実施され、いくつかの食事指針が示されてきましたが、日本の健康政策はマクガバンレポートのように大きな影響力を持たないままです。なぜでしょうか？

その大きな理由は、政府が発表する食事指針の内容が国民一人ひとりに届いておらず、さらにいえば、国民に向かって「それは知らなかった」、「もっと食生活に気をつけて、生活習慣病を予防しよう」と思わせるような健康教育の発信がまったくないからでしょう。

ここからは具体的に、日本における国民健康対策を見ていきたいと思います。

(注18) 脚気　主にビタミンB1が欠乏することによって起きる病気のことです。初期には食欲不振があり、全身がだるく、特に下半身に倦怠感が生まれます。次第に足のしびれや浮腫、動悸、息切れ、感覚が麻痺するなどの症状が現れます。さらに進行すると、手足に力が入らず寝たきりとなり、そのまま放置すると心不全を起こして死に至ることもあります。

(注19) gI値（グリセミック・インデックス）　食後血糖値の上昇度を示す指標のことです。食品ごとにgI値が設けられており、gI値が低い食品は血糖値の上昇を穏やかにします。高gI値食品を食べると血糖値が急速に上昇します。

・低gI値食品：大豆食品、そば、さつま芋、キノコ類、玄米、全粒玄米粉、全粒小麦、ヨーグルト、バナナ、りんご、芋ようかん、大豆焼き菓子など

・高gI値食品：ドーナツ、せんべい、パンケーキ、クッキーなど

(注20) 分子整合栄養医学（オーソモレキュラーメディスン）　1954年ノーベル化学賞、1963年ノーベル平和賞を受賞したライナス・ポーリング博士によって提唱されました。人体の生化学物質が本来の機能を発揮できないことが原因で発生する病気に焦点を当て、人体の細胞にとって最適な生体環境をビタミン、

ミネラル、アミノ酸、酵素、ホルモン、必須脂肪酸など人体に元から存在する天然の物質を利用して回復させるというものです（「オーソ」＝正しい、「モレキュラー」＝分子、「メディスン」＝医学の意です）。

日本の国民健康対策

１９７８年よりＷＨＯが世界に向けて、「全ての人々に健康を」というスローガンのもと、プライマリー・ヘルスケアの重要性を示しました（アルマ・アタ宣言）。

プライマリー・ヘルスケアとは、「健康であることを基本的な人権として認め、全ての人が健康になるために、地域住民を主体として住民自らの力で総合的かつ平等に問題を解決していくアプローチ」のことです。

さらに１９８６年には、「人々が自らの健康をコントロールし改善できるようにするプロセス」であるヘルスプロモーションが提唱されました（オタワ憲章）。

日本でもこれを受けて、昭和53年度から「国民健康づくり対策」が開始されました。そのなかで食生活指針が策定され、厚生労働省・農林水産省・文部科学省の３省共同で生活習慣病の改善が呼びかけられました。実際には、これまで43年間、第一次、第二次、第三次と国民健康づくり対策が示されていますが、昭和53年度から63年度に行われた「第一次国民健康づくり対策」を推進するためのプログラムには、表３－４にあるような食生活指針が示されています。

表3-4　健康づくりのための食生活指針[昭和60年]

①多様な食品で栄養バランスを
一日30食品を目標に、主食、主菜、副菜をそろえて
②日常の生活活動に見合ったエネルギーを
食べ過ぎに気をつけて、肥満を予防
よくからだを動かし食事内容にゆとりを
③脂肪は量と質を考えて
脂肪はとりすぎないように
動物性の脂肪より植物性の油を多めに
④食塩をとりすぎないように
食塩は一日10ｇ以下を目標に
調理の工夫で、むりなく減塩
⑤こころのふれあう楽しい食生活を
食卓を家族ふれあいの場に
家庭の味、手づくりのこころを大切に

（国民衛生の動向より）

表3-5　成人病予防のための食生活指針[平成２年]

①いろいろ食べて成人病予防
②日常生活は食事と運動のバランスで
③減塩で高血圧と胃ガン予防
④脂肪を減らして心臓病予防
⑤生野菜、緑黄色野菜でガン予防
⑥食物繊維で便秘・大腸ガン予防
⑦カルシウムを充分にとって丈夫な骨づくり
⑧甘い物は程々に
⑨禁煙、節酒で健康長寿

さらに１９８８年（昭和63年）に始まった「第二次国民健康づくり対策」を推進するためのプログラムには「成人病予防のための食生活指針」が示されました（表３－５）。

平成12年には「第三次国民健康づくり対策」（「健康日本21」）が始まり、平成17年には食選択のツールの一つとして何をどれだけ食べたら良いかを具体的にイラストで示した「食事バランスガイド」が厚生労働省と農林水産省の共同で策定されました（図３－６）。さらに、平成28年には食生活指針の改定が行われました（表３－６）。これが現在の指標になっています。

２０２２年現在、国の広報や栄養学で使われているのは、平成28年以降の食生活指針の内容や平

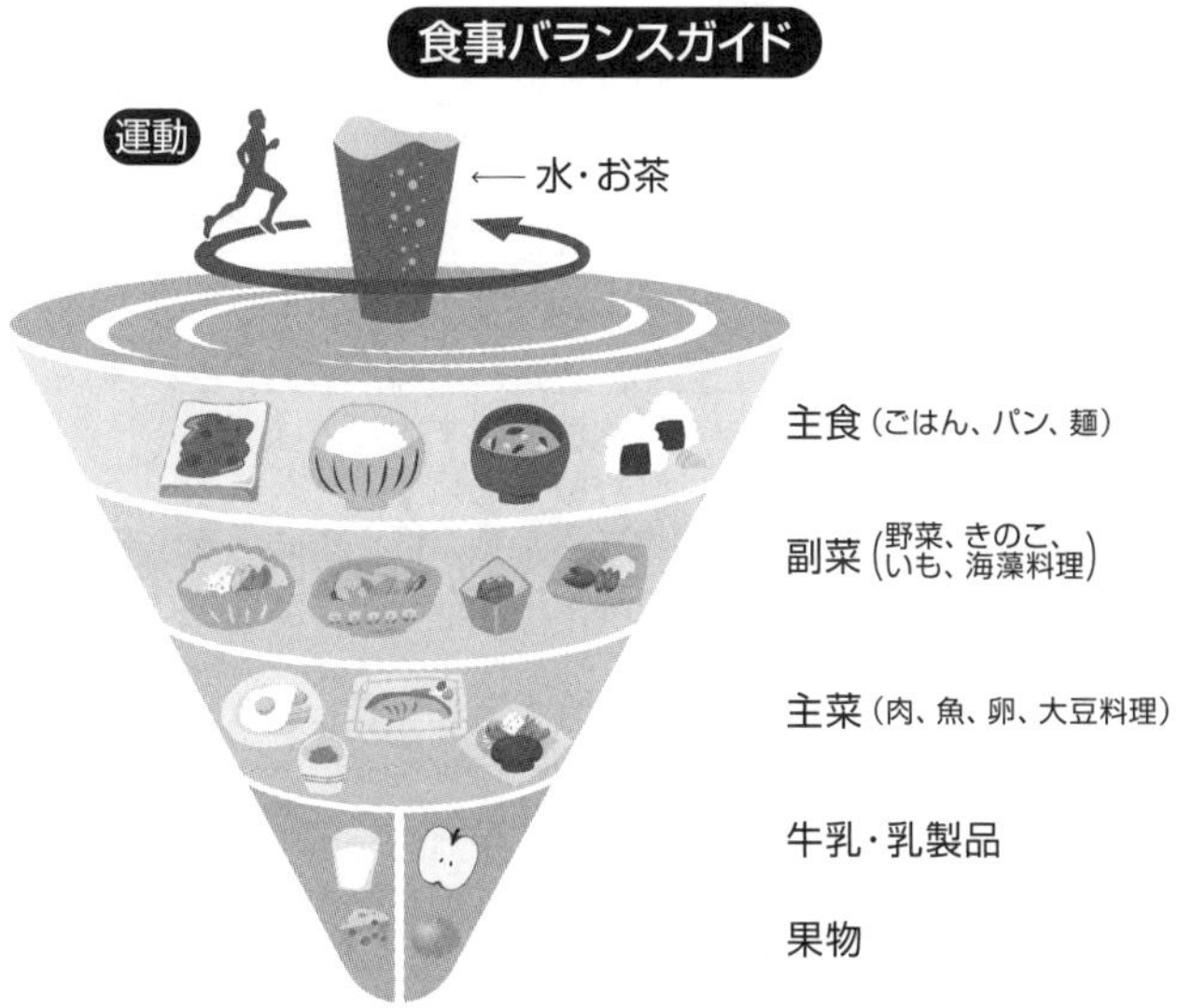
食事バランスガイド
運動
水・お茶
主食（ごはん、パン、麺）
副菜（野菜、きのこ、いも、海藻料理）
主菜（肉、魚、卵、大豆料理）
牛乳・乳製品
果物

図3-6　食事バランスガイド[平成17年]［参考：厚生労働省発表資料、系統看護学講座栄養学（医学書院）］

成17年に策定された食事バランスガイドです。

平成28年の食生活指針では肉は外されていますが、牛乳と乳製品は使われています。ですから、病院や給食でも牛乳と乳製品は、現在のカロリー計算の栄養学の範囲で使われているのです。実際には肉も使われています。

また、この中では、日本の食文化や地域の産物を活かすこと、郷土の味の継承をすることが初めて示されましたが、これも具体性に欠けていて、国民の関心を呼ぶまでには至っていません。

学校給食で時折、郷土食が出されることがありますが、それにどのような意味があるのか、子どもたちや教師にはほとんど伝わっていないのではないでしょうか。

私のところには、ガンになって手術を受けられた学校の教員も来られます。そんなとき、

表3-6　食生活指針［平成28年］

①食事を楽しみましょう
②一日の食事のリズムから、健やかな生活リズムを
③適度な運動とバランスのよい食事で、適正体重の維持を
④主食、主菜、副菜を基本に、食事のバランスを
⑤ごはんなどの穀類をしっかりと
⑥野菜・果物、牛乳・乳製品、豆類、魚なども組み合わせて（＊著者注：ここでは肉が外されています）
⑦食塩は控えめに、脂肪は質と量を考えて
⑧日本の食文化や地域の産物を活かし、郷土の味の継承を
⑨食料資源を大切に、無駄や廃棄の少ない食生活を（＊著者注：食品ロスへの問いかけ）
⑩「食」に関する理解を深め、食生活を見直してみましょう

こうしたお話もしますが、まったく知らなかったと言われます。残念ながら、これが日本の健康対策の実状であり、一人ひとりの国民には「正しい食事のあり方」についての情報が届いていないのです。

メディアでも、タレントや俳優が肉料理を食べ歩きする料理番組がたくさん流されています。それを視聴する国民も、肉料理は美味しいと食べ続けています。先進諸国と違って、このような状況が続く日本は国民の命をないがしろにしているとしか思えません。

全ての人に食育の知識を

これまでの健康対策は、ガンをはじめとした生活習慣病の改善を呼びかけるものでしたが、実際には改善は見られず、逆に患者数は年々増加傾向にあり、国民健康対策は思うような成果が出ませんでした。

そこで、国民が生涯にわたって健全な心身を培い、豊かな人間性を育むことができるようにするため、また健全な食生活を実践できるような人間を育てるための「食育」を総合的、計画的に推進することになりました。そのための食育基本法が平成17年に制定され、食育推進のための基本方針を盛り込んだ「食育推進基本計画」が策定されました。

なかでも平成28年3月に決定された「第三次食育推進基本計画」では、その後5年間の重点課題として、表3－7に示すような5つのことが定められました。

食育とは、私たちが何を食べ、どう組み合わせるのかを幼児期から学習し（健康栄養教育）、病気（生活習慣病）にならないように賢い食の選択法を学び育てること、またはそれを理解するための推進活動をいいます。食育は知育、徳育、体育よりも、さらに人間形成の基本となるものです。正しい食の選択により、病気の予防や健康維持だけでなく、体力向上、能力アップ、集中力の向上（成績アップ）、心の健康、気力の充実などが期待されるからです。

文部科学省は令和2年になってから、特にこうした食育推進事業を強く行うようになりました。さらに令和4年までを推進期間として取り組んでいます。

また、平成17年からは栄養教諭制度が開始され、栄養教諭による食育授業や活動が取り入れられています。児童生徒の偏食などによる食生活の乱れを改善し、「食事や栄養を自己管理する能力、好ましい食習慣を身に付けること」を目的に文部科学省によって開始されました。食教育により成果が見られる学校も

表3-7　第三次食育推進基本計画

①若い世代を中心とした食育の推進
②多様な暮らしに対応した食育の推進
③健康寿命の延伸につながる食育の推進
④食の循環や環境を意識した食育の推進
⑤食文化の継承に向けた食育の推進

出てきています。

長野県の食育推進モデル事業から学ぶこと

ここで、長野県の中学校で食育推進に取り組んだ大塚貢校長の事例を紹介します（『給食で死ぬ!!』コスモ21）。

1992年、大塚校長が赴任された中学校は1200人を有する大規模校でしたが、非常に荒れた状態でした。そこで大塚校長は、さまざまな取り組みを行うのと同時に、中学校で出されていた給食のメニューを和食に変え、主食は週5日間、10％の発芽玄米を混ぜたご飯を出しました。すると、驚くほど荒れていた学校の雰囲気が変わり、生徒が肉体的にも精神的にも徐々に落ち着いてきて、いじめ、非行、暴力がなくなったのです。そして全国でも表彰される優秀校になりました。

健康な心と脳、身体づくりは食事で決まります（興味のある方は、真田中学校の和食の給食メニューをウェブサイトでご覧ください）。

同じく長野県には、早くから食育に取り組んだ病院があります。それが、佐久病院（現在の佐久総合病院）です。昭和20年、佐久病院へ赴任してきた若月俊一院長は農民と農業協同組合とともに病院運営を行いながら食育を進めることで、住民の予防医療と健康維持に努めました。

この方針は代々の院長に受け継がれました。たとえば、住民の中に保健補導員の制度を作り、一人が30～50人を担当してもらい、減塩など食生活の改善、部屋の暖房や身体を動かす必要性を広める活動などを行ってもらったのです。44年経った今、延べにすると市民の5人に一人が保健補導員経験者となっています。

長野県は昭和31年には脳卒中が全国一位でしたが、現在、高齢者の平均寿命、健康寿命において日本一にまで延伸しています。老人医療費や寝たきり、認知症の方の数は驚くほど少なく、高齢者死亡率が全国で最下位、住民の多くが「地域の医療に満足」という快挙を成し遂げています。佐久総合病院は、今では世界からも視察に訪れるモデル的な病院となりました（『沈みゆく大国アメリカ〈逃げ切れ！　日本の医療〉』堤美香著　集英社、佐久総合病院ホームページより）。

このような動きを通して長野県は、食育教育に早くから目覚め、地域の人々の健康のあり方に工夫を凝らしてきました。その結果、男性に関しては１９９０年以降、平均寿命が5回連続で全国一位となり、２０２０年は男性の平均寿命が81・75歳で全国二位、女性が87・67歳で全国一位となっています（都道府県別生命表）。

さらに、同年における要介護度をもとにした健康寿命でも、男性が81・1歳で全国二位、女性が85・2歳で全国一位となっています（公益財団法人　国民健康保険中央会発表資料）。

長野県は農家が多いこともありますが、高齢者の就業率は全国トップであり、生きがいを持って生活している方が多いといわれています。さらに、２０１６年時点で男女とも野菜の摂取量は全国一位です。一日あたりの野菜摂取量の全国平均は男性が２８４・２g、女性が２７０gなのに対して、長野県は男性が352g、女性が335gです（日本の野菜摂取量の基準は350g〔厚生労働省〕）。

長野県における食育推進事業の結果として、県民一人ひとりが地産地消で、郷土料理、伝統料理を有効に活かした食生活を心がけています。生活習慣病や孤独な生活の防止につなげる食生活改善推進員や保健補導員の制度、健康ボランティアによる自主的な健康づくりの取り組みに加え、医師、保健師、管理栄養士などの専門職種による地域保健医療活動なども行われています。こうした総合的な取り組みが活発に行われている結果が、平均寿命や健康寿命に現れていると評価されています。

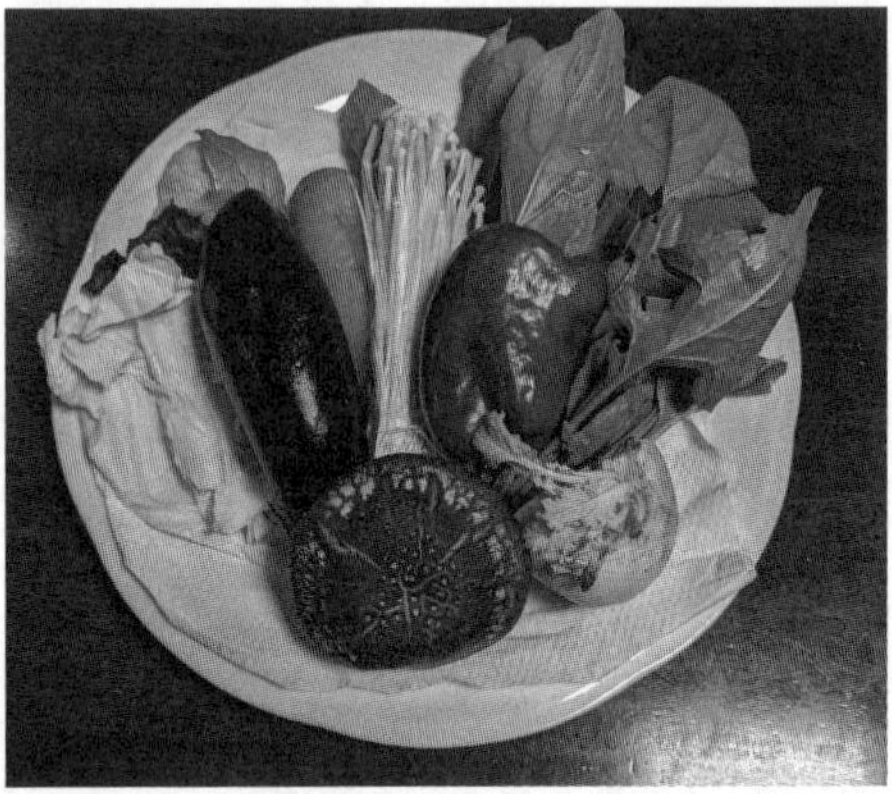
野菜350ｇ

また、文部科学省による「つながる食育推進事業」モデル地域である長野県の須坂市では、食育を「命の教育」として、小・中学校での9年間を通して体系化し、市内全小・中学校で栄養教諭による食育を実施しています。テーマは「未来まで健康に過ごすための『食』について学び実践すること」です。
こうした動きは長野県以外の県にも広がり、栄養教諭による食育授業や実践が行われ始めています。

コラム　食育活動で再認識した子どもたちの体温

日本人の平均体温は36・5度から37度ですが、実際には子どもも大人も体温が低下傾向にあります。特に現代の子どもたちの平均体温は35・6度から35・8度が多く、免疫力が低下していることが心配されます。

私は13年前、以前住んでいた地域の役場で、給食のシステムとして自校方式（各校で給食を作る方式）を残すか、給食センター方式（給食センターで作られたものを各校に配送する方式）にするかを検討する勉強会に参加しました。

そのなかの「食育班」の活動で、小・中・高生とその父兄の食事の状況と体温を調査したことがあります。約2500名のうち小学生は35・6度から35・8度の生徒が多く、中学生は35・8度から36・4度、高校生は35・8度から36・5度までの生徒が多数でした。その父兄には35・0度の人が何人もいましたので、何らかの病気やガンに陥っているのではと懸念されました。

また、ある地域にある自校方式で給食を作る学校と、他地域にある給食センターも見学し、管理栄養士さんに質問をしてみたことがあります。それによれば、自校方式では提供する人数が少ないので、雑穀や玄米ご飯も可能で和食のメニューを作れるということでした。一方、給食センター方式では人数が1000人以上を超すので、和食のメニューを作ることはときどきならできるが、手がかかるので難しく、玄米は釜が違うのでできませんということでした。ですから、手のかからないパン食、牛乳、肉やシチュー類が多くなるということでした。

勉強会に出席していたお母さんたちの意見としては、自校方式を残してほしいというものが多かったため、私は当時、役場と保健師さんたちのところへ行き、玄米菜食の必要性をお話ししました。その地域は糖尿病からの透析患者が県内でいちばん多く、地元のお弁当売り場の調査をした結果では全ての食事で白砂糖が使われ、たいへん甘口に作られていました。

そのことと関係していると思いますが、地域の中学校では万引きが流行していました。そんな状況を考えて、ぜひ玄米菜食のことをお伝えしたかったのですが、役場からは「学校給食もカロリー計算によって作られているので、その必要性はありません」との回答を受けました。

学校給食において、白ご飯であっても麦や雑穀を入れたり、全粒粉パンを取り入れたり、和食のメニューを増やしたりすることで、子どもたちの体温上昇による免疫力の回復、心の健康や成績アップにつながります。地域住民の予防医療と健康増進にもプラスになります。そういう思いからお伝えしたのですが、受け入れてもらえず残念でした。

本書でもお話ししてきたように、玄米菜食によって体温が上昇する方は多くいらっしゃいますし、免疫力を高め、維持することにもつながります。コロナウイルスや将来の感染症予防にも役立ちますので、読者の皆さんはぜひチャレンジしてみてください。

玄米菜食を応用した食育活動

私の行っている食育セミナーでは、和食の主食を白ご飯から玄米に変えることを推奨しています。その一環として、あるサッカー団体から依頼を受け、将来、プロのサッカー選手を目指している小・中学生の子どもたち60人に玄米菜食（発酵玄米）の食事指導を行ったことがあります。

私はセミナーのなかで、世界のトップアスリートの食事はブラントベース（植物性食品中心）であり、ホールフード（未精白穀物）を選んで食べている人が多いことをお話ししました。

体温測定では36・6度前後の子どもたちが多くいましたが、セミナーから3カ月後に60人の体温を測ってみると37度が多くなり、36度が一人、他は36・6～36・8度でした（家庭の都合で実行できなかった人も含まれています）。玄米菜食をすることで体温が上昇したのだと思われます。結果として免疫力も向上します。

セミナーで子どもたちは初めて玄米菜食（発酵玄米菜食）を試食しましたが、すぐに「赤飯みたいだ、美味しい、これなら続けられる」と言ってくれました。発酵玄米の炊飯も、お母さんだけではなく、時間があれば自分でお米を研いで炊飯器のスイッチを入れるよう指導すると、これもすぐに実行してくれました。

セミナーでは、おにぎりを簡単に握る方法として玄米ご飯をサランラップの上に乗せて、梅干しを入れたり、ごま塩をかけたりした後、外から丸めるように指導しました。ちりめんじゃこや高菜の漬物入りのおにぎりの作り方、大豆ミートを使ったチャーハン（醤油味やカレー味）の作り方、普段飲んでいる牛乳を豆乳に変えて美味しく飲む方法や、野菜スープの作り方、ミキサーでの野菜ジュースの作り方なども子どもたちに手伝ってもらいながら実演して伝え、皆で試食しました。

特に野菜・果物スムージーを飲みたい人は自分で作るように、味噌汁や料理はお母さんのお手伝いをして覚えるように指導しました。

子どもたちから、「どうして、パンや白いご飯ではいけないのか?」「肉や牛乳や卵も食べないほうがいいのか?」「肉は鶏肉もいけないのか?」「市販の野菜ジュースではいけないのか?」といった質問が出たので、一つひとつわかりやすく説明し、「最初、慣れない間は一週間に1、2回鶏肉のおかずを食べてもいいですが、慣れてきたら脳が肉を食べたくなくなるので徐々に食べなくなりますよ。お腹が空いたら、いつも玄米おにぎりを準備しておき、食べてください」と伝えました。

日本でもオリンピックに出るトップアスリートたちは、おにぎりを補食として作っておき、炭水化物によるエネルギー切れが起きないように調整しています。そして海外の遠征先でも、勝負飯として簡単な鍋料理を自分たちで作って食べているそうです。

小・中学生の子どもたちは学校給食を食べているので、朝と夕は玄米菜食を家庭で実践し、親や学校の先生と相談できる人は牛乳の代わりに自分が持参してきた豆乳を飲むようにすすめました。

このセミナーに参加した子どもたちは、元々食養法を少し学んでいたので、おやつに美味しいお菓子や菓子パン、アイスクリームや市販の野菜・果物ジュースなどを飲食することは少なかったようです。実際には朝食はパンと牛乳のときと、ご飯と味噌汁のときが半々だったようですが、玄米菜食を指導したあとは玄米と具だくさん味噌汁を食べるようになり、おやつはナッツ類や果物を多く摂るようになりました。また、ほとんどの子どもたちはお店でお弁当を買わないようになりました。

子どものころから、何を食べるか、何を食べないようにするか、何と組み合わせるかという食べ物の選択の基準を教えることで、正しい食事の方法が身につき、将来にわたって生活習慣病を予防するための知識を持つことができます。

ところが現在、小学校で行われている食事教育は、カロリー計算の栄養学を基本としたものであり、肉も牛乳も卵も野菜も穀物も、バランスよく食べることがすすめられています。しかし、この食事教育では将来の子どもたちの健康が本当には守られないのです。

日本人は、今の食事で栄養が十分足りていると考えている人が多いと思われますが、実際は全体的にビタミン、ミネラル、食物繊維不足に陥っており、未病状態が多い傾向にあります。そのことは、２００９年、厚生労働省が、高校生の４割強が生活習慣病の予備軍であると発表していることでも推測できます。

食べるものを正しく変えるだけで学業成績が上昇したニューヨーク州の子どもたち

1977年のマクガバンレポートでは、当時のアメリカ人は脂肪食過多や食物繊維不足、野菜、果物不足によるビタミン、ミネラル不足が目立つことなどが指摘されています。

私たちの身体は、これらの栄養素を含む、私たちが食べたものからつくられています。したがって正しい食事を選択することが重要であるというのは今までお話ししてきた通りですが、実はその影響は身体だけではなく、心理状態や精神力といった私たちのメンタルの領域にも及んでいるのです。

『アメリカはなぜ「ガン」が減少したか』（ゲリー・F・ゴードン監修、森山晃嗣著　現代書林）では、さらに学力や知力のような部分においても、食事が重要な役割を果たすことが紹介されています。

1979年、ニューヨーク州の子どもたち100万人を対象に食事に関する大規模な調査が行われました。ニューヨーク市学区では校内のカフェテリアで朝・昼の食事を摂る児童が多く、彼らの食事内容を変えることで、学力にどんな影響が現れるかを4年間に渡り調べたといいます。それまで学校内のカフェテリアで子どもたちが多く食べていたのは、ハンバーガーにフレンチフライ、ホットドッグ、ポテトチップス、フルーツポンチ、チョコレート、ミルク、コカコーラといったものでした。これは多くの子どもたちの家庭でも同様でしょう。

調査一年目は、飽和脂肪酸（コレステロールや中性脂肪を増やす脂肪酸。動物性脂肪に多く含まれる）と砂糖を減らし、砂糖の量を11％に制限しました。肉の脂肪部分をカットし、パンは植物繊維が豊富なものに変えたといいます。二年目は、合成着色料や合成甘味料を使った加工食品を一掃しました。三年目は何も変えず、四年目には合成保存料を添加している加工食品をストップしました。

その結果、子どもたちの標準学力テストにおいて、一年目には平均点が39点から47点へ上昇、二年目には51点までに上昇しましたが、三年目には変化せず、四年目にはさらに55点にまで上がったといいます。

またこの本では、カリフォルニア州立大学の研究グループによって１９８０年から行われた食事と子どもの凶暴性に関する実験も紹介されています。

バージニア州の少年院で行われた実験では、収容されている約３００人の少年たちの食事内容を分析し、それまで飲まれていた炭酸飲料がフレッシュ（生）のフルーツジュースに、また、砂糖の多いスナック類が果物、生野菜、チーズ、ナッツなどに変更されました。その結果、他の少年と喧嘩をする、他の少年を脅迫する、看守に反抗する、自殺しようとするなどのトラブルの発生が、以前に比べてなんと48％も減少したといいます。さらに、ワシントンＤＣなど、全米12カ所の少年院でも、８０００人の子どもたちを対象に実験が行われた結果、バージニア州での調査と同様の結果が得られたそうです。

『10代からのマクロビオティックス』（久司道夫著　川出書房）では、三十数年前のポルトガルの刑務所において、久司道夫氏が提唱する「クシマクロビオティック」（玄米、味噌汁、野菜を中心とした食事）を受刑者に提供する実験が行われたと述べられています。いつもパンを食べていた受刑者は最初、こんなものを食べさせてと不平不満を言っていたそうですが、玄米に味覚が馴染むにつれてパンよりも美味しいことがわかってきたといいます。

数か月後には、対象となった28人の性格や思考の変化についてのテストが行われたそうです。具体的には、「日曜日の午後5時までに帰ってくること」という条件で、外出・宿泊許可を出したというのです。もちろん監視付きではありましたが、刑務所側では脱走が心配されたそうですが、なんと28人全員がすんなりと刑務所に戻ってきたといいます。その後、彼らのすべてが模範囚となり、全員が刑期よりも早めに釈放され、再び刑務所に戻ってくることはなかったそうです。ある人は農業を始め、ある人は豆腐作りを、ある人は、久司道夫氏の学院で学びマクロビオティックの先生になったといいます。

久司道夫氏はこのことについて、正しい食事が精神へ良い影響を与えることを述べた後、「逆にいえば、間違った食生活を続けていると、心まで歪んでしまうということでもあります。『何を食べるか』は、その人の人生に関わる大きな問題なのです」と述べています。

これらの調査結果からわかることは、肉類や動物性脂肪、低食物繊維の食物、砂糖、合成着色料、合成甘味料、合成保存料などを食べることで、身体の中でも特に脳が大きな影響を受け、メンタル面にも大きな変化が起こるということです。

現在、日本でも若者の犯罪やいじめによる自殺などが大きく報道されることが多くなっていますので、国民全体、特に若者の食事のあり方を危惧しています。ぜひ、まずは読者の皆さんから、食事の大切さをより多くの方々に伝えていただけたらと思います。

医師、看護師、医療従事者に求められる「医食同源」から「医食農同源」への知識

「医食同源」とは、病気を治療するのも日常の食事も源は同じという意味です。これは古くから中国にある考えで、身体に良い食材を日常的に食べて健康を保てば、特に薬など必要としないという「薬食同源」の考えを基に造られた造語といわれています。「医食農同源」は、そこに「農」を加えた造語です。

この言葉は私の知人でもある、熊本の阿蘇に住む波多野毅氏（鍼灸師・食養指導家）が『医食農同源の論理』（南方新社）のなかで初めて使った言葉で、私も同じ考えを持っています。国民や子どもたちの食教育には、農業のあり方がとても深く関係しているからです。

昭和38年ころより、日本の農業は大きく変化しました。それまでに行われていた人糞や家畜の牛・馬・鶏の糞、魚のイワシを発酵した有機肥料などを使った循環式農業から、農薬や化学肥料、除草剤などを使って高生産を目指す農業へと日本の政策が変化したのです。今日までＪＡ（農業協同

組合）もそれを推進してきました。

一方、アメリカの農業では、１９６０年代から大規模農業を推進する「緑の農業」政策が取られ、食物の大量生産が行われるとともに、それらが輸出されるようになりました。それは日本の農業にも大きな影響を与え続けました。日本の食品の輸入依存度はどんどん大きくなり、２０２１年度の日本の食料自給率（カロリーベース）は約37％です。このような状況下で、もはや農業では経済的に立ちゆかないために日本の農業者は激減し、後継者の確保も難しくなりました。

昭和35年には農業従事者人口が約３４４１万人だったのが、２０００年には約３８９万人、２０１９年には約１４０万人、２０２１年には約１３６万人、そして２０３０年には約90万人になると推測されています。農業従事者の平均年齢は68・４歳（２０２２年）で、若い世代は全体の約４％です（農林水産省「令和３年農業構造動態調査結果」）。日本の農業は５年以内に農業政策を転換していかなければ、存続できない状態に陥ってしまいます。

しかも、消費者が口にする農産物には農薬や化学肥料などの化学物質が含まれ、流通する食品には防腐剤や保存料、着色料、化学調味料などの食品添加物も含まれています。輸入される果物や野菜には防腐剤が輸出時に大量に散布されるなど、私たちは食の安全性についてもっと知らなければなりません。

このような日本の現状で食品を選ぶには、どこで採れたのか、どのようにして栽培されたのか、旬の物かハウス栽培かなどの情報も必要となりますが、現在の栄養学ではそれらのことがまったく考慮されていません。本当は産地や作り方によっても栄養価は大きく違ってきますが、食品成分表を参考にしてカロリー計算をするだけです。

たとえば食品添加物は、マーケットに売られているほとんどの食品に使われています。厚生労働省の説明では、人体に害を与えない範囲でしか含まれていないことになっていますが、複合的に摂取したときの影響については知らされていません。いったん体内に入ると、確実に人体に蓄積されていき、いずれ病気を発症する要因になるかもしれないのです。

さらに、ここでは詳細を述べることができませんが、TPP加入によって生じる問題、遺伝子組み換え食品に関すること、農業で使われる種子（F1種＝遺伝子組み換えの種子）に関すること、農薬、除草剤、グリホサートなど神経毒性のある薬が農業に使われていること（特にカナダ、アメリカ産の小麦の残留農薬の問題が懸念されている）、ネオニコチノイド系農薬と発達障害児の増加とに関係性が疑われることなど、日本の農業は多くの課題を抱えています。

増加傾向にある自閉症や注意欠損多動障害（ADHD）、うつ病、パーキンソン病などの神経伝達障害、さらに自殺者の異常な増加も、農薬の問題から問わなければならないともいわれています。

EUの先進国では、農薬や食品添加物、遺伝子組み換え食品が厳しく規制されています。そして1990年代からEU諸国では有機農法が推奨されており、ロシアでは自国で有機栽培の食物を作ることに力を注ぎ、遺伝子組み換え食品の輸入を厳しく規制しています。

日本はまず、有機栽培の大豆・米を大切に作ることが必要です。日本の味噌や玄米には、毒を消す力があるからです。健康を維持増進するために、米を主食にした玄米菜食を有効な予防食、日常食、治療食とするためにも、有機農法の作物作りが日本においても推奨されることを強く望みます。

日本の農業のこれからについて

これからは、医療と農業と栄養学は一体のものとして考えるべき時代です。先ほども述べたように、医食同源よりも、現代では医食農同源の考え方が必要になってきているからです。同時に、食品産業は環境や人体に及ぼす影響についても考えなければなりません。

国はこれまで健康対策である「健康日本21」において、食品関係の企業、飲食業、販売業に対して食の安全対策への協力を求めてきましたが、その成果はほとんど出ていませんでした。そこで令和3年、農林水産省は2050年までに日本の全耕地面積における有機農業の割合を現在の0・3%から25%に引き上げる政策を発表しました。

そして、各農業関連機関、畜産、水産、林業、肉、魚の生産者関連組合、JA農協、有機農業団体、農家、農薬・化学肥料製造販売会社、食品産業、商品販売施設、マーケット会社などの農業関連会社に対して協力を得られるかについての意見協議会を開きました。各団体は、国の支援が得られるのであれば前向きに協力する用意はあると述べています（農林水産省発表資料より）。

日本で有機農業を25％にまで引き上げるには、農業人材の確保・育成、また有機農業を行うための経済力や販路の確保など問題が山積しているため、軌道に乗るまでに10～20年はかかるでしょう。すでに20年前から、日本以外のG7やEU諸国などが有機農業を推進していることを考えますと、日本の取り組みは、世界に比べて20年も遅れているのです。

特にアメリカでは、有機農業を求める人々が増加しています。２０１５年には遺伝子組み換えの餌やホルモン剤、抗生剤を投与された牛の肉で出来たハンバーガーを食べたことで亡くなった一人の子どもの母親の訴えが、ＳＮＳで全世界へ拡散され、遺伝子組み換え食品に対する母親たちの「ＧＭＯ（遺伝子組み換え作物）反対運動」が世界４００都市で行われました。アメリカでは多くの子どもに犠牲者が相次いでいたからです（このニュースは、日本ではほとんど放映されませんでした。興味のある方は『フード・インク』というドキュメンタリーをご覧ください）。

その後、農薬・化学肥料の生産、農業生産、Ｆ１種、食料の生産販売までを独占状態であった多国籍企業モンサント社がアメリカから追放されました。そのため、従来の農薬、化学肥料を使った遺伝子組み換え作物（小麦、トウモロコシ、野菜、果物など）がアメリカ国内で余ってしまい、その輸出先になっているのが日本なのです。特に安い牛肉は２０１９年から大量に日本に輸出されるようになりましたが、これはアメリカ人が食べなくなり余ったものといわれており、日本のマーケットで安く売られるようになりました。こうした肉は遺伝子組み換えの飼料、ホルモン剤、抗生物質が投与された牛のものであり、ガンを発症する要因がいっぱいです。

２０２０年8月には、レバノンで国の穀物倉庫が爆発し、国民の食料が激減するという事故が発生しました。レバノンは石油輸出国であり農業生産物を輸入に頼っていましたが（２０１３年時点での穀物自給率は13％　農林水産省）、現在はインフレーションで、お金があっても食べ物が高くて買えない状況になっています。中流階級の人々でさえ配給の食べ物をもらわなければならないという現実に直面しているのです。さらに追加して、ロシアとウクライナの戦争が長期化したため小麦の輸入が滞っており、２０２２年、レバノンの食料インフレ率は１２２％にも達したといわれています（国際通貨基金［ＩＭＦ］）。

日本も今のままでは、国内・国外で何か有事や災害があった場合に安全な食料確保が難しくなり、国民の命が危険にさらされる危険性があります。２０２１年時点で日本の主食用穀物自給率は61％で、飼料用穀物自給率は29％、農作物全体の自給率は37％です。今こそ、自国の生産力という視点から農業自給率を向上させるとともに、食の安全性、国民の健康を保持するために、米や野菜の有機栽培に本格的に取り組むときです。そして有機農業を推進するために、若い農業生産者の育成と生活の保障によって人材確保を行い、有機農産物を生産できる経済支援も手厚くする農業政策が必要です。そして、若い人々が農業に転職したいと思うような魅力ある政策を打ち出すことです。

先ほども述べたように、すでに西欧諸国では、政府と国民が一体となって有機農業を推進しています。そのなかで特に注目したいのがスイスです。

スイスは、自分たちの安全は自分たちで守るという国民意識が高く、食物は有機農業の生産物を買うことが当たり前になっています。小学生のころから行われる食育がベースになっているのです。

小学生に尋ねると「自分の国の農業を守るために、少し高くても安心安全のものを買います」と答えるそうです。自分の健康は自分で守る、有事に備えて自国で出来た農産物を自国で消費する（地産地消）という国民意識が強いのです。そして、農業を守るため農業者に対して100％支援金を提供する政策が取られています（『日本が売られる』堤未果著　幻冬舎）。

スイスに限らず西欧諸国には、農業を守ることは命を守ること、国を守ることであるという意識が定着しています。第二次世界大戦の際に食糧難で苦しんだことが記憶され、国が農業を守る政策が徹底されているのです。

ですから、食料自給率は、カナダ266％、オーストラリア200％、フランス125％、アメリカも132％を維持しています。そのほかにもドイツ86％、イギリス65％、イタリア60％、スイス51％（2018年時点：農林水産省　世界の食料自給率より）であり、これらの国は常に有事に備えているのです。そしてますます、有機農業が主流になっています。これを見ても日本の食料自給率37％がいかに低く危険な状態にあるのかがわかります。

近年、世界から日本食が健康的と注目されるようになったのはなぜか

先に、1977年に報告されたマクガバンレポートでは日本の伝統食（玄米菜食）が理想的な食事として参考にされたことをお話ししました。

当時は、主食として一分づき玄米と麦・ヒエ・きびなどの雑穀、野菜・根菜入りの糧飯を食べていて、そこに味噌汁と野菜、キノコ、魚介、海藻類などの副食を添え、さらに大豆を原料にした豆腐や味噌、醤油、納豆などの発酵食品も加わりました。野菜、漬物を食べ、大豆と米からは植物性タンパク質を、魚からは動物性タンパク質を摂取できるところが、特に注目されたのです。まさにプラントベース・ホールフードといえます。

日本食では、肉の代わりに植物性タンパク質を豊富に含む大豆が使われるなど、さまざまな工夫がなされ、四季折々の旬な食材を使用した、健康的で栄養バランスの高い食事スタイルが確立されました。しかも、食べる人に楽しんでもらいたいという気持ちから、味は美味しく、料理の盛り付けを彩り豊か（5色）にする工夫が施され、日本独自の和食（近代の日本食の主食は白米）がつくられたのです。日本の和食文化は2013年「ユネスコ無形文化遺産」に登録されたことで、さらに注目されるようになりました。

日本の伝統的な「和食」の歴史

日本は長年、有機農業中心で（雑穀・一分づき玄米の）玄米菜食を続けた歴史がありました。しかし、この50年間で日本は有機農業が圧倒的に減少し、食生活は欧米化して肉食が増えています。その一方で、欧米諸国は有機農業を目指し、プラントベース・ホールフードの食生活に変わってきています。どこで、このような逆転現象が起こったのでしょうか。

世界の食文化を見ても、この50年間における日本の食文化の変化はきわだっています。これには、敗戦後日本がＧＨＱの指導下に置かれたことが大きく関係しています。

現在の65歳前後の方々は、まだ日本文化や食生活が変化する前のことを記憶しているのではないでしょうか。そのころは野菜と魚を食べ、肉をあまり食べない生活でした。そこには日本人が長い年月をかけて培ってきた伝統的な「和食」の歴史があります。ここでは、その流れを振り返ってみたいと思います（参考：『日本人は何を食べてきたか―食の民俗学』神崎宣武著　大月書店、『日本の食の文化：原始から現代に至る食のあゆみ』江原絢子編著　アイ・ケイコーポレーション、『日本の食文化史―旧石器時代から現代まで』石毛直道著　岩波書店、『日本の食生活全集』農山漁村文化協会）。

・中国より米が伝来され、日本の米文化が始まる（約3000年前）

和食の主食は水稲によるお米ですが、およそ3000年前に中国、朝鮮を経て日本に伝わったといわれています。これは縄文時代のころですが、旧石器時代から続く狩猟生活から縄文時代、弥生時代、奈良時代、平安時代を通じて稲作を中心にした生活へと変化していき、米食文化が定着します。その結果、米を中心とした村社会や国が出来上がりました。

その米作りの仕事を助け合うための扶助共同社会がおのずと生まれ、日本人の豊かな精神性にも影響を与えました。扶助共同社会は1960年ころまで続きましたが、農業の機械化が急激に進んだことで失われていきます。

また、藤森栄一博士の『縄文農耕論』によれば、陸稲によるお米は縄文時代の中期（1万年以上前）には、すでに作られていたといわれています。水稲ではなく、畑で採れる古代米がすでに作られていたということです。古代遺跡の跡からも米が作られていた形跡が発見されたと述べられています。縄文時代前期では、えごま・粟・ヒエ・芋など、中期では小豆・麦などの雑穀類、稲の耕作が行われていました。

・古代の日本人は肉食をしていなかった（紀元前3世紀ころ）

紀元前3世紀ころに書かれた「魏志倭人伝」には、当時の日本の食生活に関して「温暖で冬でも生野菜を食べている」「水に浸かって貝や魚を獲っている」という記述があります。反対に牛や馬、羊やサギといった動物に関する記述はありません。

・天武天皇により肉食禁止令が出される（飛鳥時代）

西暦675年（飛鳥時代）に、当時の天武天皇が肉食禁止令を発布しました。厳密にいうと、全ての肉が食べられなくなったのではなく、牛、馬、犬、猿、鶏の肉を食べることは禁止されましたが、野生の鹿や猪は除外されていました。天武天皇だけでなく、歴代の天皇は7世紀以降、たびたび肉食禁止令を発令していますが、約1200年間（1871年［明治4年］まで）、これらの肉食を避ける文化が続きました。

このような肉食禁止の文化には、仏教や神道などの宗教的信仰が関係しているといわれています。特に仏教では、肉食はすなわち殺生を犯す行為であり、血に汚れた意味嫌うべき穢《けが》れた行為であるとして、牛、馬、鶏、そして卵を食べるのはタブーとされました。

江戸時代前期にも5代将軍徳川綱吉により、犬を殺してはいけないという「生類憐れみの令」が出されましたが、日本人の心の中には動物の血を流すことは霊が汚される行為であるという思想があり、そもそも家畜を殺して食べることはしなかったのです。肉食に対するこのような思想・文化のなかで、日本食のスタイルが形成されていきました。

・野菜を使った和食文化が花開く（奈良時代～安土桃山時代）

奈良時代の王侯貴族や富裕層は白米を食べ朝夕二食、そこに二菜から三菜のおかずがついていたといわれています。しかし、税を米で払わなければならない農民は手元に残る米が少なかったので一汁一菜で朝夕二食であり、玄米に近い一分づき玄米（うすや杵でつき、表皮が少しむけたものや半分に割れたもの）に雑穀や野菜、根菜を入れ増量した「糧飯（雑炊）」に、煮た大豆を塩漬けにしたものを乗せてまぶし、それに加えて野菜の惣菜、漬物を食べていました。

お腹が空いたときは、お昼は朝の残りを食べ、農繁期は10時や15時ごろにおやつ（小昼）として、雑穀入りのせんべい、小豆あん入りの饅頭などを食べ、また夕飯後に夜なべの仕事をした後にもおやつを食べていたといわれています（この小昼の習慣は昭和30年代、私が小学生の頃まで続いていました。農業が機械化される前、牛や馬と共にかなりの肉体労働をしていたころのことです）。

総じて古代の日本では、「雑穀や米を主食とし、新鮮な野菜を食べ、魚介類だけは食べるが畜肉は食べない」といった食習慣が定着していたことがわかります。これは、ベジタリアンのなかでもペスコ・ベジタリアンに当たります。

平安時代は貴族文化が華やかなころで、公家が客人をもてなす料理様式「大饗《たいきょう》料理」が発展しました。これは中国の食文化の影響を大きく受けた様式です。このころはまだ味噌は贅沢品であり、地位の高い人の給料や贈り物として使われるなど、庶民の口には入らない貴重品でした。今のように調味料として料理に使うのではなく、食べ物につけたり、舐めたりしてそのまま食べていました。

約900年前（鎌倉時代）に、日本における仏教の教えに不満を感じていた僧侶が中国で禅宗を学び、新たに日本に精進料理を伝えました。精進料理は肉食を断ち、植物性の食材で構成され、それによって肉に近い味を工夫して再現した料理です。大豆粉や小麦粉に、味噌、醤油などのインパクトが強い食材を使用して、味の濃い動物性食材の味に近づけています。

精進料理は修行中に食べられる料理で、料理人は僧侶です。禅においては、食にまつわる行動全般も「修行」であるため、料理の準備や調理、食べること、片付けなど全て僧侶が行いました。

鎌倉時代に中国からすり鉢が入ってきたことにより、味噌を潰して水に溶かす方法が発見され、味噌汁として使用されるようになりました。味噌料理のほとんどがこの時代につくられたといわれています。

室町時代には、武士が客人をもてなす儀式である「本膳料理」が登場。これは作法が非常に厳しいものでした。昆布・鰹節による出汁の使用が始まり、料理はいっそう奥深いものとなります。この時代になると大豆の生産量が増え、日本各地で味噌作りが盛んになります。味噌は武士の戦争時の食料としても重宝されるようになりました。

約450年前（安土桃山時代）には、千利休によって茶道が確立されました。戦いに明け暮れた戦国武将が精神の安定を求めたことにより、茶道の文化が広まりました。堅苦しい作法にとらわれず、お茶を飲む前に楽しむものとして「懐石料理」と呼ばれる料理も生まれました。

そこから茶の湯を切り離してお酒と食を楽しむ「会席料理」が料亭で提供されるようになったのは、江戸時代からです。

玄米から白米へどのように変化してきたのか

農民に白米よりも雑穀や一分づき玄米のほうが好まれていたのは、特に江戸時代中期以前は精米技術が未発達（杵と臼でつく）であったため、人力での精米が重労働であったことが大きな理由であると考えられています。庶民は朝・夕の二食で、雑穀・一分づき玄米に野菜・根菜を入れた糧飯、野菜入りの味噌汁、漬物を食べていました。

また、北海道では雑穀に野菜、根菜、トウモロコシを入れた糧飯が食べられており、米のとれない全国の山の中腹山間地域では、昭和30年代まで雑穀に野菜・根菜を使った糧飯が食べられていたところもあるようです（著者による情報収集より）。沖縄では、古来より主食にさつま芋や玄米が食べられていたともいわれています。

このように、古来より雑穀や玄米を食べていたところから、白米へ変化したのが江戸中期以降です。

・白米文化の発展（江戸時代中期～）

江戸時代中期以降になり、精米機の普及や、かまどや羽釜が作られたことなどによって調理がしやすくなり、食生活が豊かになったことで「玄米（分付き米）の一汁一菜食を二食」から「白米の一汁三菜食を三食」という食事形式へと変化していきました。

江戸寿司やうな重はおかずとご飯が一緒になっているので、忙しい江戸っ子に人気があって重宝され、発達していったといわれています。このころ白米が好まれるようになった理由は、美味しかったことと憧れを持たれていたこと。また、玄米が倦厭《けんえん》されるようになった理由としては、ぼそぼそして美味しくない、嚙む時間がかかるなどのほかに、大阪や江戸の町民は薪を買わなければならない生活だったこともあり、玄米は炊くのに時間がかかり、薪代が多くかかるので避けられたともいわれています。

このように、町民を中心に白米が定着していきますが、この時代の圧倒的多数である農民たちは農村に住んでおり、それまでと同じく雑穀・一分づき玄米の糧飯に野菜入りの味噌汁、漬物を食べていました。

ちなみに、江戸時代中期以降、食養医師・貝原益軒が『養生訓』を著わしています。正しく食べることが死ぬまで健康で長生きする秘訣であるとして玄米の食養生法を啓蒙し、民衆に人気があったといわれています。今でいう食の予防医療に当たります。

「一汁一菜は肉食に勝る」

これは、自分の一生を守ってくれるのは、毎日いただくご飯と汁ものだよという貝原益軒による歌です。一汁一菜の素食でぐっすり眠れていれば、昼間はどんなに忙しくても、身も心も元気であるとの教えです。

1832年、江戸時代の家庭医学書『病家須知《びょうかすち》』の著者である平野重誠《ひらのじゅうせい》は江戸の両国に生まれ、開業して街医者となり78歳まで生きました。この書物は養生・療養・介護などについて書かれた家庭用医学書で、仮名交じり文で書かれています。

養生の心得は、むやみに薬を用いず自分の自然治癒力で治すことにある。そして、服薬を急ぐよりはまず食事に気をつけるべきであると教えています。これは今でも参考になります。

・脚気の流行（江戸時代後期〜）

江戸時代後期、江戸や大阪の町民は白米の銀しゃりを多く食べることがステータスになっていました。白米を買うのが精一杯で、漬物などは食べていたものの、おかずが少なかったため、現在でいうビタミンB_1不足に陥り、町民に脚気が流行しました。若くして命を落とすものも多くいたため、死に病として恐れられていました。

また、大名や富裕層にも若くして脚気で亡くなるものが多く、徳川3代将軍・家光、わずか20歳で亡くなった13代将軍・家定、14代将軍・家重は脚気が死因だったことは有名です。また江戸時代、若い武士たちは参勤交代で憧れの白いご飯が腹いっぱい食べられるということで喜んで江戸に出かけて行ったのですが、脚気で苦しみ、郷里に帰省し雑穀飯を食べると改善したことから、「江戸患い」という言葉も残っています。

明治時代、日清・日露戦争では、陸軍において軍医・森倫太郎（森鷗外）の指導のもと白米が推奨された結果、兵士が戦争よりも脚気によって多く亡くなった（約3万人）ことが大きな問題となりました。一方、海軍では高木兼寛《かねひろ》が栄養不足にならないよう麦飯を食べさせ、脚気を免れた話は有名です。

第二次世界大戦では、陸軍でも海軍でも脚気により精神障害を発症するケースが多く、多くの兵士が苦しみましたが、このことは長い間伏せられており、戦後75年経ってやっと記録が公開され、わかってきました。戦地で食料が不足していたことや、脚気はすでに撲滅したものと安心していたことが原因だったのではないかと考えられています。脚気の流行は、昭和の初期まで続きました。

しかし、最近になってインスタント食品やジャンクフード、ジャンク菓子の普及により、極度の偏食をする人が多くなったことに加え、アルコールの大量摂取も増えたことで、再び脚気が問題視されています。

・肉食文化が始まる（明治〜大正時代）

明治時代に入ると、それまでの鎖国政策で禁じられていた西洋文化が一気に入ってきました。それにともない肉食禁止令も廃止され、富裕層の人々は主にすき焼きという調理法で牛肉などを口にするようになりましたが、まだ一般庶民の口には入りませんでした。

大正時代には、インド料理のカレー、フランス料理が元になったコロッケなどが肉食文化を広めました。ただし、牛肉はステーキではなく鍋で調理するすき焼きとして食されたり、インドカレーは日本人に合うようにご飯と合わせてまろやかな味に変化させたり、コロッケには日本の味覚に合うようにじゃがいもを使ったりと、日本人好みの味に変化させることで日本食に取り込んでいきました。

私たち日本人の食卓に白米が上がるようになったのは江戸時代末期から明治時代にかけてで、そのような食事が当たり前になったのは戦後の高度経済成長期からだといわれています。それまでは一部の人を除き、多くは玄米もしくは分づき米を食べていました。その頃の平均寿命は40歳前後と推定されていますので、現在の約半分の短さです。

では、玄米を食べていた人たちは短命だったのでしょうか？

実際には、大人たちが長く生きられなかったことよりも、医療や衛生状態が発達していなかったために、生まれてすぐに亡くなる子どもたちが多かったことが平均寿命を引き下げる大きな要因であったといわれています。また、冷害などによる飢饉が度重なったことも若年層の死亡率を上げる原因であったようです。

・戦後の学校給食により、さらに肉食が広がっていった（1945年～）

さらに日本食の流れが大きく変化したのは、第二次世界大戦後の食糧難の際にアメリカのＧＨＱによる食料配布が始まってからです。当時、余っていた脱脂粉乳や小麦粉を輸出したいアメリカから日本への輸入が始まり、同時期に始まった学校給食で使用するようになったのです。1952年ころより完全給食が全国へ拡大されていきました。そして日本は、1955年から1972年までの高度成長の時代に入っていきます。

1960年、私の場合は小学校一年生のとき、十一時におやつがあり、脱脂粉乳と2枚のビスケットを食べ、お昼には各自の持ってきたお弁当を食べていました。そして小学校2年生のときから、本格的な学校給食が始まりました。

給食は「コッペパン＋脱脂粉乳＋マーガリン・ジャム＋野菜＋肉や魚介類の副食」というメニューでした。そして必ずお昼の給食時に「血や肉となるものとして魚や肉からタンパク質を、牛乳からカルシウムを摂りましょう」、「血液をサラサラにしてくれる食べ物として、野菜と果物からビタミン、ミネラルを摂りましょう」と給食当番が全校放送で毎日流していました。

ですから、今でも日本人は肉からタンパク質を、牛乳からカルシウムを摂るということを当たり前の知識として持ち、誰もがそう思っているのです。

1960年より（私の場合田舎でしたので、1962年、小学校3年生になったころから）、ウインナー、ハム、即席ラーメンが普及しました。そして、化学調味料、着色料、防腐剤などの食品添加物入りの加工食品が徐々に多くなっていきましたが、これには学校給食の影響が大きかったのです。一般の人も肉やパンを食べるようになりましたが、1974年ころまでは、まだ家庭で肉を食べることは少なく魚がほとんどでした。

1970年代に入ると、一般家庭でも精白パン食、目玉焼き、ハム、ウインナー、牛乳、ジュース、マーガリン、バターなどが朝食に普及し始め、洋食、中華などを好みで楽しめる時代が幕開けました。子どもの好きな食べ物はカレーライス、オムライス、スパゲティー、餃子などでした。

このころに、トースターや電子レンジなどの電化製品、大型マーケット、外食やファミリーレストランなども普及し、お菓子、ケーキ、アイスクリーム、ジュース、清涼飲料水の品数が増加しました（砂糖が使われている製品も多く出回りました）。

１９８1年には、日本における死因の順位でガンが第一位になりました。私はその要因に、食生活の大きな変化があると考えていますが、それでも１９８５年ころまでは、一汁三菜食（白ご飯＋味噌汁＋漬物＋野菜、魚介、肉の副食）を、家族全員揃って食べる習慣がありました。

・１９８５年以降の日本人の食事（現代食）

世界的な高度経済成長に従ってグローバリゼーションが起こり、日本人の食生活もさらに多様化してきています。特にファーストフード食は世界中へ普及し、レトルト食品、遺伝子組み換え食品や肉、添加物だらけの加工食品、甘味料の中でも特に高フルクトース・コーンシロップ（ブドウ糖果糖液、果糖ブドウ糖液）が使われたお菓子類、ケーキ類、アイスクリーム類、ジュース類、清涼飲料水、ヨーグルト製品などが、日本でも一気に広がりました。

買い弁当や惣菜の普及、電子レンジでの調理の普及も進み、調理しなくても食べられるレトルト食品が増えました。現在、朝食にご飯、味噌汁、漬物、納豆などを食べている人はどれくらいいるでしょうか？　昼食、夕食が和食中心の人はどれくらいいるでしょうか？　麺類、パスタ類、パン類を主食に食べる若い人たちも増えています。お米を食べる人や魚を食べる人は明らかに減少し、肉、牛乳、乳製品は増加し続けています。現在、米の摂取量は60年前と比べて半減しているといわれています。

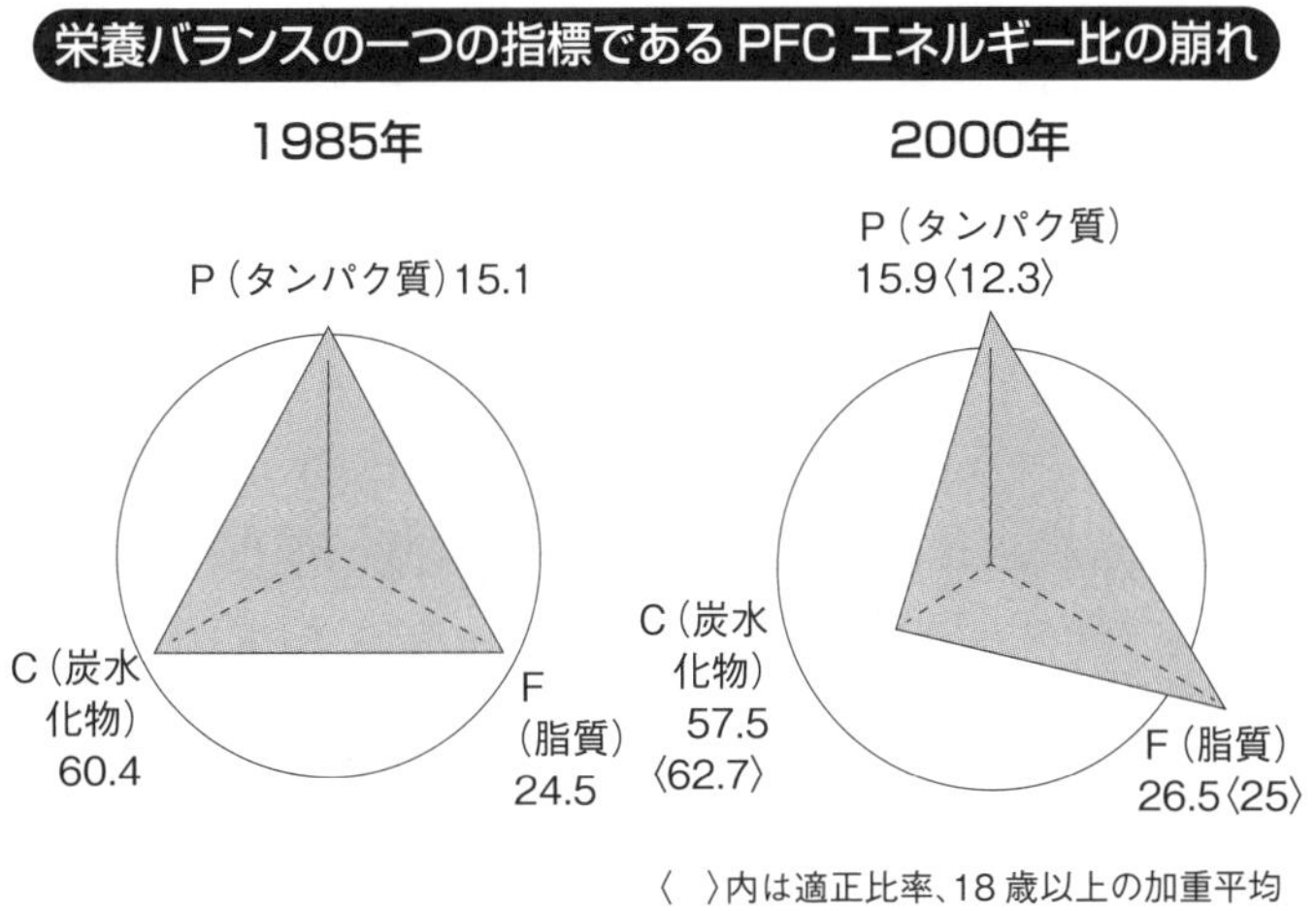

図3-7　PFCバランスの取れた和食［参考：『食育のすすめ―豊かな食卓を作る50の知恵』服部幸應著　マガジンハウス］

ここで、栄養学で使われているPFCバランスを使って、日本食の変化を見ていきましょう（図3－7）。

PFCバランスとは、食生活のなかでタンパク質（P）、脂肪（F）、炭水化物（C）がバランスよく摂れているかどうかを表した指標です。健康的な生活を送るための理想的なPFCバランスは、タンパク質が15％、脂質が25％、炭水化物が60％とされています。PFCバランスがよく取れていれば、きれいな三角形になります。

1985年ころまでの日本食のPFCバランスはきれいな三角形でしたが、食事が欧米化し、肉や油脂類を多く摂るようになった結果、現在はPFCバランスが崩れてきています。このようなことからも、日本で元々食べられていた伝統食の素晴らしさが見直されているのです。

食形態の崩壊によって生活習慣病が増加

日本では子どもも大人も忙しくなり、一家団らんで食事をすることが少なくなって、個食あるいは孤食傾向が進んでいます。それに連動するようにして生活習慣病（高血圧、糖尿病、肥満、心臓病、アレルギー疾患、精神障害、不妊、子どもの奇形、認知症など）も増加しています。これには私たちが普段食べている食事内容が大いに関係していることは、これまで述べてきた通りです。

私たちは今一度立ち止まって、**「自分自身の健康は自分で守る」**ことを念頭において、何より食生活の見直しを行うことが早急に必要なのです。

四章　医療・看護・介護を変える玄米菜食の力

看護の土台に「食」を据える！

この章では、医療・看護・介護、特に看護における「食の予防医療」と「ヘルスケア」の重要性についてお話をしたいと思います。

看護の役割は、診療の補助や介助、傷病者、妊産婦の療養上の世話など〝人〟を看るという看護独自の視点で観察や判断を行い、患者さんの生命と生活を支えることです。近年では、病院や診療所などの医療機関だけではなく、産業・教育・保健・福祉機関、訪問看護・介護関連施設など、活躍する場が広がっています。

現代の医療は高度化し、そこで働く看護師も医学の高度な知識と技術を持つことが必要になっています。しかし、医療がいくら進歩しても生活習慣病は改善されず、増加し続けているのが現状です。このことは看護も含めて、これまでの生活習慣病に対する医療のアプローチに限界があることを示しているのではないでしょうか。

私はこの現状を変えるために、二章でお話ししたような医療・看護の中心に「食の予防医療」を据えた『未来型医療・未来型看護』のシステムを構築する必要があると考えています。もちろん、高い技術を誇る現代医学は必要ですが、その中心には、患者さんの身体を形成し、自然治癒力を高めるための「食」を据えることが重要です。しかも、その「食」は従来のカロリー計算を中心とした栄養学による食事ではありません。その代わりとして玄米菜食を中心にした食生活に変えることによって生活習慣病が改善する可能性がはるかに高まることは、これまで述べてきた通りです。

現在、看護職（看護師・保健師・助産師・准看護師）に従事している方は潜在看護師の方と合わせて約250万人いるといわれています。これは、医療職のなかでもっとも多い数です（表4－1）。

さらに、管理栄養士・栄養士以外の医療職のなかで、唯一看護師（保健師・助産師を含む）は栄養学、管理栄養学を国家試験の必須科目として学び、患者さんの食事の管理と指導を担っています。

私は、このような看護師こそが、「食の予防医療」を推進し、『未来型医療・未来型看護』のシステムを構築する役割を担う存在であると考えています。

「看護学の祖」ともいわれるナイチンゲールは、看護の持つ役割について、

「新鮮な空気、陽光、暖かさ、清潔さを適切に保ち、食事を適切に管理することなど、全ての病人の生命力の消耗を最小限にするように整えることである」

と述べています。

また現代における看護の定義では、看護とは「あらゆる場であら

表4-1　医療従事者の人数

看護師	約127万人
保健師	約6.5万人
助産師	約4.1万人
准看護師	約28万人
潜在看護師	約80万人（*1）
介護福祉士	約175万人
医師	約34万人
歯科医師	約11万人
歯科衛生士	約14.3万人
栄養士	約113万人（*2）
管理栄養士	約26万人（*3）
薬剤師	約31万人
理学療法士	約11万人
作業療法士	約5.1万人
言語聴覚士	約1.8万人
臨床検査技師	約6.8万人
診療放射線技師	約5.6万人

〈（*1）～（*3）以外は、就業者数〉
［参考：令和４年版厚生労働白書など］
（*1）：看護師、准看護師の潜在数。参考「新たな看護職員の働き方等に対応した看護職員需給推計への影響要因とエビデンスの検証についての研究」（静岡大学創造科学技術大学院など：令和２年度）
（*2）：令和２年度免許交付数
（*3）：令和３年度登録数。栄養士を含めた就業者数は約11万人（令和４年版厚生労働白書）

ゆる年代の個人、および家族、集団、コミュニティを対象に、対象がどのような健康状態にあっても、独自に、または他と共同して行われるケアの総体である。看護には、健康増進、および疾病予防、病気や障害を有する人々、あるいは死に臨む人々へのケアが含まれる」（ＩＣＮ・国際看護連盟看護の定義）とされています（注21）。

ナイチンゲールは19世紀、看護師として看護学の基礎を作り上げたのと同時に、当時発展していた医療の知識を十分に理解したうえでいち早くその限界を見抜き、人間の自然治癒力を最大限に高めることの重要性を認識した人であったと私は考えています。

そのような看護に関する考え方のなかで、世界的に生活習慣病が増加している21世紀の現代においてもっとも重要なのが、身体をつくる「食」、つまり「食事を適切に管理すること」であると、私は捉えています。

そこで、ここからはナイチンゲールの医療・看護に関する考え方に焦点を当てながら、看護における「適切な食事」とは何かについて、私の考えを述べていきたいと思います。

ナイチンゲールの生きた１６０年前の時代には、腸チフスやコレラなどの感染症が度々発生しましたが、現代人の多くが抱えているような生活習慣病は、世界的にほとんど見られませんでした。なぜなのか？　それを知る手がかりは、当時の食事内容と現代の食事内容を比べるとわかります。

現在、看護師が学ぶ看護の理論には40以上もの看護モデルがありますが、私の学んだ45年前は、ナイチンゲール、ヘンダーソン（注22）、アブデラ（注23）の看護論しかありませんでした。私の卒業後から、多くのアメリカやイギリスの看護学者の文献が日本でも翻訳され、出版されるようになりましたが、本書ではそのなかから、あえてナイチンゲールの看護論に焦点を当て、看護における「食」について考えていきたいと思います。

（注21）看護の定義

・日本看護協会の看護の定義は前述したＩＣＮと同様です。そして「看護とは、健康の保持・増進、健康の回復、あるいは安らかな死のために、個人及びその家族を含めて、自立するように援助する科学（サイエンス）であり、芸術（アート）である」とされています。

・アメリカの代表的な看護理論の基本概念では、「看護とは現にある、あるいは、これから起きる健康問題に対する人間の反応を診断し、治療することである」とされています。

（注22）ヴァージニア・Ａ・ヘンダーソン（１８９７〜１９９６年）はアメリカの看護師です。著書『看護の基本となるもの』（湯槇ます、小玉香津子訳　日本看護協会出版会）のなかで、人間の基本的欲求14の項目を観察し充足させる看護論（ニード論）を展開しています。

（注23）フェイ・Ｇ・アブデラ（１９１９〜２０１７年）はアメリカの看護師です。著書『患者中心の看護』（千野静香訳　医学書院）のなかで21項目の看護問題を取り上げ、「観察する」という看護独自の機能とは何かを考える看護論を展開しています。

ナイチンゲールの生涯と看護の考え方

ナイチンゲールの看護論について知るために、ここでナイチンゲールの生涯と看護に対する考え方をもう少し見ていくことにします。

フローレンス・ナイチンゲール（１８２０~１９１０年。フィレンツェ生まれ）が看護師としてもっとも活躍したのは、１８５３年のクリミア戦争に従軍したときだと思われます。彼女は上流社会出身で社会的身分の高い貴婦人であり、英国のみならずヨーロッパの社交界において、すでに若きナイチンゲールの人となりや知性が人々の口に上っていました。そのため、彼女のクリミアへの従軍が決定した段階から、世論は大いに彼女の動向に関心を抱いていたといわれています。

彼女はイギリスの職業看護師で、近代看護を確立した人であり、「看護師の祖」「近代看護教育の母」とも呼ばれます。

それだけでなく、彼女は統計学者としても、医学の質の改革者としても活躍し、イギリス国内の衛生理論を確立した第一人者でもあります。また、当時の戦時大臣であった友人のシドニー・ハーバートの要請を受けて、あるいは自らの考えに基づき、ヘルスケアの改変や社会福祉を進めることにも尽力しました。

ナイチンゲールは40歳のとき（１８６０年7月9日）、セント・トーマス病院内にナイチンゲール看護学校を創設しました。そこで、看護の教育と看護管理の指導教育を行っています。

じつは、ナイチンゲールはクリミア戦争から帰還後、37歳から亡くなる90歳までの間、体調を崩し、その大部分をベッド上で過ごしたといわれています。その状態で、先に挙げたような膨大な仕事をやり遂げているのです。ですから、ナイチンゲールの指導は看護学校内で直接行われたのではなく、看護教育者に家に来てもらったり、看護学生や教育者宛に書いた多くの書簡によって行われたりしました（『ナイチンゲール書簡集』浜田泰三著　隆鳳堂）。

ナイチンゲールが生涯に書いた書簡は、友人や知人、協力者、反対者などに宛てた書簡まで含めると、なんと1万5000通から2万通にもなるといわれています。また、幅広い分野を取り上げた文献は150点にも上ります。これらは『ナイチンゲール文書』として、今でも大英博物館に保管されています。

セント・トーマス病院で看護と看護管理をスムーズに遂行するために「ナースコール」を各部屋に置き、中央で管理するシステムを考案したのもナイチンゲールです（『病院覚え書き』小玉香津子訳　日本看護協会出版会）。このようなナイチンゲールによる卓越したアイディアは、現在の病院建設でも参考にされていますが、これを見ても、ナイチンゲールが素晴らしい先見の明の持ち主だったことがわかります。

ナイチンゲールはその当時の女性としては珍しく、幼少時よりドイツ語、フランス語、イタリア語、ギリシャ語、ラテン語を学び、哲学、数学、統計学、天文学、経済学などの教育も受けていました。その後、両親の強い反対を受けながらも看護師になることを目指した彼女は、やっと30歳でドイツの看護学校へ入り、体系的に看護理論を学びました。

34歳のとき、イギリスの戦時大臣であった友人のシドニー・ハーバートの要請により、1853年に始まったクリミア戦争下のトルコで、イギリス陸軍病院の総婦長として従軍。翌年には38人からなる看護団を組織して戦地スクタリに向かいました。このクリミア戦争における彼女の活動には目を見張るものがあり、後に「クリミアの天使」、「ランプを持てる夫人」などと称されました。

なかでも特筆すべきことは、イギリス軍の死亡率を激減させたことです。それまで死亡率が42・7%だったものが、ナイチンゲールが赴任した6カ月後には2・2%に激減したといわれています。

陸軍病院における入院兵士の大半は負傷兵ではなく、栄養不良、壊血《かいけつ》病、凍傷、コレラ、赤痢などの病人であることを、自らダイアグラムを作製して定量化することにより明らかにし、陸軍大臣に報告しました。それによって、兵士の疾病の大半が治療上や制度上の欠陥、あるいはそれらの不備に由来することを示したのです。

適切な食事、衣類、個室などの一般衛生を配慮すれば、「戦場で戦死する兵士一人に対して、病死する兵士が7人」という状態を阻止できる。病院こそが病気を作り出していると、病院改革の必要性を説きました。

ナイチンゲールの看護管理は、データの収集や統計作成など科学的な裏付けのうえに成り立っていました。このような統計を用いた看護の管理方法は、ナイチンゲールが初めて行ったものです。

特に陸軍病院で死亡率が劇的に減少したのは、病院全体を徹底的に清潔にし、兵士たちの生活環境を大改革したことによります。ナイチンゲールが着任した当初は、軍医たちから何をしにきたのかと無視され、何の指示も出されなかったといわれていますが、病院のベッドの周辺はシラミなどがいる状態で、上下水の処理も不十分でした。

ナイチンゲールは、そんな不衛生な環境を改善することから始めました。汚れたベッドや衣服、包帯などをきれいにする、上下水の清掃を行う（本国から専門家を呼んで清掃処理を行った）、十分な換気を行うなど、兵士たちの劣悪な身の回りを整えていきました。さらに、温かい飲み物や食事を与えるなど適切な食事の管理も行い、病気を抱える兵士たちの生活を整えていきました。

こうした看護活動は昼夜を問わず行われましたが、ナイチンゲールは病気の兵士を患者である前に一人の人間として尊重し、関わることを大事にしました。そこには、病気を診る医学とは異なり、その人の全体像を看るという看護のあり方が示されています。それは、その後の医療の質の改革へとつながっていきました。

もう一つ、特筆すべきことがあります。ナイチンゲールは、看護は医学とはまったく異なる独立した分野であると述べていることです。

看護の特質とは、修復過程にある人間に焦点を当てるところにあり、解剖・生理学的な視点から患者をとらえる医学のあり方とは、まったく別のものだということです。ナイチンゲールは、このことについて次のようにも述べています。

看護とは「生命力の消耗を最小にするように修復過程を整えること、すなわちその人にできるかぎり良い環境を整えることによって、対象者の修復過程を促すのである。看護では対象者の環境に着目し、新鮮な空気、光、暖かさ、清潔さ、静けさ、適切な食事を提供するのが目的である」（1859年）。

このようにも述べています。

「病気とは、修復過程である。病気とは、毒され衰弱する過程を治療しようとする自然の働きである。しかもそれはずっと以前から始まって進行しており、結果として、現れたのが病気である。つまり病気とは、人間が環境からさまざまな悪影響を受け、同時に身体の中に起きる衰えに対して、自然によって定められた修復過程である。

健康は、人間の持つ力を最大限に発揮できるようにし、良い状態を保持することである。そのためには、人間の周りにある環境要因を調整し病気を予防することによって実現が可能である」（『実践に生かす看護理論19』城ケ端初子編著　サイオ出版より）。

たとえばガンについて、ナイチンゲールによる病気の概念を使って考えてみましょう。「病気」という言葉を「ガン」に置き換えて考えてみることにします。ナイチンゲールが生きた時代と現在の環境は大きく変化していますが、その変化こそが現代のガンや生活習慣病の要因となっています。

①ガン（病気）とは、修復過程である

②ガン（病気）とは、毒され衰弱する過程を治療しようとする自然の働きである

③しかもそれはずっと以前から始まって進行しており、結果として現れたのがガン（病気）である

現在、ガンが1㎝まで形成される過程は、すでに10年前から始まっていることがわかっています。自然医学の権威である森下恵一医学博士は、ガンが形成される過程と治療について、次のように述べています。

「ガンは誤った食物によってこしらえられた質の悪い血球がガン細胞に変わっている」

「ガンは環境により毒された身体を修復しようとしてガン細胞をつくり、自己を助けるために汚れた血液、血球の塊（ルロー）やリンパ球を排毒しようとして固まった姿である」

「血液の質を良くしていけばガンは治る。体細胞は新陳代謝を行っているからだ。所定の働きを終えた体細胞は解体処理され、代わりに新しい体細胞が誕生する——ということが繰り返されている。だから、いい質の血球をどんどん組織に送り込んでいけば、病変細胞と健康細胞は自然に置き換えられていく。ガン細胞の場合とて、まったく同じである。

正しい考え方（ガン理論）に沿って、正しい治療法を行えば、ガンは必ず治せるし、予防できるのである」（森下理論：『自然医食のすすめ』美土里書房より）。

私の療術院に来られた方々のなかにも、誤った食べ物を、玄米菜食を中心にした食事に変え、さらに他の代替医療をプラスして行っていると、腫瘍が解体して赤血球に戻り血液となって、肛門、尿道、膣から排出され、病院での検査（CTスキャン・MRI・エコーなど）で「ガンが消えている」

と医師の説明を受けた方が何人もいらっしゃいます。

④ガン（病気）とは、人間が環境からさまざまな悪影響を受け、同時に身体の中に起きる衰えに対して、自然によって定められた修復過程である

⑤健康は、人間の持つ力を最大限に発揮できるようにし、良い状態を保持することである。そのためには、人間の周りにある環境要因を調整しガン（病気）を予防することによって実現が可能である

現代の「環境から受けるさまざまな悪影響」とは、表4－2にある通りです。

これらによって体内で起こる障害や衰えを修復しようとする自然な過程としてガンが現れているため、悪い環境要因を取り除き、良い状態を保持する必要があります。

表4-2 「環境から受けるさまざまな悪影響」

肉食、脂肪、砂糖過多の食事、農薬や化学肥料、食品添加物、化学調味料、保存料などに含まれる大量の化学物質、遺伝子組み換え食品、水や空気の汚染、電磁波障害、放射能汚染、薬害、経皮毒などによる悪影響と、ますます複雑化する社会環境によって生じたストレスによる精神的な悪影響

ガンを例にして述べましたが、ナイチンゲールの看護論の中心にある考え方は自然によって定められた修復過程を促すことにあります。私もこのような考えに基づいて長年にわたり、日本の伝統食をベースにした玄米菜食と発酵食品中心の食事指導を実践してきました。それによって、対象者の生命力の消耗を最小限にできること、予防医療が可能になることを実証し、後述する看護理論（高浜理論）としてまとめることができました。

その一方で、現代の医学や看護学、栄養学にはこうした内容が加味されていないことも痛感してきました。私はこの本で、特に看護職の方々にそのことをより深く知ってもらい、従来の枠組みにとらわれず、食事療法などの自然療法を看護療法として柔軟に取り入れることによって、日本の医療・看護を共に転換していくことができるのではないかと考えています。

近代西洋医学を席巻した細菌学説

フランスのルイ・パスツールは（１８２２〜１８９２年）はフランスの生化学者、細菌学者であり、空気や酸素なしに増殖する『嫌気性菌』を発見したことで知られています。

パスツールは「生物の発酵や腐敗は細菌によって起きるものであり、生物が自然に発酵したり、腐敗したりするのではない。人間や動物が病気になるのは、すべて体内に入ってきた菌が原因である」と主張しました。

また、彼は様々なワクチンを開発し、それらを使った予防接種を推奨しました。菌の純粋培養や染色法を確立させるなど、現在の細菌検査法の基礎を築き、現代医学、近代西洋医学の礎を作った人です。「近代細菌学の父」とも呼ばれます。

この流れに続いたのが、ドイツのロベルト・コッホ（１８４３〜１９１０年）です。コッホはドイツの医師、細菌学者であり、細菌学の第一人者ともいわれています。１８７６年に炭疽の原因が炭疽菌という細菌にあることを発表しました。さらに、1882年に結核菌、1883年にコレラ菌を発見し、1905年にはこれらの功績に対してノーベル医学・生理学賞を受賞しました。

コッホは、「病気の発生は、外部からの感染源である細菌によって生じる」という『細菌学説』を唱えました。これは、病気の第一の原因は、細菌にあるという主張ともいえます。

日本の北里柴三郎（1853～1931年）も、ドイツのベルリン大学においてコッホに師事しました。1889年に破傷風菌の純粋培養に初めて成功し血清療法を確立。1894年にペスト菌を発見しました。私立の北里研究所を設立し、これは現在の北里大学病院となっています。後に世界で活躍する野口英世や志賀潔などの弟子を育てました。

さらに進んで1928年には、アレクサンダー・フレミング（1881～1955年）が抗生物質（ペニシリン）を発見したことによって、その当時恐れられていた結核を撲滅することに成功し、コッホらが提唱した『細菌学説』が世に知られることになりました。

この流れは現在にも続き、病原菌は薬で殺せるものだと、現代人の多くが理解していると思います。その後さまざまな薬が開発されることで、現代医学では、薬によって病気を治すという考え方が主流になっています。

ところが実は、パスツールらと同時代に、この流れに反する考え方が生まれていました。

ドイツのマックス・フォン・ペッテンコーファー（1818～1901年）は、ドイツの生活環境と病気の発生との関係に注目しました。彼は、当時のコレラ流行の原因は、人の腸管内に存在している病原体が糞便によって広まることにあり、その病原体が土壌を汚染することによって生じる瘴気こそが病気を生むという仮説を立て、下水道整備の必要性を説きました。実際に下水道の普及によりコレラは減少し、衛生行政の発展に多大な功績をおさめたことで「近代衛生学の父」とも呼ばれています。

ペッテンコーファーは、病気の発生理論に関する見解の違いから、パスツールやコッホらによる細菌学説に真っ向から反論をしていました。病原体のみが病気の原因であるという彼らの主張を否定していたのです。そしてある学会で、当時恐れられていたコレラ菌を大勢の前で飲んで見せました。結果として、彼は熱も出ず、下痢をしただけでコレラに罹ることはありませんでした。自ら自分の考え方を実証してみせたのです。

また、フランスの医師であり、化学者・疫学者であったアントワーヌ・ベシャン（1816～1908年）は「病気の原因は、身体の中にある。身体の中には有機的な微生物がいて、身体が弱った結果、それが菌に変化する。病気は体内細胞の中にある微生物に起因する。宿主の健康状態が病の第一の原因である」という考えを示しました。つまり、病気の最も重要な原因は、私たちの身体の状態にあるということです。

先ほどご紹介したパスツールは死の間際に「私の細菌理論は間違っていた。細菌を取り巻く環境が病気を左右するのだと言っていたベシャンは正しかった」と自身の間違いを認めたともいわれています。しかし、医学界ではすでに細菌学説が浸透しており、医学は細菌やウイルスの撲滅を薬によって目指す方向に進んでいったのです。

私たちは2019年より起きたパンデミック、コロナウイルス感染症に遭遇しましたが、政府の発信する情報に従い、マスクをし、手洗いをし、知り合いとの会話を避ける行動をとり続けました。これらは、対策として環境を整えるという点で部分的に意味がありました。

しかし、同じ環境にいても、また予防接種を3回、4回と打った場合であっても、コロナウイルス感染症に罹る人と罹らない人、もし罹ったとしても、軽症で済む人と重症化してしまう人がいました。ベシャンなどの時代にはその原因はわかっていませんでしたが、今ではその違いは、その人が元々持つ体力や免疫力の違いからくるとわかります。

また、入院した人であっても、ウイルスには抗生物質が効かないことから、主な症状（熱、咳、のどの痛みなど）を改善するために薬による対症療法や治療を行い、看護によって環境を整えることで、その人の持つ体力、免疫力を高め、助けるしかありません。肺炎で亡くなった多くの人々は何らかの生活習慣病を持った人、または高齢者でした。

一方、長年、医療が細菌に対して抗生物質を使い続けた結果、抗生物質に対して耐性を持つ「薬剤耐性菌」が発生していることが原因で、2019年時点、世界で約120万人が死亡したとWHOが発表しています。私たちは、このような事態に対応するためにも、「正しい食事」を摂り、免疫力を維持し、高めていく必要があるのです。

ナイチンゲールはなぜ細菌学説を容認しなかったのか?

これまでに紹介してきたドイツのコッホ、フランスのパスツールらは、ナイチンゲールと同時代の学者たちです。ところがナイチンゲールは、彼らの細菌学説を容認しなかったことで、しばしば中傷されたり、あざ笑われたりしました。

しかし実際には、彼女は接触感染や、患者もしくは環境に由来する汚染に関して非常に明快に理解していましたし、予防接種にも理解を示していました。このことは、『看護理論家とその業績』(アン・マリナー・トメイ編、都留伸子訳 医学書院)やその他の文献にも記されています。それにもかかわらず、彼女が細菌学説を容認しなかった理由について、私は次のように考えています。

ナイチンゲールは、病気に対して「人間は病気に対して修復しようとする力(自然治癒能力)を持っており、修復に適した環境を整えることによって患者は、自分の持つ力の範囲内で修復することができるのである」という考えを持っていました。このような考え方を「自然学説」と呼びます。

ナイチンゲールはこの自然学説を、パスツールらの細菌学説と対比して捉えていたのだと思います。確かに、この2つの考え方に対応するように、病気の治し方には大きく分けて2つの方法があります。それが、自然医学と現代医学です。

森下敬一博士は、この2つの医学について一元論(自然医学)と二元論(現代医学)という概念

表4-3　現代医学と自然医学の対比［参考：『ガンは食事で治す』森下敬一著　ベストセラーズ］

病気に対する2つの考え方

自然療能説	病原体説
内的な 必然性で発病	外的な 偶然性で発病
自然的治療法 （食物、ハリ、灸 指圧、マッサージ、漢方）	攻撃的治療法 （化学薬剤 手術 放射線）
総合的 全体的	分析的 局所的
東洋論理	西洋論理
一元的	二元的
病気は「善」	病気は「悪」
自然医学	**現代医学**

を用いて整理をしています。ここでは、森下博士の『ガンは食事で治す』（ベストセラーズ）を参考に考えてみたいと思います（表4－3）。

自然医学では、生命の世界は「可逆的である」と考えます。これは、命がある限りどんな病気でも治る可能性を持っていることを示しています。「病気になった」というのは病気になるだけの条件が整った結果なので、逆に適切な処置を行えば治っていきます。

これは、難病の代表であるガンにも当てはまりますし、他の慢性病も同じです。「元に戻る」ことが生命現象の特徴であり、病気も例外ではありません。そのような理解のもとに治療を行えば、病気は自然に改善されます。私も、そうした事実を何度も目撃してきました。

自然に治る力を「自然治癒力」といいますが、残念ながら現代医学は病気の原因と、生命体としての人間の身体を切り離して考えるため（二元論）、自然治癒力の働きが見えなくなっているのです。

一方、自然医学では、発病の原因だけではなく、生活環境の全てが人間と一体であり、この世界の全ては連続した一つのものであると捉えて（一元論）病気と向き合います（これは、アメリカの理学博士・看護学者であるマーサー・ロジャーズの「ロジャーズの看護論」における「人間は部分の総和ではなくそれ以上の存在で、環境の場に統合されたエネルギーの場である。また人間と人間を取り巻く環境が補完性、連続性、相互作用を持って解放型の宇宙へと広がっている。そのように人間は統一体なのである」との表現にも通じるものがあります）。

一元論的に物事を考えていくと、生命の問題も自然に解決の糸口が見つけられます。病気の原因は人間の身体に起こった歪みですが、それは人間を取り巻いている生活環境の歪みを反映しているものです。なかでも食物、運動、精神などの歪みは病気と深い関係があるので、その歪みを正していけば、人間の身体に生じた歪みも自然治癒力によって是正され、病気は自然に消えていきます。

自然治癒力は、人間の身体自体に備わっている、自らの歪みを自ら是正しようとする自然のシステムであり、医学用語では「ホメオスタシス（体内の環境の恒常性を保とうとする機能）」といわれるものです。

このように理解すると、私たちが「病気」と呼んでいるものは、この自然治癒力が発動して、身体自体が自ら健康な状態に立ち戻ろうとするときに起こる現象であることがわかります。ですから自然医学では、病気を攻撃するのではなく、病気に適応、あるいは同化しながら穏やかな治療法を取るようにします。

それによってこそ、病気を本当に治すことができ、本来の健康を蘇らせることが可能になると、森下敬一博士は述べています。

たとえば、ウイルスが体内に侵入して発熱したとき、現代医学では、その原因はウイルスにあると捉え、化学薬剤を用いてウイルスの死滅を図ろうとします。それに対して自然医学では、発熱はウイルスに対応するために自然治癒力が発動されることで起こるものであると捉えます。ですから、無理に熱を下げるのではなく、むしろ身体を温めたりして、自然治癒力がよく働くように仕向けるのです。

ナイチンゲールは、このような自然医学（一元論）的な考えを持っていたからこそ、パスツールらの細菌学説（今でいう二元論的な考え）を容認しなかったのではないかと思います。看護とは、その対象者の持っている自然治癒力を引き出す手助けをすることであると考えていたのです。

三章でご紹介したマクガバンレポートでは、心臓病、脳卒中などの生活習慣病は現代の間違った「食生活」が原因になって起こる食原病であるということが述べられています。これは、今述べた自然医学的な考え方といえるでしょう。

日本において私たち看護師は、栄養学、管理栄養学を学んでいます。そこでは、タンパク質を中心に炭水化物、脂質などのカロリー計算を行い、そこにさまざまな栄養素を足していくという考え方が基本になっています。このような栄養学に基づいて、看護師は患者さんへの栄養指導や教育に当たってきましたが、それでは高血圧も糖尿病も心臓病も治りませんでした。

キャンベル博士は一元論的なアプローチとして、プラントベース・ホールフードを取り入れることで生活習慣病は改善されると断言しています。それは日本食でいえば、玄米菜食に当たります。カロリー計算に関係なく、それらを予防食、日常食、治療食として提供することで、実際に病気を予防できたり、改善できたりするのです。

家庭内看護で肺炎と誤嚥性肺炎を改善へ導く

ここで、私の二人の母たちに起きた肺炎、誤嚥性肺炎を、薬を一切使わず、自然療法（代替医療）と、看護の知識と技術を活かした家庭看護によって改善した事例をご紹介します。

肺炎は、日本の死因順位で5位、誤嚥性肺炎は6位（2021年時点）となっており、特に高齢者に多い疾患です。高齢者の肺炎は、病院へ連れて行っても命を落とすことが多いのですが、わが家の都合上、家庭看護をすることになりました。私が親族の看護で10日間不在中、夫が義母の介護を行っていましたが、そのタイミングで義母に肺炎が起きました。

・認知症である85歳の義母の肺炎を家庭看護で改善へ導く

私が帰宅してすぐ部屋に義母を見に行くと、ひどい肺雑音と喘鳴《ぜんめい》（痰がからみゼイゼイ音を立てる）があり、体力が低下して身体は硬く動かなくなっていました。高熱で39・8度から43・3度もあります。経験上、これは「肺炎だ」とすぐにわかり病院へ連れて行こうとすると、本人は「行かないと」言い、まったく動こうとしません。救急車を呼ぶから行こうと言っても行かないと言います。

〈看護の実践〉

私はすぐに聴診器で肺の上葉・中葉・下葉の肺雑音を確認し、呼吸器に対するアロマ（去痰作用、気管支拡張作用、抗菌作用、筋肉弛緩作用がある）を胸と背中に塗って吸入させ、2時間ごとに体位変換を行い、背中をトントンと軽くタッピングして排痰を促しました。

感染予防のためのアロマレモンエッセンシャルオイル（抗菌作用、記憶改善作用）と、呼吸器における感染予防のためにブレンドしたアロマオイルをティッシュペーパー（4つ折りにして3滴ずつ）に染み込ませて匂いをかがせました。

足の裏には抗生物質に当たるアロマとしてオレガノを塗りました（このアロマは純度100％のもので、薬よりも即効性があります。市販の化学合成剤入りのものではないものです）。

さらに解熱の促進と肺の炎症を改善させるため、イトオテルミー療法を足の腹と胸部に行ったところ、一時間後には解熱し37・2度になりました（アロマ単独でも解熱を促す効果がありますが、イトオテルミー療法で足の裏を薬草温熱であぶるだけでも解熱する効果があります）。

痰の色は、最初は黄緑色でしたが次第に薄くなり、白から透明色に変化していきました。そのほかに、水を含ませたガーゼで口腔ケアを行い、ガーゼに染み込ませた水分を少しずつ吸わせ、沈下性の肺炎を予防しました。

こうしたことを夜間帯も2時間おきにくり返しました。

翌日（二日目）は、水分摂取を心がけ、すりおろしたりんごの汁を飲ませました。その後、熱も下がってきましたので、白ご飯の重湯を作り、梅干しと一緒に食べさせました。水分摂取は一回100ccを喉の渇きに合わせて飲ませ続けました。栄養補給のためミネラル溶液を水で薄め、酵素蜜（米ぬかとオリゴ糖を麹で発酵させたもの）を混ぜて吸い飲みで飲ませました。

発汗による衣服の交換はタオルで身体を拭いてから行い、排尿と排泄の介助を行いました。紙オムツ交換時には排尿量を測り、それを見ながら水分摂取を促しました。こうしていると、肺雑音もほとんど消失しました。

三日目になると、肺雑音は完全に消失し、熱も下がり、食欲も出てきたので、りんごとバナナと野菜・豆乳のスムージーを飲ませ、二度炊きした発酵玄米のお粥と味噌汁を食べさせました。

その日の昼から歩行できるようになったので、本人を説得してかかりつけの医院へ連れて行きました。やはり医師は「軽い肺炎です」と言われ、「年寄りは急変することがあるし、5月の連休に入るので用心のため大きな総合病院へすぐに入院させて様子を見るように」と強くすすめられました（私自身は、山場を通り越して安定してきているので入院の必要性はないと考えていましたが、このときは先生の指示に従いました）。

それからすぐ、紹介された総合病院へ入院をしました。病院の医師は10日間くらい様子を見ますと言われましたが、食事も全部食べ、元気に暮らしていて、経過が良好なので、一週間で退院の許可が出て帰宅しました。看護師さんの説明では「初めから食事を全部食べ、体調も良好で元気に過ごしていました。あまり手もかかりませんでした」ということでした。

デイサービスは、体力が落ちているので一ヵ月間休ませた後、再度通所して元気に暮らし始めました。

・87歳になる実母の誤嚥性肺炎が家庭看護により改善

デイサービスから帰ってきた実母を抱き抱えて移動中、私の足がすべって母がベッドの脚に左側の頭を軽く打ち、軽い右手麻痺が起きました。それは回復したのですが、そのころから、それまでは思考が鮮明だった母が半年後には徐々に外傷性の認知症へと進み、自力での歩行ができなくなり、要介護度4になりました。それでも、薬は飲まず、穏やかに過ごしていました。

ある日、デイサービスで昼食時に食べ物がむせて嘔吐したそうです。介護士さんから申し送りがありました。その後、いつものように17時に帰宅。夕食後の20時ごろ、39度の熱を出しておりましたので、呼吸器に良いアロマエッセンシャルオイルのブレンドと感染予防のためのアロマを吸入させて、1時間後には37・3度に解熱しました。様子を見ながら、次の朝、病院へ連れて行きました。

誤嚥性肺炎と診断されましたが、「病棟に空きがないため、毎日点滴を一週間続けますので家から連れて来てください」と医師から言われました。仕事が入っており、毎日、母を病院へ連れて行くをしました。

ことはできませんでしたので、家庭で看護することに決めました。

施術室の隣の部屋を母の部屋にしておりましたので、仕事をしながら観察を続け、肺炎の手当

誤嚥性肺炎の看護診断・看護計画・看護治療

ここからは、看護に関する専門的なお話になります。看護師や介護士など医療従事者の方、また興味を持った方にお読みいただければと思います。家庭看護において、自然療法と看護の知識と技術により誤嚥性肺炎を改善させた事例として記しておくものです（一般の方は、肺炎になったときはすぐに病院へ行くようにしてください）。

⑴看護診断による問題点

①39度の発熱があり、悪化しやすい肺炎の状態にある
②総義歯であり、新たに沈下性肺炎のおそれがある
③バイタルサイン（呼吸、脈拍、血圧、体温）の継続した観察が必要である
④肺雑音と喘鳴《ぜんめい》が著明《ちょめい》で、痰を自力で出せない
⑤自分では動くことができないため、褥瘡《じょくそう》（床ずれ）になりやすい
⑥寝たきりのため、排泄と飲水の量の測定が必要

⑦排痰を促すためにも、生理的にも、水分摂取は重要で、少しずつこまめに嚥下《えんげ》に注意しながら吸い飲みで与える必要がある

⑧食事、口腔と身体の清潔、衣服交換、排泄・オムツの介助の必要がある

(2)看護計画

①バイタルサインの継続した観察を行う

②2時間毎の体位変換が必要である（排痰と床ずれ予防）

③ベッドは30度頭部を高くする（肺野を広くして呼吸を楽にするため）

④喀痰《かくたん》排出のための定期的な肺音の観察とタッピングを行い、痰の喀出《かくしゅつ》を促す

⑤オムツの尿量と飲水量の測定をする

⑥水分摂取は、少しずつこまめに嚥下に注意しながら吸い飲みで与える（1日目安量：1000㎖に近づける）

⑦食事は状態に応じた適切な食事を与える。飲み込みが悪いときは誤飲の予防として葛湯にして、とろみをつけて飲ませるようにする

⑧食前、食後の口腔ケア・義歯のケア（沈下性肺炎の予防のため）と、身体の清潔を保つために体調を観察しながら清拭《せいしき》（身体を拭く）をする

⑨全てにおいて身の回りの世話、介助が必要である。病院に入院しているのであれば水分補給、電解質調整と感染予防のために抗生剤やブドウ糖・ビタミン・ミネラルの補液などが行われ、緊急時

体制のために持続点滴が行われているが、家庭看護の中ではそれを代替医療で補わなければならない（代わりに、ミネラル溶液や糠の酵素食品、抗菌作用のあるアロマエッセンシャルオイルを利用する）

⑩解熱の自然な促進と肺の炎症改善を自然療法を使って行う。イトオテルミーの薬草温熱を利用する。アロマの塗布と温熱を加えることでアロマは１００倍の効果を発揮するといわれている

(3)看護の実践

①バイタルサインの確認

②少しでも呼吸が楽になるよう、ベッドを常に30度に挙上《きょじょう》しておく

③2時間ごとの体位変換を行う際、背部のタッピングを行いながら排痰を促し、身体を足から心臓へ向かって軽く摩擦し体循環を促すとともに、床ずれの予防を行う

④代替医療として感染予防のために、純度１００％のアロマエッセンシャルオイル（呼吸器のためのブレンド。去痰、喀痰、気管支拡張、抗菌作用がある）を胸に塗布する。足の裏には抗生物質にあたるアロマ・オレガノを塗布する

⑤アロマを吸入させ、胸と足の腹に塗布した後、イトオテルミーの薬草温熱療法を行う。これにより一時間後には37・3度に解熱し、排痰と肺の喘鳴も減少した

⑥水分と栄養補給のためのミネラルジュース（ミネラル溶液と糠の酵素食品）と水を注意しながら吸い飲みを使って少しずつ飲ませる（飲み込みが悪い場合は葛湯によりとろみをつける）

⑦身の周りの世話（環境整備、空調調整、換気、日光の取り入れ、食事の介助、オムツの交換、清潔維持のための清拭と衣服交換）を随時に行う。義歯のため、口腔ケアは食前食後に行なう（沈下性肺炎の予防のため）

看護計画に沿って看護の実践を行った結果、一時間後には体温が37・3度に下がり、次の日には37度まで下がりました。また、喀痰を促した結果、徐々に痰の喀出量も減り、痰の色も黄緑色から白色、透明に変化し、3日間で改善しました。

様子を観察しながら水分摂取や栄養補給を行い、オムツの重さを測定して排尿と排便の排泄状況をチェックするとともに、身体の水分量のインとアウトのバランスに注意しました。

また、床ずれも予防できました。肺炎は一週間で改善できました。

(4)食事のあり方

〈一日目〉食欲、食思《しょくし》と飲み込みの状況を確認しながら、少しずつ飲食物を与えました。

〈二日目〉解熱したのでミネラル水を吸い飲みで飲ませながら、食事はりんごをすりおろしたものを食べさせるようにしました。徐々に白ごはんの重湯や、（具なし）味噌汁を飲ませるようにしました。

〈三日目〉白いご飯の全粥と梅干し、米糠の発酵食品を混ぜて食べさせるようにしました。

〈四日目〉段々と食べたものを飲み込めるようになり体調が良くなってきたため、発酵玄米を2度炊きにしたご飯に加え、野菜・豆腐入り味噌汁をミキサーに入れ流動食を作り、スプーンで食べさせました。

その後、飲み込みも良くなり肺の喘鳴や痰の排出も沈静化して、一週間後には穏やかな呼吸状態に戻りましたので、徐々に発酵玄米の普通食に戻していきました。二週間後には状態も随分落ち着きましたが体力は弱っていましたので、一カ月間様子を見ながら家庭内看護を続けました。

肺炎を起こしてから、体力が回復するのを待って、約一カ月間休ませたところで、再度元気になり、デイサービスに通所することができるようになりました。

「食の予防医療」で看護の力を発揮

私は、「食の予防医療」を看護ケアの中心に持ってくることで、看護上の世話や診療の補助のために使っていた時間をかなり削減できると考えています。また、正しい食事教育を患者さんや地域の人々に行うことで、生活習慣病の改善や減少につなげることもできます。

実際には、患者さんに対する食事の世話の一環として食事の指導教育に力を入れるのが良いと考えます。特に玄米菜食を中心とした食事を取り入れると、腸内フローラが改善され、便秘が解消します。免疫力が上がり体温も上昇、自然治癒力が引き出され、生活習慣病の改善につながります。その結果、看護の範囲内で病気の改善が期待できるのです。

このような看護であれば、医薬品による副作用や、大がかりな医療装置への依存度を下げることもできます。治療における患者さん自身の苦痛を軽減することもできます。

これまでの医療は「医術で病気を治すこと」が目的になっていましたが、これからの医療は、その人が本来持っている「自ら治る力＝自然治癒力」に働きかけることを目指すべきです。その際、もっとも力を発揮できるのが、食を土台とした看護（『未来型看護』）であると私は考えています。

「食事で治せるものを他の手段で治そうとするなかれ」

これは、12世紀の哲学者マイモニデス（スペイン）の言葉です。「西洋医学の父」「医学・薬学の祖」と呼ばれるヒポクラテスの教えを考えれば、当然のことを指摘しているのだと思います。

ヒポクラテスは、私たちが忘れてしまったような医療の原点を教えています。特筆すべきことは以下のようなことです。

・技術が病を治すのではなく、身体が病を治す
・病気は、人間が自らの力を持って自然に治すものであり、医者はこれを手助けするものである
・私たちの内にある自然治癒力こそ真に病を治すものである
・汝の食事を薬とし、汝の薬は食事とせよ

・食物で治せない病気は医者でも治せない
・食物について知らない人が、どうして人の病気について理解できようか

約2500年前、ヒポクラテスの時代から受け継がれる「西洋医学」は本来、食事やハーブなどの植物を用いた自然療法を主体としたものです。現在の私たちが知っている、薬や手術中心の「近代西洋医学」は19世紀後半に発展し、170年ほどの歴史しかありません（日本の近代医学教育の始まりは明治維新後です）。

すでに述べたように、厳密にいいますと、「西洋医学」と「近代西洋医学」では考え方が違います。現代医療の中核をなす近代西洋医学は、どちらかというと「現れた症状をいかに押さえ込むか」を主体としており、急性的な症状に力を発揮しやすいのが特徴です。しかし、慢性疾患の治療や根本的な改善には力を発揮しにくいというのが現状です。

21世紀の医学は、慢性疾患を根本的な治療に導くものでなければなりません。それには、マイモニデスやヒポクラテスの言葉にある「食事で治せるものを他の手段で治してはならない」「食物で治せない病気は医者でも治せない」という医療の基本に立ち返ることが必要なのです。

私の体験では、ほとんどの慢性疾患は玄米菜食を中心とした食事で改善していきます。それに基づけば、看護においても食事を適切にし、患者の生命力の消耗を最小限にすることこそ、病気の改善につながる基本であるといえます。

「食の予防医療」こそが看護の真髄

ナイチンゲールの著作のなかには、現代でも通用する看護理論が豊富です。彼女は、「看護とは、新鮮な空気、暖かさ、清潔さ、静かさを適切に保ち、食事を適切に選択し管理すること……、こういったこと全てによって患者の生命力の消耗を最小にするように整えることにある」と述べています。さらに、このような看護を行うのは（職業としての）看護師だけではないとして、「女性は誰もが看護師なのである」と述べています（『看護覚え書』湯槇ます、薄井坦子、小玉香津子、田村眞、小南吉彦訳　現代社）。現代は、全ての人が介護者になる時代になっています。

さらに、「薬を与えることは何かをしたことであり、空気や暖かさや清潔さを与えること（看護をすること）は何もしてないことであるという確信が、なんと根強く行き渡っていることか」「病気の成り行きを決定するうえにおいて、注意深い看護が極めて重要である」とも述べていて、当時の英国社会で一般に浸透していた考え方を批判しています。

このようなナイチンゲールによる医療・看護への評価は、160年を経た今日の日本でも同様です。それは、看護が医療とは違って目に見えにくいことから社会的に理解されづらいことや、診療報酬制度のもとでは看護そのものがほとんど評価されないことが関係しているといわれています（『看護の力』川嶋みどり著　岩波書店）。

しかし私の体験では、本人や家族、あるいは地域の人々に「食の予防医療」を指導し教育することで、目に見えて生活習慣病が改善していき、その結果が確実に現れます。そしてそれぞれの人々が、自分で自分のケア（セルフケア）を行うことができるようになっていきます。それは単なる自立ではなく、病気からの完全な自立であり、その人の生活の質（ＱＯＬ）を高めることにつながっていきます。

ですから、医療現場においても「食の予防医療」に取り組むことで、患者を減らすこと、医師や看護師の負担を軽減することが可能になります。看護本来の目的である病気の予防と健康増進に貢献することも可能です。もし、より多くの看護師や介護福祉士などがこのことに気づき、実行に移すなら、日本の医療を大きく変えることにつながると考えます。

先程も紹介したように、現在、日本の看護職者は、潜在看護師約80万人を含めると約２５０万人にも上りますし、介護福祉士は約１８０万人います。また、家庭内での世話や食事を提供する介護ヘルパーの人材まで含めると、さらに増えます。「食の予防医療」は、このようなマンパワーを真に生かすことにもつながると思います。

さらには、特に超高齢化による医療費の負担（年間の医療費は、20歳から40歳は約20万円、50歳から64歳は20万円以上、65歳以上は約75万円、75歳以上は約93万円に上ります［厚生労働省「令和元年　年齢階級別国民医療費」］）、介護の負担、人手不足も深刻化していますが、「食の予防医療」は、こうした問題の解消にも大いに役立つことになるでしょう。

前述したようにナイチンゲールは、クリミア戦争で英国軍の死亡率を激減させました。それまで軍人が傷病兵の看護管理をしていたころの死亡率は約42・7％であったのが、ナイチンゲールが赴任した六カ月後には約2・2％にまで減少したといわれています。そして、それはイギリスの医療改革や社会改革につながりました。

私が行っている「食の予防医療」を現代の約200万人の看護師たちが行った場合、高血圧は2週間から3週間で改善し始め、動脈硬化や糖尿病、心臓病、その他の生活習慣病も、3カ月から4カ月で改善へ向かい始めます。同様に、ガンの改善も期待できるでしょう。

これまでは、ガンへの医療は主に三大医療（抗ガン剤、手術、放射線治療）がメインでしたが、「食の予防医療」を導入し、他の代替医療と組み合わせた統合医療を行うことで、本人の負担を減らし、より良い結果を得ることができると考えます。

また、すでに抗ガン剤治療や手術、放射線治療を受けてきた場合でも、退院時の指導、教育に「食の予防医療」を取り入れることで、ガンの再発防止の可能性が高まると考えられます。私は、これまでガンの術前術後の方々を指導をするなかで、10年以上も再発せず元気に過ごされている人たちがいることを経験してきました。

「食の予防医療」は、精神的な痛みや苦しみを可能な限り緩和することにもつながります。自然治癒力を引き出し、35度台の体温を37度台まで高めることで、ガンが消失するという事例も経験してきました。

事例 初期膀胱ガンの男性に玄米菜食を指導し改善

ご主人（65歳）が初期膀胱ガンである奥様が、玄米菜食の食事療法を学びに福岡から熊本に来られました。帰られてから、忠実に実行されたそうです。3カ月が過ぎるころ、電話がありました。「主人が定期検診に行ったら体温は37度なのですが、腫瘍マーカー（注24）が上がってきていると言います。治っていないのでしょうか」とのことでした。このご主人は、私の友人である73歳の医師から紹介された65歳の歯医者さんでした。

じつは、友人の医師自身も、玄米菜食の食事療法によって糖尿病が改善されました。医師の奥様は栄養士さんで、「教えてください」と言われて熱心に学ばれ、食事療法を実践されたことがご主人の改善につながったのです。15年前のことです。

話を戻して、この歯医者さんの奥様から体温について電話があったころ、たまたま私の地元である熊本に新潟大学名誉教授で医学博士の安保徹先生が講演に来られました。その場で、この事例のことについて先生に直接お尋ねすると、「37度まで体温が上がって、もう一度腫瘍マーカーが上がることがありますが、心配しないで良いです。治っていきますよ」とのことでした。

確かにその後、その歯医者さんは仕事を休むこともなく続けられ、ガンは改善していきました。

私は何度も、このような体験をしてきておりますので、「これはガン細胞が解体したときに細胞片が血液中に混入して一時的に腫瘍マーカーが上がっているのだと思います」と来られた方々によく説明しています。

（注24）腫瘍マーカー　ガン細胞が作り出したり、ガン細胞の存在に反応して他の細胞が放出する、そのガン特有の物質のことです。ガンの有無・性質・程度をみる指標とされています。

ほかのガン療法で体験したガンの自然退縮

このような代替医療を施していると、ガンのサイズが小さく凝縮して硬くなることがありますが、ガンの中が壊死して改善していることもあります。

私の療術院で指導した事例のなかに、玄米菜食とイトオテルミー療法を行ってから体調が良くなり、右乳房ガン（2㎝）が米粒のように縮小していましたが、ご家族が心配をして国立ガンセンターへ入院させてしまわれた方がいます（同じような体験をされた方が、他にも数人おられます）。

そのとき手術が行われましたが、「開けてみると、ガンは壊死を起こしてボロボロになっていた」と医師が説明されたそうです。また入院中、同室の乳房ガンの患者さんたち3人が、術後のぬい傷の滲出液《しんしゅつ》（注25）が多く排出され、痛みで肩が上がらないという弊害が起きて苦しんでいたそうですが、「自分だけ筋肉も引きつらず肩もすぐに上がり、ガーゼ交換の際、滲出液も出ないで経過が良好だったので、看護師さんたちも不思議に思ったそうです」と報告してくださいました。

イトオテルミー療法では、使用される薬草の中に抗ガン剤に匹敵する薬草や細胞再生能力のある薬草、抗菌作用のある薬草などが用いられています。さらに温熱は皮膚温70度で、体内を42・5度の温度で突き通していきます。42・5度は、ガン細胞を死滅させるといわれている温度です。

私の療術院で使っている、ガンに対応する代替医療としては、この他にも宝石岩盤温熱療法があります。この温熱療法では、温度を70度まで上昇できるマットにより、身体もしくはガンの患部を上下から挟み込んで体温を上げながら免疫力を上げ、患部の温度を42・5度に上げることでガン細胞を弱体化させます。免疫力が強くなり、ガンが弱くなると、確実に改善する方向へ向かって身体の状況が動き出しだすのです。その中では、ガンの細胞死・アポトーシスが誘発されると考えられています。

これと並行して、ほかの代替医療と組み合わせることで効果を強化していきますが、このマットは、家庭内療法器として作られたものなので自宅でもできるのが利点です。

体内のガンが消失する温度42・5度を続けていると、細胞がヒートショックプロテイン（HSP[注26]）を作り、生体防御作用が得られるようになります。血流が改善され、体温が上昇することで代謝が活発になり、細胞が元気になるとともに、脂肪が燃焼されます。汗が出ることで老廃物が排出されたり、脳内のエンドルフィンが誘導されたりすることで痛みが緩和されることに加え、老化を予防する効果もあります（『温熱・多角的免疫強化療法』吉水信裕著　中央アート出版社）。

私は吉水先生のクリニックを一度見学させていただいたことがありますが、食事療法と組み合わせていろいろな温熱療法が行われており、ガンの患者さんが助かっていました。また、吉水先生の著書の中でも、これらの方法で一カ月半から三カ月以内にガンが消失した症例があると書かれています。

このような例は高浜療術院でも、玄米菜食や野菜・果物スムージーの食事療法を行うのと同時に骨格矯正をしたあと、イトオテルミー療法でリンパの流れを良くしたり、宝石岩盤温熱療法（70度）を朝晩一時間ずつ続けたりした方々が、一カ月半～三カ月後のMRIやCTによる検査でガンの消失が認められたという事例が何例もあります。

ちなみに、この岩盤浴は紫水晶やトルマリンなど、エネルギーの高い宝石で出来ていて、生命エネルギー値は19を示す強い癒しの力を持っています。たとえば、ペットボトルに入った、生命エネルギー値が5の水道水をこの器具の上に15分間載せておくと、水道水の生命エネルギー値は15になります。同様のことが人体内の血液や各組織でも起こり、波動測定値は15になります。

私たちが知っているガンの三大療法（薬物療法、放射線療法、手術療法）だけではなく、適切な食事療法と代替療法を組み合わせた医療を行うことで助かっている方々が数多くいるという事実も、皆さんに知っていただきたいと思います。

このような自然療法は基本的に、薬のような副作用がないことも利点です。また、私が行っている代替療法が全てではなく、他にも色々な代替医療との組み合わせがあると思います。他国でも行われているように、現代医学の良いところと代替医療の良いところを組み合わせた補完代替医療が、日本でも必要であると考えています。
これからの日本の医学は代替医療と向き合って学ぶ姿勢を持ち、研究を行っていく必要があると思います。

（注25）滲出液　炎症などによって血管透過性が亢進することで、組織や細胞から滲み出た液体のこと。

（注26）ＨＳＰ　細胞が温熱ストレスを受けたときに細胞内で生じるタンパク質で、次に起こる温熱ストレスから細胞を守ろうとする働きがあるといわれています。

緩和ケアにも「食」が重要

緩和ケアとは、緩和ケア外来や緩和ケア病棟、ホスピス、緩和ケアセンターなどで行われるケアのことです。主な目的は、ガンなどの病気によって生じる身体や心の痛みを和らげ、自分らしく生きられるようサポートすることです。また、緩和ケアには患者さんだけでなくご家族を含めた関係者へのケアも含まれます。現在では仕事をやりながら、通院でも行われるようになっています。

緩和ケアを行っている病棟は、１９９０年には5病棟（１２０床）でしたが、２０２２年には４６３病棟（９５７９床）に急増しています（日本ホスピス緩和ケア協会）。これは、ガンが急速に増えていることに並行した事象です。医師も看護師もその他の医療従事者も、丁寧に親切に緩和ケアを行いながらケアに当たっています。痛みに対しては医療用麻酔・モルヒネ・モルヒネテープなどを使い、それによって、その人らしく人生を全うできるように生活の質（QOL）を保つ努力をしています。そのような取組み自体は大切なことだと思いますが、できることならそれと同じくらいのエネルギーを「食の予防医療」、あるいは自然医療を統合した医療に使ってほしいと思います。

アメリカでは、すでに1990年代からガン治療に自然療法（食事療法や瞑想、ヨガ、音楽療法など）を統合した医療が取り入れられています。

私の療術院には、末期ガン（4ステージ）でこれ以上の手立てがなく、「ホスピスへ行きなさい」とか「訪問医療を行っているホームドクターを紹介しますので、手続きをしてください」と言われた方たちが来院されます。何かまだ助かる方法はないのかと、わらをもつかむ思いで私のような小さな療術院へ来られるのです。そのような方たちでも、改善するケースがよくあります。まだ諦めることはないのです。

また、実際に末期のガンでモルヒネやモルヒネテープを使っている方たちが、それでも痛みが取れないとして、私の療術院へ来院されるケースもあります。私は施術として、まず歪んだ骨格を正し、血の流れ、リンパの流れ、気の流れを良くしてあげます。特に鼠径リンパ節と腋窩リンパ節に硬結《こうけつ》と痛みがある場合は、リンパの流れを良くすることで溜まっている老廃物を排泄できるようにします。そうすることで硬結と痛みは消失し、全身の体循環が良くなります。これは外気功法（高浜式テクニック）やイトオテルミー療法でも可能です。また、他の温熱療法でも工夫すればできます。

また私は、ガンを患っている方の痛む箇所に手で触れることによってガンを触知することがあります。ガンのある部位は、その周辺組織や筋肉が拘縮（強く縮んでいる）している状態で、血液循環が悪くなっており、そのために痛みを発しているものと考えられます。

たとえば、抗ガン効果・鎮痛効果・細胞再生効果・抗菌効果などのある薬草にて温熱刺激を与えながら摩擦するイトオテルミー療法では、硬い筋肉や組織をほぐしていくと痛みが消失してしまいます。ご本人は「ああ、やっと痛みから解放された。もっと早く来ればよかった」と言ってたいへん喜ばれ、モルヒネが要らなくなったという事例が何例もあります。

なかには、来院時にすでに体力が消耗しきっていて、時間が間に合わず亡くなられてしまう方もいらっしゃいますが、それでも食事指導と代替療法を組み合わせた看護療法で施術を行い、心から精一杯の看護上のお世話をします。そうすることで、最後まで納得して家族に支えられながら生を全うされる姿を何人も見てきました。

人間としての尊厳を大切にしたケアを行うことによって、家族も納得のいくかたちで死を受け入れることができます。これも、医療とは違った看護の大切な役割だと思います。

21世紀の地域医療と看護の展望

1975年ごろ、私が看護学生のときから、20世紀の医学はキュア（治療）からケア（支援）へ移行していると学びましたし、教科書にもそのように書かれていました。それから45年も経ちましたが、実際の医療体制は一向に変わりませんでした。その結果、高血圧、糖尿病、ガンをはじめとした生活習慣病は治らず、増加し続けているのが現状です。

2030年には高齢者の割合が、国民のおよそ3人に一人になるといわれています。その高齢者は現在においても、一人で5つ以上の疾患を持ち、薬を5種類以上飲んでいることが多いのです。生活習慣病を持った子どもや大人、高齢者は増え続けており、そのための看護・介護の必要性が高まるなか、医療従事者のなかでも看護師・介護士への負担が大きくなっています。**患者さんの病気のケアをする看護から、もう一歩踏み込んで病気の予防と健康増進に導く看護へと改革することが必要であると考えます。**

2000年より、世界に先駆けて超高齢化社会に突入した日本は、この状況をいかに乗り越えていくかが課題となり、国の政策として地域包括医療が始まりました。そこでは地域医療になくてはならない看護と介護の専門職がもっとも重要な役割を担いますが、現場は人材不足に喘いでいます。介護事業所については、ここ数年人員不足などが理由で閉鎖が続いており、2022年には、その数は124軒にも上ると報道されています。これは大きな社会問題です。

地域格差も拡大しています。地方に行くほど看護師や介護職員の不足が目立ち、看護大学が増え卒業生も増えているのに、2021年には新卒の約8・2％、現役の看護師も約10・6％が離職していると報告されています（日本看護協会公表資料より）。少子化により、看護職を目指す若者も減少していくと予測されます。結局、いつまでたっても看護師不足は解消されていません。

これを解決する手立てはないものでしょうか。

私は、高齢者の看護・介護においては「食」こそがもっとも重要であり、それに並行して、高齢者の身の回りのお世話を行うことが大切であると考えています。食事については、これまでの発酵玄米菜食を中心とした食事指導体験で、これこそ適切な食事であることを確認しています。すでに述べてきたように、カロリー計算の栄養学で作られた食事ではうまくいきません。

21世紀の地域医療では、病院での医療・看護と同様に、その土台に「食」を置く必要があると考えます。

具体的には、日本の伝統食である玄米菜食を中心にした介護食、あるいは白ご飯であっても麦や雑穀を混ぜたもの、糠の発酵食品や、プラントベース・ホールフードの食事やおやつ（たとえば、さつま芋や玄米甘酒などの玄米酵素食品、小豆、全粒粉などを使ったお菓子や果物など）を提供できるようなシステムを構築する必要があります。

これを看護療法として行うことで、地域の高齢者の高血圧や認知症、骨粗しょう症、便秘をはじめとした生活習慣病を改善に導くことができるようになると考えます。それによって、手のかかる排泄介助が減り、薬が減り、薬の副作用への対応や、薬の管理も要らなくなります。

自立性が高くなるほど看護上のお世話は減りますし、生活の質（ＱＯＬ）も高まります。もちろん、医療費の削減にもつながり、看護師や介護士の不足を補うことにもつながります。

このようなことが実現できれば、高齢者の看護や介護にも明るい展望が開けてくるに違いありません。そして、看護を受ける患者さんにも、援助する看護者にも、双方にとって素晴らしい身体、精神、経済、社会、霊性面での利益がもたらされることになるでしょう。

そのための第一歩として、高齢者専門看護師が中心となって食事療法の研修会や研究会を行うことは、有意義な試みだと思います。もちろん、大きな病院からすぐにとはいかないでしょうから、まず看護師が多く経営する看護小規模多機能型居宅介護事業所（約740カ所：2021年）や訪問看護ステーション（約1万2000カ所：2021年）で研究や実践を始めていくことができないかと考えています。

食事指導教育は看護師がリーダーシップを取る

日本の場合、看護師の約80%は病院やクリニック、各種施設で働いています。一般に看護師の役割といえば、「診療の補助（注射の準備や介助、検査の介助など）」であると認識されているようですが、私たち看護師からすると、本来は「療養上の世話をする」という役割が大きいのです。

そのお世話のなかには食事の管理・指導・教育が含まれているため、看護師は（カロリー計算による）栄養学を学んでいます。その知識にプラスして「食の予防医療」という観点から食事療法を研究し、実践することができれば、大きな医療改革、社会改革のうねりとなるでしょう。

25年前に出版された『21世紀の医学・医療』（日経メディカル開発編纂　日経ＢＰ）の中で日野原重明先生は、次のような提言をされています。

「看護師が生活習慣病の患者の主治医になって、運動指導や食事指導教育に当たると良い。また、慢性疾患において、夜間帯や訪問診療の診断は看護師にまかせるべきだ」

またその看護師は、大学院の修士レベルの教育を受けるべきであるとも述べられています。

看護大学院修士課程では、１９９５年より専門看護師制度による認定が開始され、この20年間で、ガン専門、精神専門、地域専門、老人専門、小児専門、母性専門、慢性疾患専門、急性・重症患者専門、感染症専門、家族支援専門、在宅専門、遺伝専門、災害専門、放射線専門の看護師が次々と認定されています。

２０２０年時点で専門看護師（注27）は２０１７人、認定看護師（注28）は2万１８４７人です。私は、その専門性のなかに「食の予防医療」に関する知識を取り入れることができれば、医療・看護の大きな改革につながると考えています。

専門看護師は、まず看護師を対象とした食養生法についての講習会を行い、多くの看護師が食事療法に関する知識を持ち、指導できるようにします。そして、その看護師たちのマネジメントに当たるとともに、看護問題を抱える個人や家族、集団に対して水準の高い看護ケアを提供します。その中心に据えるのは「食の予防医療」です。さらに地域との調整役として働くこともできると考えます。

認定看護師は、「食の予防医療」の専門的な知識を看護師と共有しながら、患者さんに直接、指導教育を行います。

より多くの看護師がこのような役割を担うことによって、日本における生活習慣病の増加傾向からより早く脱することができると思われます。

一方、病院においては、外来や入院時の慢性疾患の患者さんに対して、食事指導教育を看護師が行います。必要があれば医師に診断を仰いだり助言を受けたりしながら食事指導教育を定期的に行うことで、より多くの慢性疾患の改善が促されます。それだけでなく、患者自身の疾病からの自立が促され、セルフケアが行えるようになります。

病院のみならず、高齢者の介護施設や診療所においても、看護師が「食の予防医療」に基づいた食事指導を行えるようになれば、広く慢性疾患の改善が図られることになります。さらに介護職が「食の予防医療」について理解することで、介護現場にも大きな変革をもたらすことができると思われます。

こうした状況が広がっていくことで看護師不足、介護士不足を改善することにもつながります。

日本の現状を考えますと、一日も早く取り組まなければなりません。日本は超高齢化や少子化、国民医療費の高騰、ガン、高血圧や肥満、糖尿病、認知症、若年層の精神障害、自殺、子どもの発達障害、先天異常、不妊症など、生活習慣病に関連する健康問題がますます大きな社会的課題になってきています。これらの課題に早急に取り組むことが求められているのです。
その突破口となるものこそ、「食の予防医療」であり、私がこの本で紹介している玄米菜食を中心とした食事療法です。そして、その指導的役割を担えるのが看護師であることをお伝えしたいのです。

コロナ禍において、テレビやネットメディアではコロナウイルスに関するニュースがあふれましたが、残念ながら「食の予防医療」という観点からコロナ対策に必要な情報を提供する動きはほとんど見られませんでした。今回のコロナウイルス感染症に限らず、将来次々と予測される感染症への対応や、日本人の健康問題と医療の現状を考えると、もっとも必要なのは「食の予防医療」に全面的にすぐに取り組み、国民に食事のあり方を周知させることであると思われます。それは国民の命に直結することだからです。

ワクチンの効果・副作用などについては多くの議論がなされていますが、少なくとも、身体の免疫力を上げるために必要な食生活のあり方を論じる動きはほとんどありません。ワクチン接種以上に食物の選択を行うことがもっとも重要であるということを多くの人が知る必要があります。
世の中には、すでに食事指導に関する情報が多く出回っていますが、国民の健康に寄り添った質の高い食事指導教育は看護師がリーダーシップを取ることが重要であると考えます。さらに、看護ケアの中心に「食の予防医療」を導入することで、質の高い看護ケアと疾病の予防、健康増進を実現していく道が拓かれるのです。

繰り返しますが、これからの医療において「食の予防医療」を推進する役割を担うのは看護師です。

看護師の仕事の負担を減らすために、看護の効率化やIT、AIロボットの活用などが取り上げられることもありますが、もっとも負担を軽減できる方法は、国民が食のあり方を学び、実行することです。それこそが、患者数を減らし、看護業務を減らし、そしてそこから生まれた余裕を患者さんのケアへと向けていくことにつながります。

1960年にアメリカの看護学者アブデラは、「看護師がリーダーシップを取ることにより、質の高い看護ケアの可能性を人々に知らせることができる。質とは、患者が必要としているケアのことである」と『患者中心の看護』（医学書院）で述べています。

また、1982年にアメリカの看護学者ノラ・J・ベンダーが「ヘルスケア論」で提唱したヘルスプロモーションモデルでは、健康増進の観点から、健康的な食行動、規則的な運動、ストレスの管理、十分な休息、精神的な成長、ポジティブな関係を促す看護行為・行動を呼びかけています。

WHOも1978年より「人々が自らの健康をコントロールし、改善することができるようにするプロセス（ヘルスプロモーション）」の推進を提唱していますが、それにはまず、国民が食事について正しい知識を学ぶ必要があります。実際には「食の予防医療」を、看護師を通して国民に広げることから始めるのが効果的です。このことを自覚する看護師が増えることを願ってやみません。私たちは今こそ、行動、実行に移すときだと考えます。

(注27・28) 専門看護師は、実務研修を通算5年以上経験し（うち3年以上は専門看護分野の実務研修)、看護系大学大学院において2年間で38単位を取得することが認定試験を受けるための条件。

認定看護師は、実務研修を通算5年以上経験し（うち3年以上は認定看護分野の実務研修)、教育機関で6カ月間の課程を修了することが認定試験を受けるための条件です。

看護の視点から世界の人口変動と食糧・食事のあり方を考える

今、世界的な問題として、大きな人口変動が起きています。

国連による『世界人口推計2022年度版』によると、世界の人口は、主にアジアやアフリカの国々で増加し、2022年11月には80億人になったと発表されました。2060年には100億人を超えていると予測されています（図4－1)。

一方、このこととは対照的に、先進国を中心に人口減少（少子高齢化）が起き始めています。日本もその国の一つです（図4－2)。

人口爆発・人口減少の問題は、医療・看護・介護と密接に関わっており、特に看護の視点から考えると、妊娠・出産・育児・死への看取り・保健衛生上の問題・病気の予防・生活習慣病の改善・

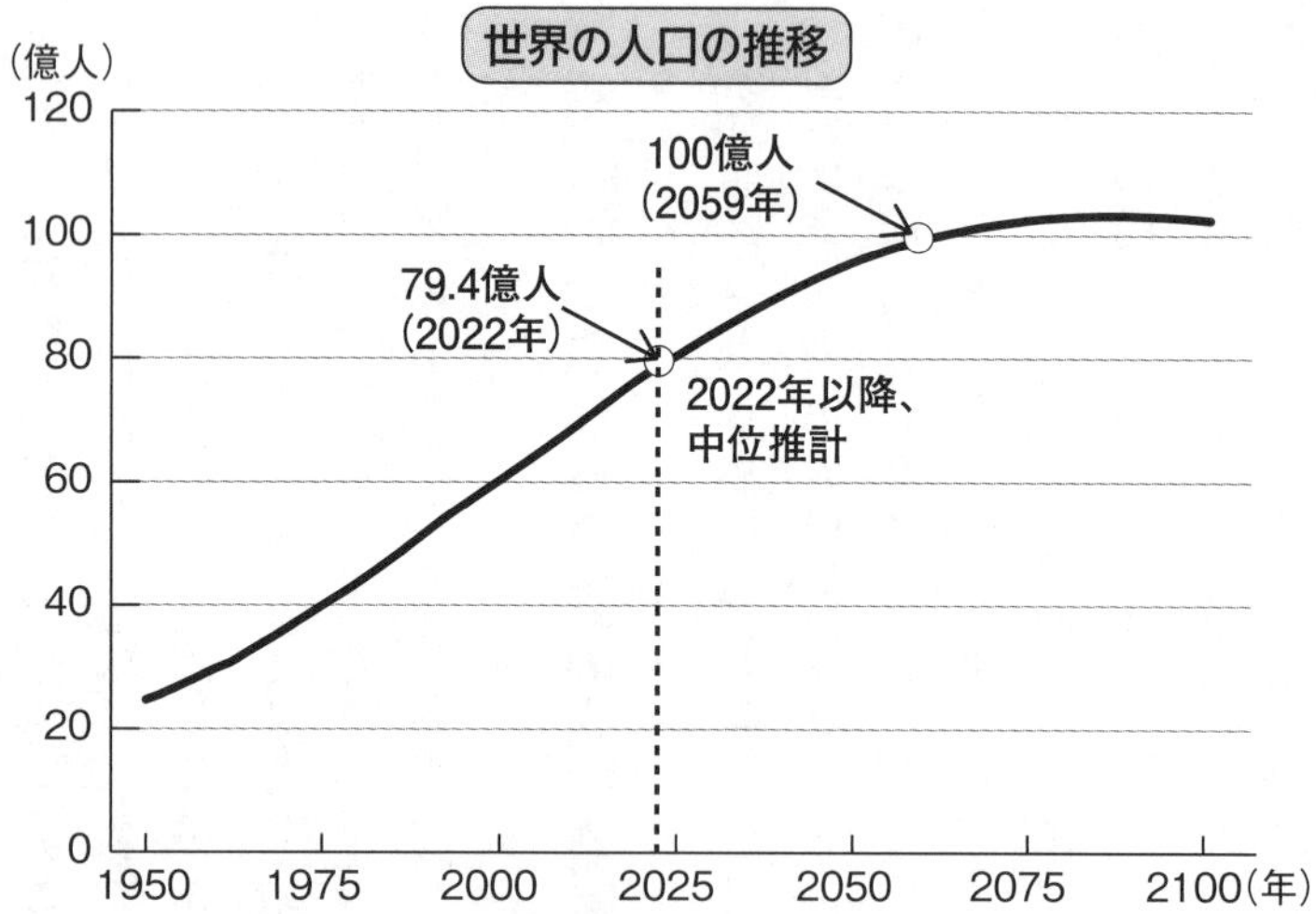

図4-1 世界における人口変動[参考:UN, World Population Prospects: The 2022 Revision]

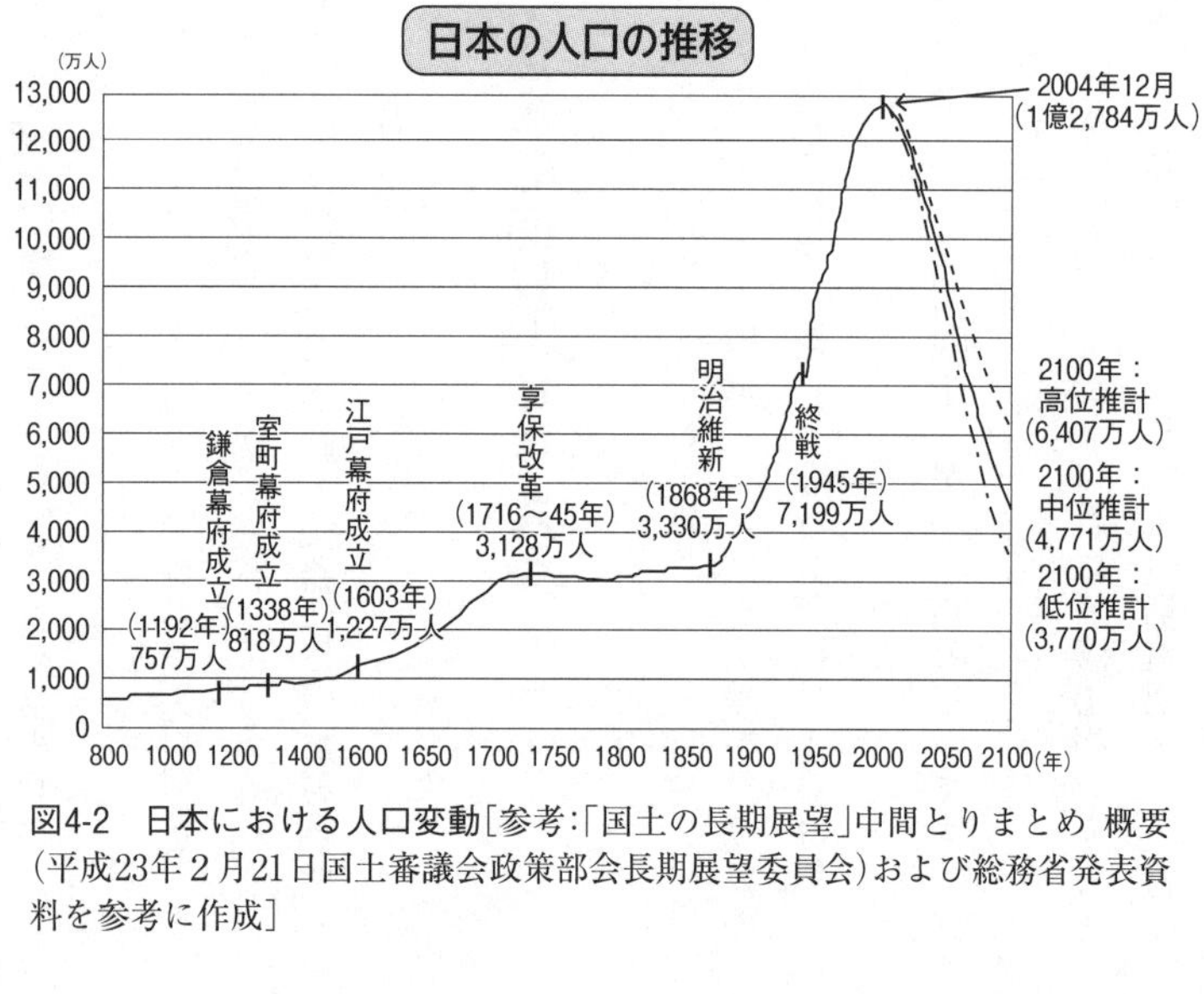

図4-2 日本における人口変動[参考:「国土の長期展望」中間とりまとめ 概要(平成23年2月21日国土審議会政策部会長期展望委員会)および総務省発表資料を参考に作成]

健康増進・食糧の供給などに集約されます。

人口問題だけでなく、これから10年から30年の間に地球規模であらゆる情勢に変化が起きるという予測がありますが、全ては食生活に直結し、健康の維持、生命の維持の問題につながります。

世界には、食べるものもない飢餓状態の人々が２０２１年の時点で約8億人もいるといわれています。行き過ぎた資本主義により不均衡が起こり、多くの人々が産業の犠牲になっているのです。

私たちの国、日本は、飽食により年間約５２２万トンのまだ食べられる食物を廃棄しています（農林水産省及び環境省「２０２０年度推計」）。これは、日本人一人当たりが毎日お茶碗一杯分のご飯を捨てているのと同じだともいわれます。これを飢餓で苦しんでいる人々に少しでも役立てることができないでしょうか。

パンデミックや戦争、災害による食糧危機に直面した現代社会で、私たち一人ひとりにできることは命を育む食物に対する感謝の念を呼び起こし、食べ物を無駄にしないことです。「食」に対する意識を変えていく努力が要求されていると考えます。


これらのことは看護の視点からも見過ごせない問題です。コロナウイルスの感染拡大で浮き彫りになったように、私たち看護師には、世界で共有される看護の知識と技術が必要になっていますが、そのなかでもっとも重要なのは「食の予防医療」の知識と、それに関する指導教育の技術であると思われます。そして、ＷＨＯによれば２０２０年時点で世界に約２８００万人いる看護師が、手を取り合って取り組むことが必要になると思われます。

それを予感させる動きが世界各地で始まっています。たとえば、西欧諸国をはじめ先進諸国では、家畜を減らし、その分の穀物を人間に回そうという考えが広まっています。世界の畜産牛の数は約15億頭（豚は約9・8億頭、羊は約12・8億頭：2021年［FAOSTAT］）いるといわれていますが、牛一頭から1kgの肉を得るのに約11kgの穀物（とうもろこし換算）が必要であるといわれています。

さらに、持続可能な開発目標（SDGs）の一環として、家畜を飼う代わりにコオロギなどの昆虫を飼い、昆虫を食用のタンパク質源とする政策が推進され、実際にマーケットで昆虫食が販売されています。

また、スウェーデンやデンマーク、ドイツでは食肉税の導入を検討する動きが始まっているともいわれます。こうした流れの中で、肉の代わりに大豆やグリーンピースなどの豆類から代替肉を作り、タンパク質を摂る技術が開発され実用化され始めています。

その流れは日本でも広がり、加速し始めています。たとえば、豆乳から作ったヨーグルトやチーズ、マヨネーズ、代替肉を使ったハンバーグなどが売られています。ハンバーガーショップでも代替肉が使われ始めています。

香港は2019年まで5年間、地域としての平均寿命が世界一位であり、2020年では男性が82・71歳、女性が88・14歳です（香港は中国の特別行政区のため、国としての世界の統計からは外されています）。これは国民が「医食同源」をよく理解して、普段から健康維持に努めていること、行政府が玄米を食べるよう指導していることなどが功を奏していると思われます。また近年では、若者に代替肉が好評でよく食べられるようになったと報道されています。

このように、世界的に肉から代替肉への移行が進んでいます。「2030年までに私たちの食事のあり方を変えなければ、人類は生き延びることができなくなる可能性が出てきた」という認識が世界的に広がっているからです。食糧危機の対策としても、肉を食べなくなる方向へ移行しています。

こうした人口変動の問題や食料問題も看護と無縁ではありません。コロナウイルスの感染拡大に象徴されるように、世界規模で発生する問題が私たち看護師の仕事にも深く関わってきています。

ウクライナとロシアの戦争では、小麦生産の世界的な穀倉地帯が戦場になったため、世界の食糧事情に大きな影響が出始めています。その他のことも含めて、全てのことが連動してさまざまな国でインフレーションが起きています。

たとえば、アメリカの農業は大規模農業ですが、そこで利用している液肥はロシアから輸入されていたため、値段が高騰し十分な肥料を手に入れることができなくなってきたと農業者が悲鳴を上げているといわれます。小麦を大量に作りたくても作れない事情が発生してきたのです。日本の小麦粉の約90％は輸入であり、そのほぼ全てはアメリカ、カナダ、オーストラリアから（2016～2020年：農林水産省）ですが、小麦粉を使ったパンやうどんなどの麺類の値段が上がり始めました。いつまでも日本に輸出されるとは限りません。どの国も自国を守る体制に入っています。

現在、パンは一食分100円程度で購入できますが、米であればおよそ24円でご飯茶碗一杯を食べることができます。日本では美味しいお米がとれるわけですから、お米を食べる日本の伝統和食文化の習慣をもう一度構築することができたらと思います。

日本で歴史的に行われてきたように、野菜などの食材が手に入らなくなったときには、梅干しを入れ、自然塩で握った玄米のおにぎり（日の丸弁当）があれば、栄養を摂ることができ、生命を守ることができます。最低限、玄米や味噌、自然塩、醤油、漬物、乾物の海藻類、大豆や豆類、黒砂糖などを確保しておけば、健康を維持することができます。また、食べられる野草の知識を持っていることも役に立つでしょう。

日本はまず、日本の伝統食をベースにした玄米菜食を広めていくべきです。それは食料問題に対応するためだけでなく、疾病の予防と健康増進、心・精神の安寧にもつながります。

このような視点に立てば、玄米菜食は、21世紀の困難を乗り越えるために、私たち日本人に神が与えてくださった叡智だといえます。そして、それを活かす役割を担える存在こそ看護師です。ですから私は、とりわけ日本の看護師に向かって「看護革命を起こそう！」と呼びかけたいのです。

「21世紀の看護モデル・高浜理論」とは

私はこれまで20年間、看護師、代替医療家として「食の予防医療」を中心に、生活習慣病の約300人の方たちに食事・健康指導の実践と研究を行ってきました。また、他の疾患と合併した生活習慣病を改善した事例を含めると、対象人数は一万人以上になります。

すでに本書でご紹介してきたように、私は「食の予防医療」として玄米菜食による食事療法を中心に実践してきましたが、ほぼ全てのケースで改善が認められています。その取り組みを21世紀の看護へ応用することが、看護職が抱える諸問題を解決する有力な手段になると述べてきました。このことをさらに推し進めて考えてみたいと思います。

21世紀における病気の予防と健康増進を目的とした看護の役割を果たすためには、科学的データに基づく「食の予防医療」を看護の中心に据えたヘルスケアを提供することが重要です。

私は、実際に看護の現場において「食の予防医療」としての玄米菜食を実践・指導し、その土台の上において現在の看護業務を円滑に行うための看護モデルを考案しました。それが『21世紀の看護モデル・高浜理論』です。

本書では一章、二章、三章と、なぜ今、玄米菜食が重要な予防医療、健康増進に結びつくのかを説明してきましたが、これらを看護・介護などの現場で活用できるように表したのがこの『21世紀の看護モデル・高浜理論』です。具体的には、「食の予防医療」を土台にして以下の3つのモデルを活用します。

Ⅰイギリスの看護師ナンシー・ローパーらによる『RLT看護モデル』の中心に「食の予防医療」を置いたモデル［図4－4］

Ⅱアメリカの看護学者マドレイン・M・レイニンガーの『文化的ケア論』及び『サンライズモデル』の中心に「食の予防医療」を置いたモデル［図4－5］

Ⅲ高浜（著者）による、「食の予防医療」の知識をあらゆる医療の中心に置いた『共有する知識の輪の図』［図4－6］

では、ⅠからⅢまでを段階的に説明していきます。

Ⅰ『RLT看護モデル』を活用し、その中心に「食の予防医療」を置く（図4－4）

1980年、看護師であるナンシー

表4-4　ヘンダーソンによる人間の基本的欲求14項目

(1)正常に呼吸する。
(2)適切に飲食する。
(3)身体の老廃物を排泄する。
(4)移動する、好ましい肢位を保持する。
(5)眠る、休息する。
(6)適当な衣類を選び、着たり脱いだりする。
(7)衣類の調節と環境の調整により体温を正常範囲内に保持する。
(8)身体を清潔に保ち、身だしなみを整え、皮膚を保護する。
(9)環境の危険因子を避け、また、他者を傷害しない。
(10)他者とコミュニケーションをもち、情動、ニード、恐怖、意見などを表出する。
(11)自分の信仰に従って礼拝する。
(12)達成感のあるような仕事をする。
(13)遊ぶ、あるいは種々のレクリエーションに参加する。
(14)正常な成長発達および健康へとつながるような学習をし、発見をし、好奇心を満たし、また利用可能な保健設備などを活用する。

表4-5　アブデラによる看護問題21項目

(1)清潔と身体的安楽を保つ。
(2)最適な活動を促進する：運動、休息、睡眠。
(3)事故や障害、外傷などの予防および、感染の予防により、安全を確保する。
(4)ボディ・メカニクスを適切に保ち、変形を予防・矯正する。
(5)身体の細胞組織への酸素供給の維持を図る。
(6)身体の細胞組織への栄養供給の維持を図る。
(7)排泄機能の維持を図る。
(8)体液と電解質のバランス維持を図る。
(9)疾病に対する身体の生理学的反応を理解する：病気的、生理的、代償的。
(10)体調整のメカニズムと機能の維持を図る。
(11)感覚機能の維持を図る。
(12)肯定的・否定的な表現、感情、反応を明確化して受け入れる。
(13)情動と器質疾患の相互関連性を明確化して受け入れる。
(14)効果的な言語的・非言語的コミュニケーションの維持を図る。
(15)生産的な対人関係の発展を図る。
(16)人の霊的目標の達成に向けて、前進を促す。
(17)治療的環境を創造する。そして／またはそれを維持する。
(18)さまざまな身体的・情緒的・発達的ニードをもつ個人としての自己という認識を促す。
(19)身体的、情緒的な制約のなかで、最大限可能な目標を受け入れる。
(20)疾病から生じるさまざまな問題を解決する助けとして、コミュニティの資源を活用する。
(21)さまざまな社会問題が疾病の発生に影響を及ぼすことを理解する。

・ローパー、ウィニフレッド・ローガン、アリソン・J・ティアニーは、看護の原理（生活レベルに基づく看護のモデル）として『RLT看護モデル』を発表しました。このモデルは、世界中の看護教育、看護現場において使われているものです。高浜理論では、このモデル及びヘンダーソンによる人間の基本的欲求14項目（表4－4）、アブデラによる看護問題21項目（表4－5）におけるモデルなどを活用して観察を行い、支援し、「あらゆる看護の場面（表4－6）」において「食の予防医療」を

表4-6　あらゆる看護の場面

(1)健康維持のための看護
(2)疾病予防のための看護
(3)病気の急性期、慢性期における看護
(4)社会性に関する看護
(5)尊厳死の援助における看護
(6)あらゆる年齢層に対する看護
(7)自立度に影響されない看護
(8)文化、社会的地位、環境、政治、経済的状態に影響されない看護

(1)~(8)の看護の場面（看護ケア）の中心に、予防食、日常食、治療食として「食の予防医療」を持ってくる。

ナンシー・ローパーの看護モデル

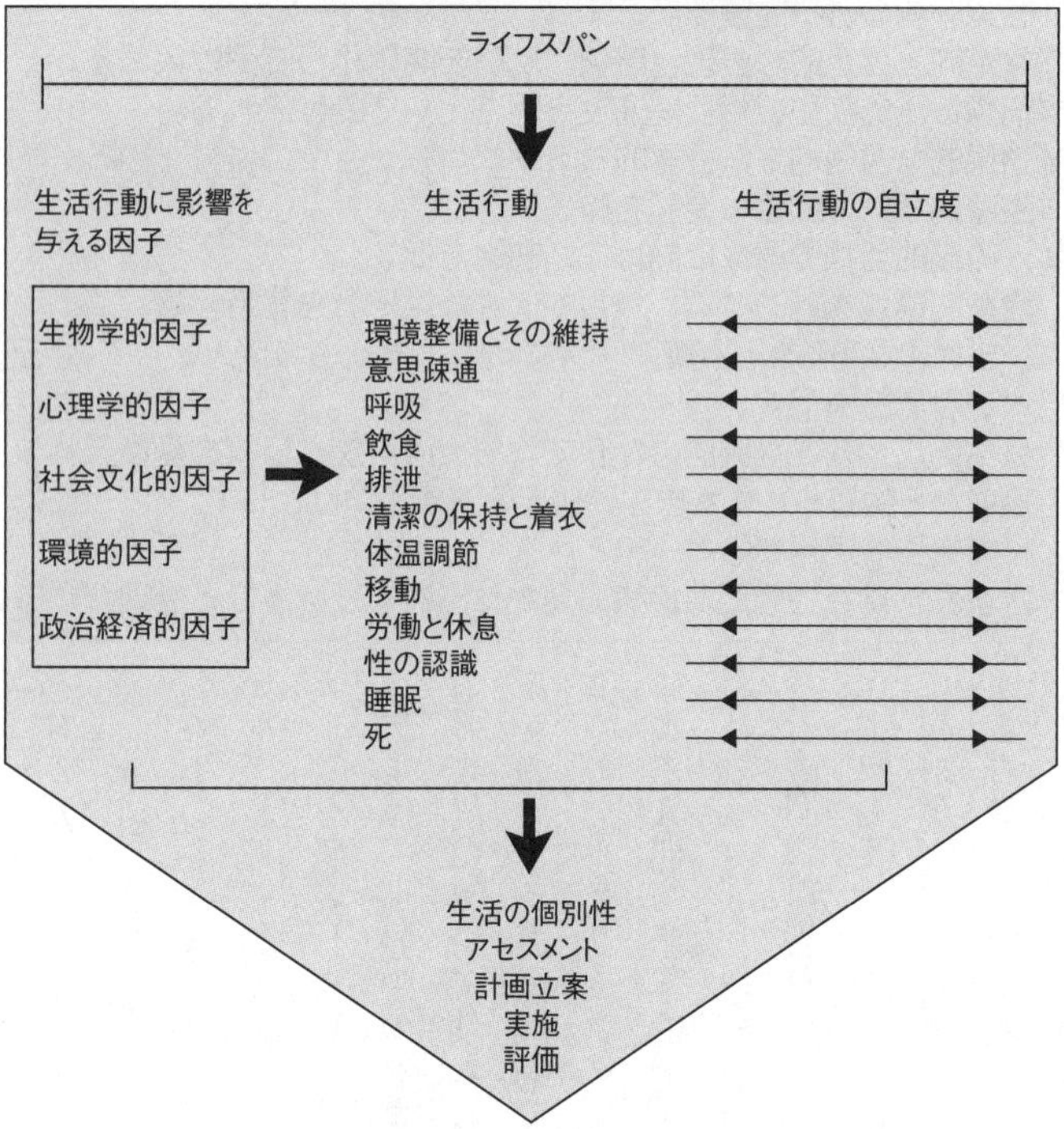

図4-3　ナンシー・ローパーの看護モデル［参考:『看護理論家とその業績』アン・マリナー・トメイ編、都留伸子訳　医学書院］

活用することを提案しています。

図4－3は、ナンシー・ローバーの看護モデルです。これに基づいて説明しますと、生活行動に影響を与える因子、すなわち生物学的因子、心理学的因子、社会的因子、環境的因子、政治・経済的因子を踏まえて生活行動、環境整備とその維持、意思疎通、呼吸、飲食、排泄、環境の保持と着衣、体温調節、移動、労働と休息、性の認識、睡眠、死など全てを看護の場面で観察し情報収集を行ったうえで、看護の援助を行います。

生活の個別性に応じて（看護過程）、看護アセスメントを行い、起きている問題に対して看護診断、看護計画、看護実施、看護評価を行うようにします。

高浜理論では、「食の予防医療」をあらゆる看護の場面の土台・中心に持ってくる看護ケアの提供を試みます（図4－4）。看護の各段階で必要な看護療法の中心に「食の予防医療」を置くことで、対象者の罹患している生活習慣病が改善されていきます。

なぜなら、人間の身体の細胞・血液は3～4カ月（赤血球は120日・白血球は40日・血小板は10日など）で、骨は2年で入れ替わり、新陳代謝が行われているからです。繰り返しになりますが、

日本の場合は、日本の古来伝統食である雑穀・（発酵）玄米菜食、漬物や納豆などの発酵食品、特に大豆製品を良質のタンパク源として利用します。もしくは、プラントベース・ローフードを含む植物性中心の食品（緑黄色野菜、果物、芋類、椎茸類、豆類、ナッツ類、魚介類、海藻類）、ホールフード［未精製穀物・未加工の食べ物］（玄米や麦、ヒエ、キビ、アワ、豆類、ト

Ⅰ イギリスの看護モデル ナンシー・ローパーの生活レベルに基づく看護モデル（R-L-T）を土台にした高浜理論

① 健康増進のための看護
② 健康維持のための看護
③ 疾病予防のための看護
④ 病気の急性期・慢性期における看護
⑤ 社会性に関する看護
⑥ 尊厳死の援助における看護
⑦ あらゆる年齢層に対する看護
⑧ 自立度に影響されない看護
⑨ 文化・社会的地位に影響されない看護

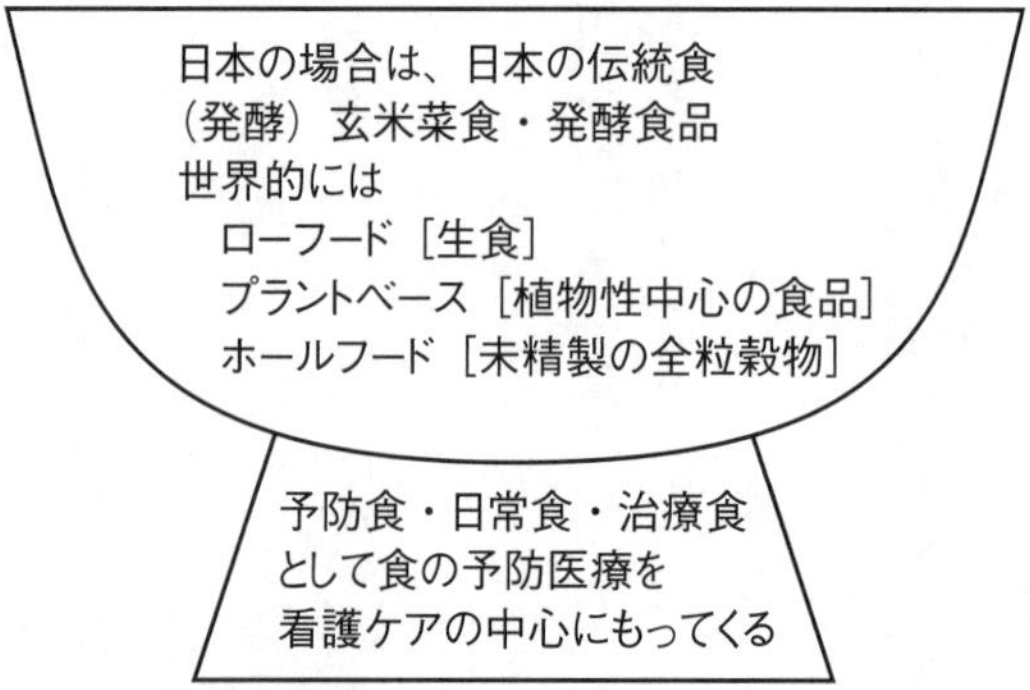
日本の場合は、日本の伝統食
（発酵）玄米菜食・発酵食品
世界的には
ローフード［生食］
プラントベース［植物性中心の食品］
ホールフード［未精製の全粒穀物］
予防食・日常食・治療食
として食の予防医療を
看護ケアの中心にもってくる

ローフード（生食）▶酵素を含む加工されていない生の食材を用いた食品、食材
プラントベース（植物性中心の食品）▶野菜・種子類・豆類・果物・海藻など野菜や果物であれば皮も
ホールフード（未精製の全粒穀物）▶玄米や全粒粉、雑穀類、麦、ヒエ、アワ、キビ、アマランサス、トウモロコシ

図4-4 「食の予防医療」を導入した『あらゆる看護の場面』

ウモロコシ、アマランサス、キヌア、オートミール［オーツ麦ともいわれる加工食品］などの雑穀類、小麦の全粒粉、全粒粉で作られたパン・麺類・パスタ類などを利用したもの）を主食に持ってきます。油脂はオリーヴ油や亜麻仁油、紫蘇油などのオメガ3脂肪酸などを使用。菜種油、胡麻油は一番搾りのものを使います。

これらを「正しい食事」として取り入れることが必要です。その結果、食物が消化、吸収、解毒、排泄されるなかで血液が新たにつくられ、毎食事ごとにそれが繰り返されます。食物繊維の多い食べ物によって大腸の善玉菌が増加し、腸内フローラが改善され、便通が良くなり、老廃物と毒素が排出されます。そして、浄血した血液により各組織がつくられて、免疫力が高まり、体温が上昇。結果として、ほとんどの生活習慣病が3カ月から4カ月で改善されていきます。高血圧であれば、2週間から3週間で改善される場合もあります。

本書では、このような「食の予防医療」による看護ケアにより病気を改善していくプロセスを「看護治療」と名づけました。**すなわち、看護診断、看護療法と並行して同時に看護治療が行われます。**「食」においての看護特有の機能とは、生活行動に関する（顕在的あるいは潜在的）問題を予防したり、前向きに取り組んでいけるように患者や対象者に玄米菜食またはプラントベース・ホールフードの食事指導教育を行い、援助・支援することで病気の予防と健康増進に貢献することです。

Ⅱ『文化的ケア論』及び『サンライズモデル』を活用し、看護の中心に「食の予防医療」を置く（図

4-5）

レイニンガー博士は、看護師が実践する看護ケアにおいて、『文化的ケア論』という考え方を1950年から1960年代にかけて提唱しました。

文化的ケアとは、ある集団が良好な状態を維持し、健康状態を改善し、あるいは死に立ち向かえるように援助・支援し、その力を育成し、発揮できることを目指したケアのことを指しています。

博士はさらにこの文化的ケアは、世界中に存在する民族がそれぞれに持つ「文化に調和したもの」として行われるべきであると考え、そのための看護モデルとしてサンライズモデルを提案しています。

高浜理論では、このサンライズモデルにおける「文化に調和したケア」として、それぞれの民族が持つ伝統食（日本であれば玄米菜食）を実践することを提案します（図4-5）。

〈サンライズモデルにおける「文化に調和したケア」とは〉

基本的な看護ケアは世界共通で、患者のニーズに基づいて患者中心に行われていますので、そのような基本的な看護活動を維持したうえで、看護ケアの中心に、日本でいえば日本の古来伝統食・玄米菜食（世界的には、プラントベース・ホールフード）を持ってくることです。

日本の場合、看護ケアの中心に日本の伝統食を持ってくることとは、サンライズモデルにおける文化に調和したケアを提供することに対応するものと考えます。世界的には、その国の民族的文化に調和した食事を提供することであり、もし現時点での不足があれば、それを改善した食事を提供す

Ⅱ レイニンガーのサンライズモデルを土台とした高浜理論

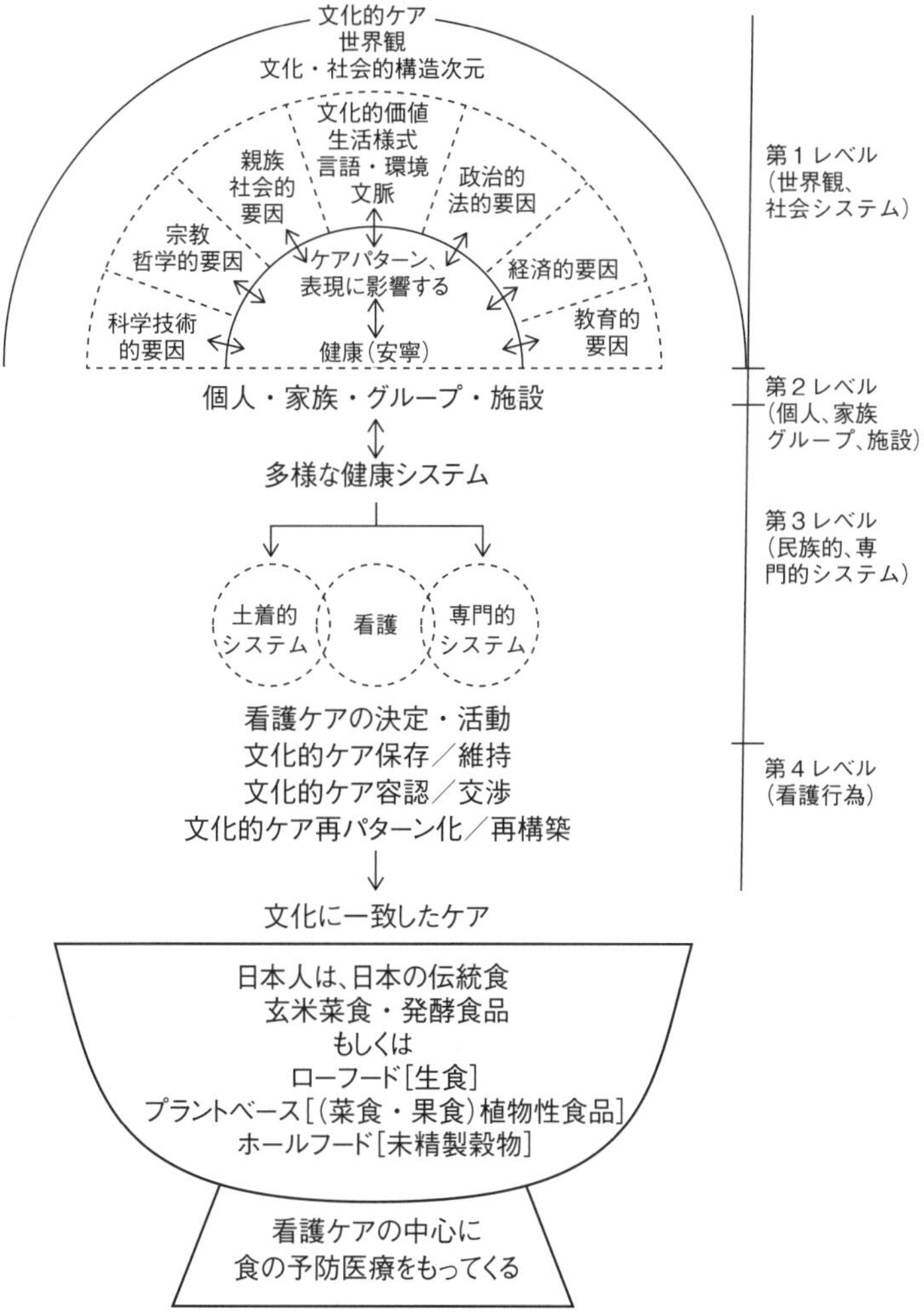

図4-5 「食の予防医療」を導入した『サンライズモデル』［参考:『実践を生かす看護理論19』城ヶ端初子著　サイオ出版］

る看護を行うことです。これは、日本だけではなく世界の看護としても応用し、共有できる看護ケアでもあります。

この科学的データに基づいた食事を看護の教育機関で学習、習得して用い、専門的な知識や技能として高め、確立することが重要であると考えます。

予防の段階で対象者を指導教育することで、対象者は病気から免れることができ、自立し、セルフケアができるようになり、子どもから大人、さらに後期高齢者までが健康な人生を謳歌できるようになります。このような看護ケアは、看護の目的である病気の予防と健康増進に大いに貢献することになると考えます。

レイニンガー博士の文化的ケア論については、後に、世界の長寿地域における食文化の共通点をご紹介する際にお話をしたいと思います。

Ⅲ「食の予防医療」を共有した知識の輪の図（図4－6）

Ⅰ とⅡ の看護モデルを踏まえたうえで、私はこれまでの医療モデルには明示されていなかった「食の予防医療」を全ての医療・看護の中心に置いたⅢ「共有する知識の輪の図」を提案します（図4－6）。これは、医療、保健、福祉、教育機関に従事する全ての専門職が「食の予防医療」に関する教育を受け、知識として周知し共有すること、そして一丸となって国民の生活習慣病の改善を図り、疾病の予防と健康増進に貢献することを示しています。

Ⅲ 「食の予防医療」を共有した知識の輪の図

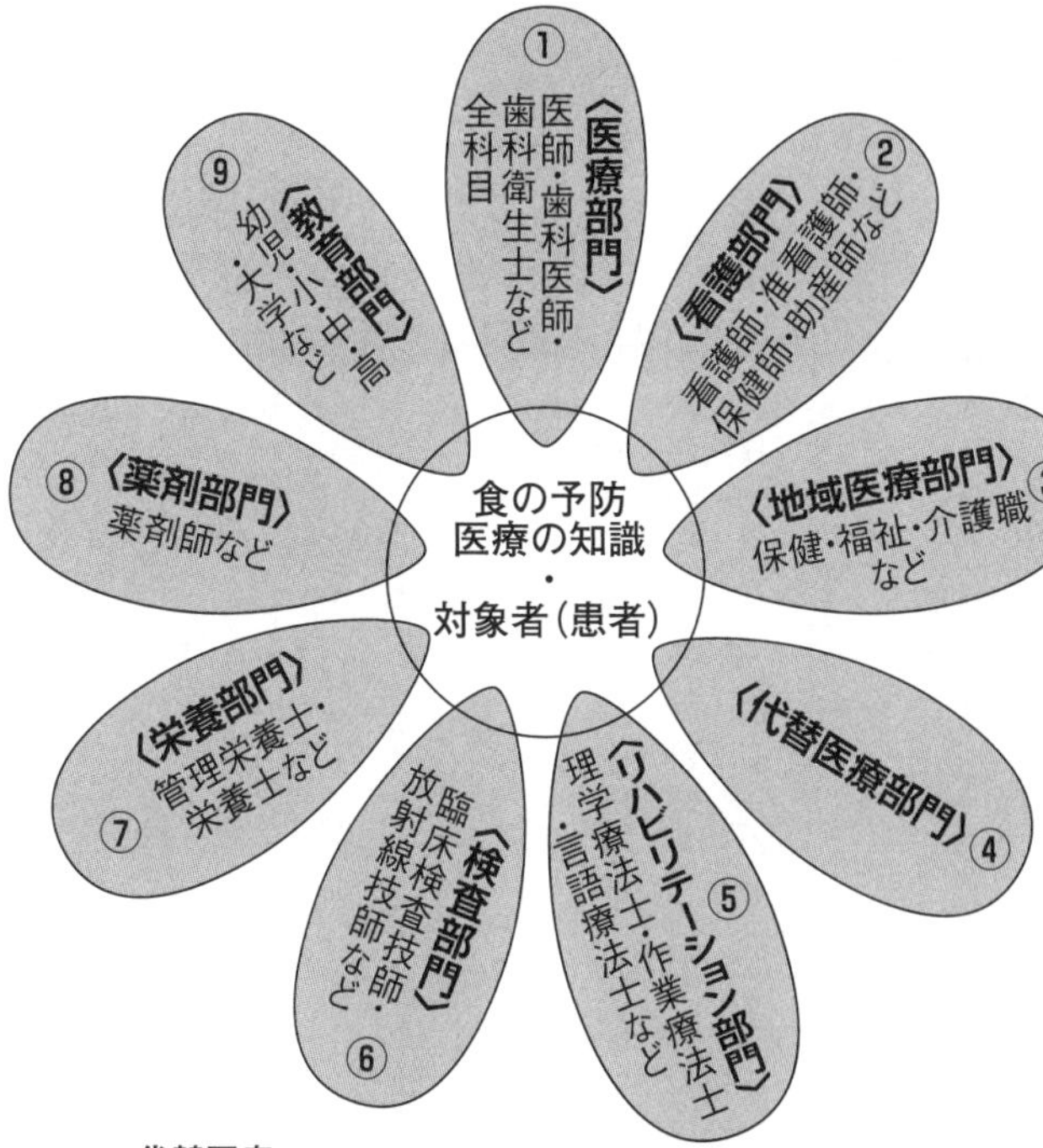

＊代替医療

- 鍼灸
- マッサージ
- 接骨、整骨
- 音楽療法
- 保健食品
- ヨガ・瞑想
- カイロプラクティック
- アロマセラピー
- ハーブ療法
- 温熱療法
- 太極拳
- 気功
- ヒーリング
- 除霊

ヘルスケアにおいては、看護師が食事指導のリーダーシップを取りますが、同時に看護師は、患者、対象者の利益や地域の健康のために協力して機能する多職種から構成されるヘルスケアチームの一部です。患者や対象者を取り巻く全ての医療従事者、各代替医療家、保健、福祉、教育、地域包括医療センターに所属する施設の専門職者など、各部門が食教育を受けるシステムが構築され、「食の予防医療」についての知識を共有し、周知し、支援できるようにします。

図4-6 「食の予防医療」を共有した知識の輪

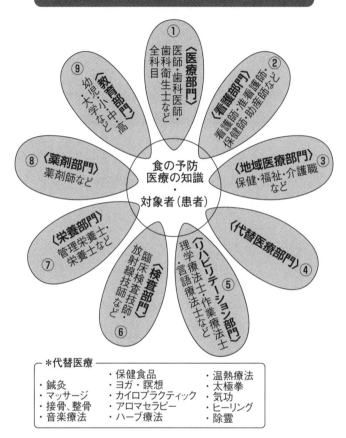

以上、Ⅰ と Ⅱ と Ⅲ を統合した考えが私の提案する『21世紀の看護モデル・高浜理論』です。

看護においては、医療以前の問題への対応策を予防の段階から提供し、疾病の予防、健康の増進を図るよう対象者（患者）に食の指導教育を試みることで、セルフケアができるよう、また自立したセルフコントロールを行えるように促します。それによって、個人もしくはその家族、地域住民、そして全ての人を健康な状態へ導くというプライマリー・ヘルスケアを推進していくことができます。私は、これを『未来型看護』と名づけました。

そして、これらの看護モデルが活用されることで、生活習慣病の予防、医療費の削減、多種多剤処方の減少、医師の過労問題、看護師、介護士不足や介護問題の解消、感染症の予防を同時に実現することができると考えています。

「食の予防医療」を共有した知識の輪の図における看護師は、食事指導においてはリーダーシップを取りますが、ヘルスケアにおいては患者、対象者と協力して機能します。これらの人たちは、特殊な場合を除き、自律性があり、自分で意思決定ができる人たちです。

また看護師は、患者、対象者の利益や地域の健康のために協力して機能するヘルスケアチームの一部でもあります。このヘルスケアチームは、

①医療部門［医師・歯科医師・歯科衛生士など全科目］

②看護部門［看護師・保健師・助産師・准看護師・潜在看護師など］

③地域医療部門［保健（保健師）・福祉・介護職（介護福祉士・ケアマネージャー・生活支援相談員

・介護ヘルパーなど〕

④代替医療部門〔柔道整復師・鍼灸師・指圧師・マッサージ師・カイロプラクター・整体師・音楽療法士・アロマセラピスト・ヨガインストラクター・気功師・エネルギーヒーラーなど〕

⑤リハビリテーション部門〔理学療法士・作業療法士・言語療法士など〕

⑥検査部門〔臨床検査技師・放射線技師など〕

⑦栄養部門〔栄養士・管理栄養士など〕

⑧薬剤部門〔薬剤師など〕

⑨教育部門〔幼児・小・中・高・大学の教員、栄養教諭など〕

などの多くの専門職が「食の予防医療」の知識を周知し、共有し、協力することで、患者、地域の方々に対し疾病の予防と健康増進を推進できるよう支援することによって、「食の予防医療」の導き手となる役割を担います。すなわち各専門職種が共同して、対象者である国民全体にヘルスケアを浸透できるように推進する役割を担います。

看護は将来その姿形を変える

アメリカの看護学者であり、文化及び社会人類学の学術博士でもあるマドレイン・M・レイニンガー（1925〜2012年）は、文化的ケアの多様性と普遍性理論（1950〜1960年代）

を発表しています。

レイニンガー博士は、ワシントン大学の博士課程において、文化及び社会人類学、心理的人類学に焦点を当てた研究を行いました。彼女は特に人類学に魅了されて、全ての看護師がこの領域に興味を持つべきであると確信しました。

博士は、ニューギニアにあるイースター島の先住民族やハイランドのガット・サップ族について研究するため、たった一人で原住民と一緒に2年近く生活しました。そこで2つの集落の民俗学的、民族看護学的研究を行っています。彼女は先住民族の文化的な特性を観察しただけではなく、健康へのケアリングや、健康に関する西洋文化と非西洋文化の間の顕著な差異についても観察しています。

彼女はこの体験をもとに、文化的ケアに関する理論や民族学的看護法の開発を続け、看護学生の指導に活かしました。その最大の特徴は、文化を超えたヒューマンケアに焦点を当てた看護の開発にあります。熱意と深い関心に基づく研究は40年間続きました。

レイニンガー博士は、看護は将来その姿形を変えるであろうと予測していましたが、いったいそれはどういうことでしょうか。以下に、レイニンガー博士による「文化的ケア論」のなかで述べられている要点を整理してみます（『看護理論家とその業績』アン・マリナー・トメイ編　都留信子訳　医学書院）。

・世界中の全ての専門看護師は、文化を超えた看護の訓練を積み、文化を超えた看護能力を示さな

ければならなくなる。それらは、文化を超えた看護、人間ケアと健康の減少、看護の未来、看護と人類学に関連したテーマに焦点を当てたものである。

・文化的ケアとは、看護ケアにおける現象を知り、説明し、解釈し、予測して看護ケアの実践を導くための手段である。

・看護とは、文化を超えた人道主義的で科学的ケアの学問であると同時に、職業であり、その中心となる目的は世界中の人々の役に立つことである。

・ケア（ケアリング）は、回復と癒しにとって不可欠である。ケアリングなしに回復がもたらされることはない。

・文化に基づく看護ケアが、有益であり健全で満足のいくものであれば、個人、家族、集団、地域社会それぞれの環境、状況の中で安寧がもたらされる。

・2010年までに、全ての看護師は世界の多様な文化に関する基礎知識と、少なくともいくつかの文化に関係する深い知識を持つことが必要となるであろう。

レイニンガー博士は、2010年までにと予測していますが、今はそこからすでに10年以上が経過してしまいました。レイニンガー博士の理論は、看護界での実践になかなか結びつかなかったといわれています。

世界中でコロナウイルスの感染が拡大したことにより、私たち人類は、ウイルス感染者への対応だけでなく、高齢化による介護問題、生活習慣病の増加、医療費の高騰といった共通問題を抱えていることがはっきりと認識されるようになっています。つまり、レイニンガー博士が述べているように、文化を超えた対応が求められているのです。そして、日本はどの問題にも世界に先駆けていち早く取り組まなければならない状態に突入していると、私は考えています。

世界の長寿地域における食文化の共通点

私は、レイニンガー博士の述べている「いくつかの文化」のなかでも、食文化について的を絞って考えています。そこでここでは、世界の5大長寿郷（ブルーゾーン）と世界3大長寿郷といわれる地域の食文化を見てみたいと思います。

2003年から数年をかけて、アメリカのジャーナリスト、作家であるダン・ビュイットナーとアメリカ国立老化研究所が共同で長寿地域についての調査を行った結果、ブルーゾーンと名付けた地域があります。それは、①日本の沖縄、②イタリアのサルディーニャ島中部、③ギリシャのイカリア島、④アメリカのカリフォルニア州ロマリンダ、⑤コスタリカのニコジャ半島です（『チャイナ・スタディー「葬られた第二のマクガバン報告」』）。

また世界3大長寿郷に関しては、1975年より2022年まで継続して、森下敬一博士を団長とした医学研究者らとNHKの取材班が調査を行っています。⑥ビルカバンバ、⑦フンザ、⑧コーカサス地方の3つです。これらの地域は100歳を超えても元気に暮らしている方たちがいる長寿地域です。

これら8つの地域に注目し、それぞれの食文化について見てみると、そこにはいくつかの共通点があることがわかります。

(1)古来日本の食事と沖縄の食事

古来日本の伝統食（和食）は、穀物・米を主食とし、雑穀（麦、ヒエ、アワ、キビ、豆類など）やトウモロコシ、ナッツ類（くるみ、落花生、木の実など）、緑黄色野菜、根菜（大根、にんじん、ごぼう、レンコンなど）、イモ類、魚介類（魚類、貝類、エビ、カニ、タコ、イカ、うに、なまこなど）、海藻類（昆布、わかめ、ひじきなど）を一緒に摂っていました。油は菜種油、ごま油などの一番搾りが使われました。

また、日本独自の食品である味噌、醤油、みりん、酒、甘酒、納豆、鰹節、漬け物（塩漬け・糠漬け・味噌漬け・酒粕漬け）などの発酵食品、梅干しなども頻繁に食されていました。

戦前までの沖縄の食事は、朝・昼・夕の3食とも主にさつま芋や玄米を主食に、島で採れる野菜、果物、特にゴーヤや大豆を使った料理が豊富で、島の周囲で獲れる魚介・海藻類などを取り入れた食生活でした。パパイヤの漬物を食べる習慣もあったようです。

全般に塩分量が適切で、脂も少ない伝統的な沖縄料理を食べていたのです。

(2)地中海式食事（イタリアのサルディーニャ島からギリシャのイカリア島などを含む）

これは、イタリア、ギリシャなど地中海沿岸の国々の人々が食べている伝統料理のことで、小麦とオリーヴの栽培を活かした食事です。

硬質小麦の全粒穀物（パンやパスタなど）を主食とし、緑黄色野菜、豆類、果物、ナッツ類、魚介類、少しの肉が主で、油はオリーヴオイル、菜種油、亜麻仁油、くるみ油、大豆油などの採種油であり、オメガ３脂肪酸を豊富に含む植物油です。生活習慣病を予防する食事になっていることがわかります。

代表的な島の様子を紹介します。

・サルディーニャ島

男性はほとんどの人が羊飼いで、パリパリに焼いた全粒粉の薄いパンと羊の乳で作ったペコリーノチーズは、古代から羊飼いの保存食として食されてきました。

・イカリア島

エーゲ海に浮かぶイカリア島の人々は、米国人の６倍もの豆を食べて４分の一の砂糖しか摂っていなかったといわれています。90歳代の人の割合が地球上でもっとも高い（３人に一人が90歳代まで生きる）一方で、老年性認知症の割合がもっとも少ないことでも知られています。

⑶アメリカのカリフォルニア州ロマリンダの食事

トルティーヤ（トウモロコシのパン）や全粒粉の穀類を主食とし、豆やナッツ類を多く食べ、果物を毎日食べる植物性中心の食事。神の教え、聖書の教えに従った菜食主義を徹底的に行っています。

⑷コスタリカのニコジャ半島

玄米と黒豆や小豆を炊いたご飯を主食とし、味付けは塩とゴマ粒のみのシンプルな味付けで、スパイスを使わないのが特徴。生野菜、果物をふんだんに使うマイルドな味わいが特徴の伝統料理であるカサードを食し、スープはあまり飲まず果物のジュースを飲むのが定番。フライドポテトや牛乳で作ったチーズ、魚や牛肉や鶏肉の煮込み料理も少し含まれています。

⑸世界三大長寿郷の食事

世界三大長寿郷（ビルカバンバ、フンザ、コーカサス地方）は、世界的に見て100歳、120歳以上の老人が多いことで有名であり、寝たきりはほとんどいなかったといわれています。ミネラルたっぷりの自然水を飲み、肥沃な土地に出来る野菜や果物にもミネラル成分が多いという共通点がありました。それぞれの食事の様子を整理しておきます。

・エクアドルのビルカバンバ

年中、野菜や果物が豊かに採れる村で、長寿の村として有名でした。主食は穀物、トウモロコシ、ユッカ芋、豆類、野菜です。また「ケシージョ」と呼ばれる、塩を使わないで牛の胃液と生乳で発酵させたチーズ、酒、タバコなどをたしなんでいました。

・西パキスタンのフンザ

穀物あるいは全粒粉のパンを主食とし、野菜、豆類を摂り、牛乳は生乳では飲まず発酵乳を飲み、

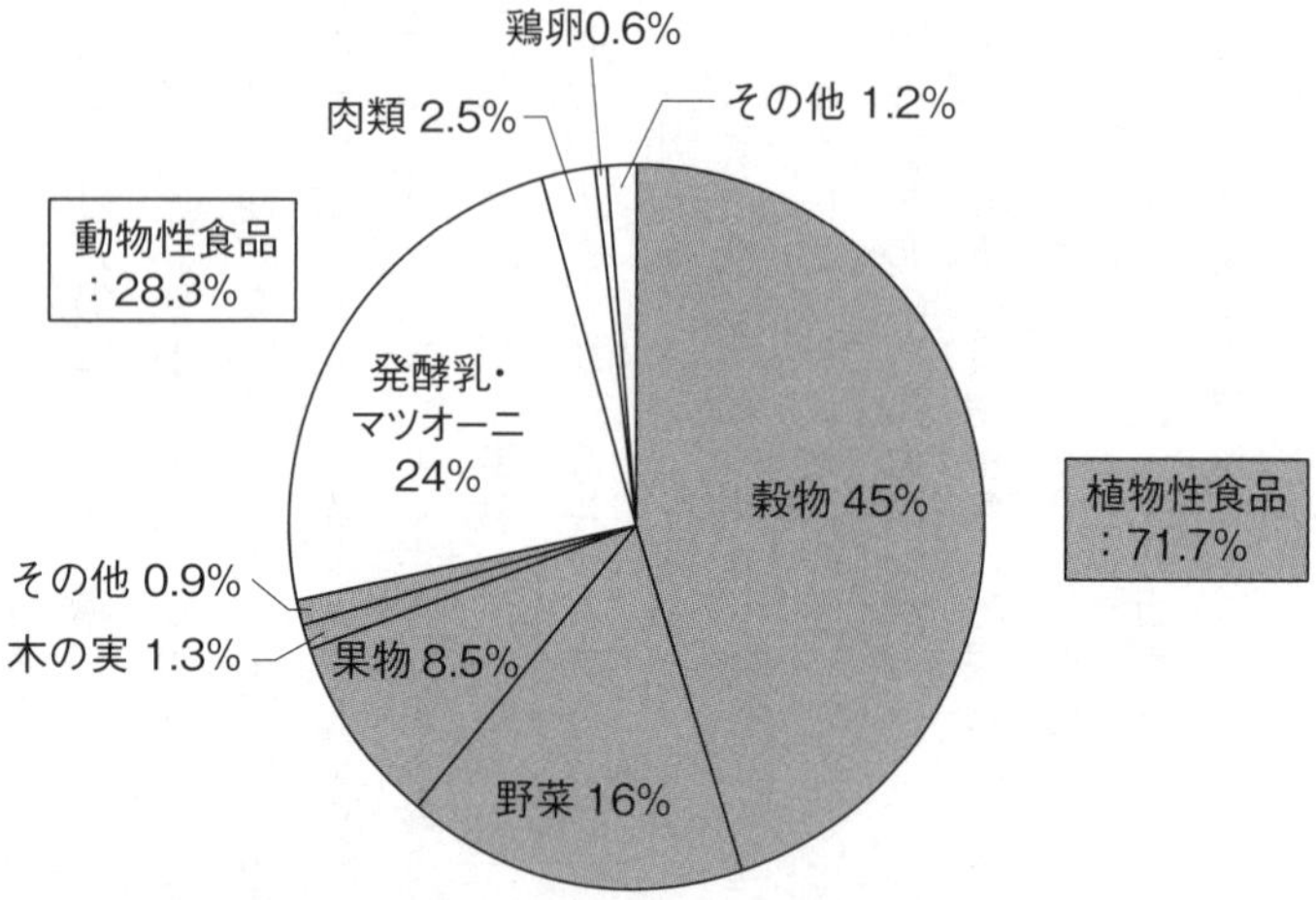

図4-7　コーカサス地方で食べられていたものの割合

稀に肉を少しと酒（70％を穀物からとる）を楽しんでいたようです。

・旧ソ連のコーカサス地方（グルジア、アゼルバイジャン、アルメニア）

主食は小麦の全粒粉で、野菜、果実が多く、牛、羊、山羊の乳は生乳では飲まず発酵乳で飲み、それらで作った食品を多く食べていました。酒、タバコもたしなんでいたようです。

食品の割合は、植物性食品が71・1％（そのうち穀物が45％、野菜が16％、果物が8・5％、木の実が1・3％など）で、動物性食品は28・3％（発酵乳とマツオーニが24％、肉が2・5％など）［図4－7］。マツオーニは、日本人にとっての味噌汁に相当するものとして飲まれていたようです。

これら8つの国や地域の共通点は、全粒穀物を主食としていること、発酵食品を食していることです。そして動物性食品を極力食べていないことです。日本の場合は、味噌汁も含めて発酵食品を食してきましたし、他の地域でも生乳は飲まず、発酵乳やチーズなどの発酵食品として摂っています。そして牛や羊の食べる牧草は大自然のものです。

その他に、身近で採れる食物（地産地消）や、季節ごとに採れる栄養価が高い旬のものを使い、簡素で調理にも時間のかからない調理法（煮る、炊く、蒸す、炒める、焼く）で、くる日もくる日も同じものを飽きることなく食べていたのです（『自然医食のすすめ』）。

次に、これらの地域を環境面、身体面、精神面、経済面、社会面から見てみます。

これらの地域はそれぞれに遠く離れていますが、山や島の中腹山間地域に位置し、食物は自給自足で、畑に作物を作るために歳を取っても山を登ったり下ったりする生活を必然的に毎日行っていました。それが運動となり足腰が鍛えられ、健康を維持し、長生きできる環境だったといえます。

また、コミュニティを大切にして交流し相互扶助を行い、家族を中心にした生活を大切にすること、地域を大切にする精神があること、信仰を大切にすること、大自然の環境に恵まれ、おおらかなストレスのない暮らしを営んでいたことなどの共通点が見られます。

世界的な食文化の危機

しかし、世界の三大長寿郷に代表されるような食文化は1980年代までで、それ以降は欧米食やジャンクフードなどの影響で変化していきます。三章でも述べたように、日本でその変化が顕著に現れた地域の一つが沖縄です。

そのような食文化の変化は、エクアドルのビルカバンバ、西パキスタンのフンザ、旧ソ連のコーカサス地方にも当てはまることです。１９８０年までのプラントベース・ホールフード中心の食事が欧米食の影響で変化し、それと同時に道路が整備され、近代化が入り込んだことで働き方も変化しました。そうした影響で、長寿郷の食文化や生活スタイルが失われ、生活習慣病が発生するようになりました。

世界の民族的食文化は、まさしく危機的な状況に突入しています。私はこのような状況にこそ、これまでの知識・実践方法を超えた、新たな看護の力が必要になっていると考えています。

レイニンガー博士は、近い将来、医学、薬学、社会福祉をはじめとする全ての保健分野において、文化を超えた知識と実践法が取り入れられることになると予測し、それに対応した教育機関が絶対に必要であると考えていました。それには、文化を超えた看護の実質的な知識体系を確立し、普遍性と多様性の両面を備えることが極めて重要となります。

さらに１９８８年にレイニンガー博士は、これからは21世紀における看護知識を発見し、文化に調和したケアを提供する必要があると述べています。

私自身は20代のころから、日本人には日本人に適した看護法があると考え続けてきました。その結果たどり着いたのが、日本の古来伝統食をベースにした玄米菜食の食事療法だったのです。

21世紀の看護大学教育と研究のあり方

これまでの看護教育では、看護学生は医学部の付属病院やその他の医療機関で臨床実習を行い、医学と付随した形で看護学を学び、研究してきました。

看護教育が専門学校で行われるようになっておよそ100年、短期大学、大学（修士、博士課程）で教育が行われるようになってからは40年余りが経ちます。ここ10年間では、社会のニーズに対応した国の方針のなかで4年制大学が急速に増え、令和4年の時点で合わせて284校となりました。

私は、薬や手術による医療（現代医学）の視点から見た看護学だけではなく、自然医学の視点から見た看護学を構築することが必要であると考えています。ナイチンゲールも、看護は医学とはまったく違う独立した分野のものであると考えていました。

そのためには、これまで述べてきたように「食の予防医療」を看護ケアの中心に置き、看護と予防と治療を同時に遂行することで、生活習慣病を改善する看護治療システムを構築することが必要です。また、そのためのモデルケースとして、看護師のための看護大学付属の大学病院を創設し、看護学生の実習と研究が行われることを構想しています。

具体的には、次のような条件を備えた看護大学と研究機関が日本に一つはあってもいいのではないでしょうか。

・統合医療を扱うことのできる看護大学付属病院を設立し、看護師、看護教員、看護学生、大学院生が実習と研究を行うことができるようにする。

・ナーシングホーム、老人介護施設（デイサービス、ショートステイ、リハビリテーション）、訪問看護センター、精神障害者のための精神保健センター、保養施設、地域医療包括センター、一般用食養生レストラン（一般市民も参加して食事のあり方の研究を行う）を併設する。これらの施設で、自然医学を重んじた看護の専門性を習得する。

・ここで得られた研究成果（新たな知識と技術）を日本各地の看護専門学校、看護短期大学、看護大学、大学院と共有し、実践に活かす。さらには、介護職、医師、歯科医師、その他の医療従事者、保健や福祉、教育の専門家などもその知識と技術を研修などで共有できるようにする。最終的には、国民全体でその知識と技術を共有できるようにする。

現代人は、子どもから大人までが生活習慣病の予備軍になっています。この状況を改善するには、「食の予防医療」を取り入れた看護の研究が必要だと考えます。そしてそれには、これまでの看護教育では考えられなかった意識改革が必要になります。もちろん、医学に付随した医療の補助や介助業務も必要な役割ではありますが、急性期の看護と慢性期の看護を区分し、それに応じた看護師の役割分担を行うことが有効ではないかと思われます。

これまでの看護学教育では、急性期と慢性期の看護はどちらも薬の医療に付随してきました。また、栄養についてはカロリー計算の栄養学に基づいてきましたが、これからは「食の予防医療」を取り入れた、薬に頼らない慢性期の看護もしっかりと学ぶ必要があります。どちらの看護についても必要な知識と技術を持つことが、これからの看護師に求められる時代になっているのです。

特に慢性期の看護においては、「食の予防医療」が重要であることはすでに述べてきた通りです。薬を使わなくても、日本古来の伝統食をベースにした玄米菜食で十分生活習慣病は改善することがわかっています。

それに加え、さまざまな代替医療について研究を行い、技術を学んで看護療法として取り入れることで、さらなる改善を促すことができます。

そもそも看護とはどんな働きをするものか

看護の働きとは、身体内部に発動する自然の働き（自然治癒力）がもっとも力を発揮できるように、そして内部環境の恒常性が保持できるように、自然界の要素を適切に取り込み、生活の全てを最良の条件に整えることであるといえます。

あるいは、その人の生きる力（生命力）に力を貸すことであると言い換えることもできます。

そのような認識に立ったうえで、対象者のあらゆる生活場面を通してもっとも有効な技術を提供し、対象者の生命力の消耗を最小限にするよう配慮された看護が必要です。医学は病気を診ますが、看護は対象者の全体像を看ていくのです。そこには、心理学・人類学・社会学的な観点も必要になります。

そんな看護を可能にするのが、看護の中心に「食の予防医療」を置くことです。これは病気の予防と健康増進につながりますし、個人のセルフケア、地域へのプライマリー・ヘルスケアにつながり、看護や介護、医学の質を高め、医療職全体や国民全体の益となり、国益にもつながります。

現代医学の高度な診断技術、優れた救急救命医療、外科的手術や処置は急性期医療としてどうしても必要なものですし、なくてはなりません。またそれに伴って、これまで通り医師と共同した急性期の看護の役割も必要不可欠なものです。

ただし、その中身をよく見ていきますと、何らかの事故以外では、生活習慣病の急変（たとえば脳疾患、心疾患、呼吸器系、消化器系など）によって命に関わる病状に陥ったものが約34％、特に高齢者の場合は約39％を占めていることがわかります（『令和2年度版 救急救助の状況』総務省）。その対応にはもちろん急性期医療が必要ですが、その前に生活習慣病を改善することができれば、急性期医療の負担軽減を図ることができます。

私が提唱している『21世紀の看護モデル・高浜理論』のテーマもそこにあります。このモデルが医療・保健・福祉・教育の専門職に周知され、共有されていくならば、新たな医療体制を構築することが可能になります。

さらに、このモデルが世界の看護師約2800万人に共有されていけば、看護に大変革をもたらすこともできるかもしれません。それを日本の新しい看護モデルとして世界へ発信することもできます。それによって、世界の人々の健康と幸福に貢献できるなら、どんなに素晴らしいことでしょう。

私は小さな高浜療術院の中に、生活習慣病専門統合医療看護研究センターを置き、20年間、「食の予防医療」として玄米菜食を中心にした生活習慣病の予防食、日常食、治療食、介護食、食育健康食に関する研究を続けてきました（本書を読んでくださった皆様のなかに、この研究に参加したいと思われる方がおられましたら、ぜひご参加ください。研究結果を集計して発表したり、看護サイドからのエビデンスを発表したりしたいと考えています）。

この研究は、自分自身や家族、友人や知人に参加してもらうことで実践し、その結果を知ることから始まりますが、そのうえで、看護師が多く経営する看護小規模多機能型居宅介護施設（約740カ所）や訪問看護ステーション（約1万2000カ所）などに提案していきたいと考えています。研究結果を日本看護協会主催の学会で発表したり、各看護雑誌に投稿したりすることで、より多くの看護関係者に周知することができます。また、特に潜在看護師約80万人の方々に、肉体労働ではない食事指導の分野への参加をお願いしたいと思います。

「医療・看護・介護革命を起こそう」

21世紀の医療はキュアからケアの時代になり、全ての人が介護者になり得る時代です。繰り返しますが、本書が一貫して述べてきたことは、医療・看護・介護の中心に日本の古来伝統食をベースにした玄米菜食を取り入れることです。それは、プラントベースやホールフード食を推進する世界の潮流とも一致しています。そのリーダーシップを取るのが看護職であり、社会をヘルスケアによって変えていく役割があるというのが本書の主張です。

現在、世界中が抱えるガン疾患の問題に加え、さらに爆発的に増える糖尿病は世界の医療問題としても大きく取り上げられ、看護問題としても大きな比重を持ってきました。世界保健機関（WHO）や国際糖尿病連合（IDF）では、糖尿病に対していくつかの見解を示しています。

IDFによると、2019年における世界の糖尿病患者は約4億6000万人に達したと推定され、2030年までに約5億7800万人（およそ10人に1人）に増えると予測されています。

そのような糖尿病対策としてIDF会長は「看護師は世界中の医療の要であり、糖尿病に対する世界の戦いで不可欠の役割を担う。ところが、残念ながら行き渡るにはまったく不足している。糖尿病は急速に増えており行動が必要だ……。看護師は効果的な糖尿病治療の提供に不可欠であり、継続的な糖尿病管理と糖尿病併発症の予防を支援する。看護師が事態を改善させる」と述べています。またWHOは、これに対応するためには約590万人の看護師が不足していると警告し、各国の看護師養成に支援が必要であると発表しています。

世界糖尿病デーは、WHOが2006年に定めた国際デーです。インシュリンの発見者フレデリック・ファンディング博士の誕生日にあたる11月14日を国際デーの日として定めました。1923年、カナダ出身の博士はインシュリンの発見で生理学・医学ノーベル賞を受賞しました。この100年の間、多くの人の命を救いました。

2020年の世界糖尿病デーのテーマは「糖尿病　看護師が違いをつくる」でした。日本においても、2001年より日本糖尿病学会や日本糖尿病協会によって認定された日本糖尿病療養指導士による指導や、日本看護協会認定の糖尿病専門看護師による指導が行われています。

しかし、これらは「糖尿病は一生治らない病気」としたうえでの対応であり、薬やインシュリン注射、栄養学の食事療法を組み合わせ、糖尿病のコントロールを行うことを推奨しています。そして、このWHO、IDF、日本糖尿病学会、日本糖尿病協会を大きく支援協賛しているのが大手の製薬会社であることも忘れてはなりません。

それでは糖尿病患者は減少しませんし、それによる合併症も減りません。そして薬も減らないのです。「食の予防医療」を土台にしてこそ、糖尿病や他の生活習慣病の多くが改善されていきます。

このことをより多くの方が知り、実践することで、看護師・介護士不足の解消にもつながると考えます。

日本における定義では、看護師とは「医師の指示のもとで診療の補助・介助を行うものであり、傷病者もしくは褥婦（出産後まもなく、まだ産婦の状態にある女性）に対する療養の世話をするもの」とされています。

前述したように、看護師を育成する教育機関を持つ大学は全国に現在284校あります。看護修士・博士の育成も進んでいて、看護教育は確実にレベルアップしています。それでも、制度上諸外国とは大きな差異が見られます。

日本の医療現場では、急性期医療、慢性期医療（生活習慣病）の処置や検査の介助に追われ、高齢者介護の負担が大きく、看護師本来の役割を担うのが困難な状態に陥っているのです。まず、キュアからケアに移行する21世紀の医療に対応できるよう、看護の定義を制度上も看護上も変革することが必要だと思われます。玄米菜食による「食の予防医療」こそが、その新たな看護を可能にする要になることは、これまで述べてきたことでご理解いただけると思います。

現在の医療が抱える問題への解決策は「食の予防医療」を推進することによって、生活習慣病の蔓延をストップさせ患者を減らすこと、医療費の高騰、医師の過労問題、医師不足（産婦人科・小児科など）、看護師不足、介護士不足や、多剤多種処方による薬の弊害（医原病）に対処すること、これからの子どもの生命、国民の生命を守るためにも、そしてこれから起こる感染症の対策としても、病気の予防と健康増進を推進することです。

エピローグ

私は4歳のときに毎夜、白い龍が姿を現しグルグルと天井を舞うのを見たり、天井から「人を救いなさい、人を救いなさい」という天からの声を聞いたりしました。その後も、霊的な現象をしばしば見ることがありました。このことは60年経った今でも鮮明に覚えており、これらはどういうことを示しているのかと常に考え続けてきました。

その答えの一つとして、多くの人々の命を救う手立てとしてたどり着いたのが、『21世紀の看護モデル・高浜理論』です。

看護師であるナイチンゲールも「神は私に語りかけられ、神に仕えよとお召しになった」と述べています(『看護理論家とその業績』医学書院)。

私が看護学生時代に習ったことのなかで特に印象に残っているのは、ナイチンゲールの教えに次のような考えがあったことです。

①コップ一杯の水があれば清潔と爽快感を与えることができる
②看護は医学とはまったく別の独立した分野のものである
③看護師は深い観察能力がなければならない(看護は観察で始まり、観察で終わる。科学的な裏づ

けのもとで専門的な知識と視点から見る看護の観察技術です)
④看護は身の回りの世話(静けさや新鮮な空気、日光、換気、清潔、温かい飲み物、適切な食事を与える)など、対象者のできないところを注意深く観察し、身の回りの環境を整え、看護の技術によって自然治癒力を引き出すことである
⑤看護の目的は人々の病気の予防と健康増進に貢献することである

これらのことは、私の看護に対する考え方の軸になってきました。

私は療術院を開設して20年間、食事療法(玄米菜食)と各代替医療(自然療法)を組み合わせた予防医療、統合医療、ホリスティック医療を行ってきました。そして、その体験と結果を看護の技術に生かすことはできないかと常に考え続けてきました。

そのなかで、日本の古来伝統食(玄米菜食)を看護ケアの中心に持ってくることで、病気の予防と看護と治療が同時に遂行され、生活習慣病の改善ができるという結論にいたりました。実際に実践してみると、これがもっとも看護の概念にぴったりくる技術でした。

前統合医療学会会長仁田新一医師は、「フローレンス・ナイチンゲールから始まった近代看護は、もともとは現代のように医師の助手になることが目的ではありません。患者さんに寄り添い、いたわり、元気になってもらうための手助けをすることが看護の本来の役割なのです。これは統合医療の理念と重なります」と述べています。

この（発酵）玄米菜食は、高血圧は2～3週間で正常化し、血液は3カ月～4カ月で浄血し、細胞を入れ替えます。免疫力が上がり、体温も36・5℃以上に上昇、そして生活習慣病は改善し始めます。さらに生活習慣病の予防、コロナ感染症や変異種に対する未来への予防対策にもなるのです。「食」を始めとした生活環境の改善によって人間の身体が本来持つ自然治癒力を高める看護ケアなしに、多くの患者さんたちの命を救う手立てはありません。それは、コロナ感染症でもよくわかります。

といっても、私は現代医学を決して否定するものではありません。むしろ現代医学と自然医学の利点をうまく取り入れ、人々が薬に頼らないで病気を改善すること、医師や看護師の手を離れ健康になること、そしてセルフケアで健康維持ができるようになることを強く望んでいます。玄米菜食を導入することで生活習慣病が改善し、これまでに医療・看護・介護にかかった時間も医療費も節約することができ、医師の過労問題、看護師、介護士の不足を補うことができると考えています。

本書で提言した『21世紀の看護モデル・高浜理論』や『未来型医療・未来型看護』は、現代の医療・保健・福祉の上に起こっている諸問題を解決するための策として、看護ケアの中心に「食の予防医療」（玄米菜食）を持ってくるというものです。

これは、日本の風土に合った看護の確立につながると考えます。さらに、その結果が出ましたら、世界の看護師が共有できる看護ケアの技術として発信することで、世界中の人々のお役に立てるようになれたらと思います。

本書では「食の予防医療」「(発酵) 玄米菜食」について述べてきましたが、この食事が続かないという方もいらっしゃると思います。私のように65歳前後の方は、まだ日本人が日常食として毎日食べていた家庭料理が、どこの家でも白ご飯 (麦ご飯入り)、味噌汁、漬物、野菜根菜の煮物・炒め物類、魚の食事であったことを覚えています。

50代、40代以下の方々は、日本がすっかりパンや麺類、パスタ類を主食に肉料理がメインの欧米食が当たり前になり、米食離れが加速していった時代に育っています。ですから、急に玄米菜食をどうぞと言われても難しいかもしれません。

もし食事のあり方を変えたいときは、一日のうち一回は玄米食を取り入れたり、全粒粉のパンや麺類・パスタ類などの食事を取り入れたりしても良いと思います。私の家族も、ときどきそのようにして楽しく食べています。そして、肉の代わりに豆腐製品や大豆ミートを大いに料理に取り入れています。

玄米菜食を実践した方でも、白ご飯が食べたいと言って白ご飯に戻す方もありますが、しばらくすると「お腹が太ってきた」と言って「また玄米菜食に戻しました」と言う方もいらっしゃいます。そして、「白ご飯が水のようだ。味が物足りなく感じた」と表現されます。「やっぱり玄米菜食が力強いことがわかった、だんだん美味しく食べられるようになった。続けられる」と言って徐々に玄米菜食の食事に慣れていかれます。

何らかの病気がなければそれで良いのです。ときどき肉料理を食べたら、野菜や果物をたくさん食べて打ち消してください。もし何らかの生活習慣病を抱えている方がいましたら、ぜひ「治療食として」トライしてほしいと思います。

玄米菜食を続けていると、自然と肉料理や脂っこいものを食べたくなくなります（腸内細菌の善玉菌が増えることで、腸内細菌が脳に命令を出す腸脳連関が起き始めるからです）。そして身体も心も精神も落ち着いて穏やかになっていきます。

徐々に、今自分が食べているスタイルからプラントベース（植物性中心の食品）、ホールフード（未精製穀物）の食事に切り替えて、生活習慣病にならないように、健康な自分を築けるようにセルフコントロールしていってほしいと思います。

玄米菜食の食事指導を行っていると、たとえばコンビニ食をよく利用していたある30代の不妊症の女性は「こんなおかずは家庭ではほとんど作ったことがないし、あまり食べません」と言われます。それでも、作り方を学ばれて食べられるようになると、数カ月後には妊娠されニッコリされます。このような方はたくさんいらっしゃいます。

日本食（和食）といっても、たくさんのレシピを考える必要はありません。ご飯（発酵玄米）と具だくさん味噌汁ならば誰でも簡単にできます。ご家族やこれからの子どもたちの命を守るために、少しずつ取り入れていってくだされればと思います。

私のスタンスは「どんな療法でも取り入れて、安全で病気の改善が行われればそれで良い」という考えです。もし皆様が、できるだけ病院のお世話にならずに**「自分の健康は自分で守る」**ようにできるなら、それが一番だと思います。それが大切な〝第一の医療〟だからです。個人も家族も社会も、健康があればなんとか生活していけます。

この本を手に取ってくださった方々は、玄米菜食をまずご自分で実践してみてください。そして良い結果が出ましたら、ご家族や友人、知人、地域の方々へこの知識を広めていただきたいと思います。

もし良かったら、ご一緒に私の研究にご参加いただければと思います。多くの方々の症例をまとめ研究することで、看護としてのエビデンスを見出し、その有効性を多くの人々へ発信し共有できたらと考えています。

そして、医師や看護師、介護職ほか全ての医療従事者の意識改革が行われ、食育・食養生が学ばれ周知されることで、日本の医療・看護・介護改革へとつながるでしょう。それがさらに広く認識されプライマリーケアとしても活かされるようになり、国を挙げて「食の予防医療」が推進されるようになればと願います。それが、この国難を乗り越える一助となりますように。

「食の予防医療」によって、約40兆円の医療費のうち、約10兆円の薬剤費（2022年：厚生労働省「薬剤費等の年次推移について」）の半分でも削減することができるとしたら、たとえば子どもの教育費として幼児から大学卒業までかかるといわれる約4兆円（2020年：財務省）を賄うことができます。

それによって、コロナで仕事をなくしたり、奨学金の返済ができないで自殺に追い込まれる若者を救ってほしい。本当に困っている人々への支援、福祉基金に財源を使ってほしい。そういう願いもあります。

また、70年もの長い間、犠牲産業であった農家・酪農家の人々に感謝し手厚い支援をしていただきたい。若い世代が農家でも食べていけるように育んでほしい。消費税を上げないでやれることはまだあります。皆が一丸となって、この国難を共に乗り越えていければと切に希望します。

久司道夫氏はその著書『マクロビオティック健康法』で、次のように述べられています。

「今こそ最後の、そしてもっとも根本的な人間性の浄化を行い、私たちの運命を変えるときなのです。その方法は私たちの体内の血液、器官、組織、そして脳細胞に至るまで、生物学的に一新するということにほかなりません」

私も同じ考えです。21世紀は全ての人が介護者になり得る時代です。この本の内容が皆様のお役に立てるなら幸いに思います。皆様が健康で幸せであられますようにお祈りいたします。

この著書を手に取り最後まで読んでくださいました皆様に心から感謝いたします。この本の事例を書くために協力してくださいました皆様とそのご家族にも、また見守り応援してくれた夫や子どもたちに、私の友人たちに心から感謝いたします。いつもイラストを担当してくれる次男の光貴へ、ありがとう、感謝しています。

監修を快諾してくださいました松田史彦先生に心より感謝申し上げます。

最後に、コスモ21編集長山崎優様、編集担当の山崎国人様、忍耐強く指導、アドバイスをいただきましてありがとうございました。心より深く感謝、御礼申し上げます。作製スタッフの小田部亨様にも心から感謝申し上げます。

令和五年四月

高浜はま子

付録

簡単にすぐ始められる玄米菜食レシピ

☆玄米菜食で気をつけていること

ここでは、玄米菜食の実際の作り方についてご紹介します（❶〜⓫）。

まずは、私が療術院において食事指導を行う際、皆さんにお伝えしている「玄米菜食で気をつけていること」をまとめておきます。

❶玄米、野菜、果物はできるだけ有機のものにし、手に入らないときはミネラル、珪素溶液、重曹、帆立貝の粉などで農薬をキレート化して使いましょう。

❷調味料は少し高くても無添加のものを選びましょう（味噌、醤油は無添加のもの、出汁は天然のもので、花鰹・昆布・いりこ・乾燥椎茸などを選びましょう）。

❸できるだけ地産地消にします。野菜・果物は旬のものので、近くの地域の新鮮で栄養価の高い産物を選びましょう。

❹一物全体食。大根、にんじん、ごぼうやレンコンなどは皮ごと使います。果物は皮ごといただけるものは皮ごと食べるようにしましょう。皮と実の間にはビタミン・ミネラル・ファイトケミカルなどの栄養がたくさん含まれているからです。

❺漬け物（糠漬け、味噌漬け、酒粕漬け、塩漬け）も砂糖やアミノ酸、保存料などが使用されていない無添加の漬け物を選びましょう。難しいときは、大根やきゅうりを塩麹、醤油麹に漬ける、塩揉みの即席漬けを作るなど自分で工夫しましょう。

❻白砂糖、三温糖は基本的に使いません（精製されてミネラル分がなくなっているからです）。酢の物は薄塩で少しの酢と合わせる、煮物は醤油と出汁だけで作るなど、素材の旨味を生かします。魚のお煮付けも水と醤油のみで煮ます。どうしても甘みがほしいときは、黒砂糖、きび砂糖、オリゴ糖やラカントを使います。その他にメープルシロップ、蜂蜜、酵素蜜（糠と甜菜《てんさい》糖を麹で発酵させて作った製品）も少し使いましょう。

❼塩は天然の天日塩、岩塩を使いましょう。玄米菜食では減塩はしません。適塩（塩梅）で食べましょう。

❽油について、トランス脂肪酸は動脈硬化の原因になるので使いません（マーガリンやショートニングはプ

ラスチック油と呼ばれ、他国では使われなくなっています)。血液がサラサラになるオリーブ油やオメガ3脂肪酸を含む亜麻仁油、紫蘇油を少し使いましょう。

また、日本の和食に合う油として一番搾りのゴマ油を使うこともありますが、天ぷらなどの揚げ油としてオリーブ油を使うか、一番搾りの菜種油を使う場合は、酸化が早いので一回使った後は使わないようにしましょう。天ぷらをするときはできるだけ油を使わないように、ホットプレートを使うこともできます。

❾魚を使うときは、ハマチ、マグロなどの遠遊漁には水銀などが蓄積されているので、できるだけ近海の魚や青魚(サバ、さんま、イワシなど)を食べましょう。

❿水は浄水器の水を使いましょう(器械によって、波動値6〜12〜18の水を作ることができます)。水道水であっても、塩素やトリハロメタンなどの化学物質、水道管の材料の腐食などで水が汚染されているからです。水道水は波動値3〜5のものが多く、また自然水であっても酸性雨で汚染されて波動値で5のレベルのものが多いのですが、特別に条件の良いところの自然水には波動値19のもの(たとえば富士山の一角から出る水など)もあります。

⓫電子レンジは使いません。電子レンジは電磁波障害の影響があり、食べ物の生命エネルギーが半減してしまいます(たとえば15の波動値のものが6になるなど)。食べ物の細胞が破壊され、栄養も半減します。できるだけ煮る、炊く、蒸すなどして、ガスオーブン、オーブントースターなどを使用しましょう。

☆玄米菜食のレシピ

プラントベース・ホールフードの料理…388P

発酵玄米の炊き方には二種類あります。

《炊き方Ⅰ》

「発酵玄米」とは、玄米を炊いた後、数日かけて発酵させたものです。別名、「酵素玄米」とも呼ばれています。基本的には、玄米に小豆と塩を加えて炊きあげます。小豆のほかに黒豆や雑穀などを加えることもありますが、その場合も、水や塩の分量は小豆だけの場合と同様に、後はお好みで調節をしてみてください。

発酵玄米を失敗なく作るためのポイントは「玄米の保水量」と「保温する温度」です。

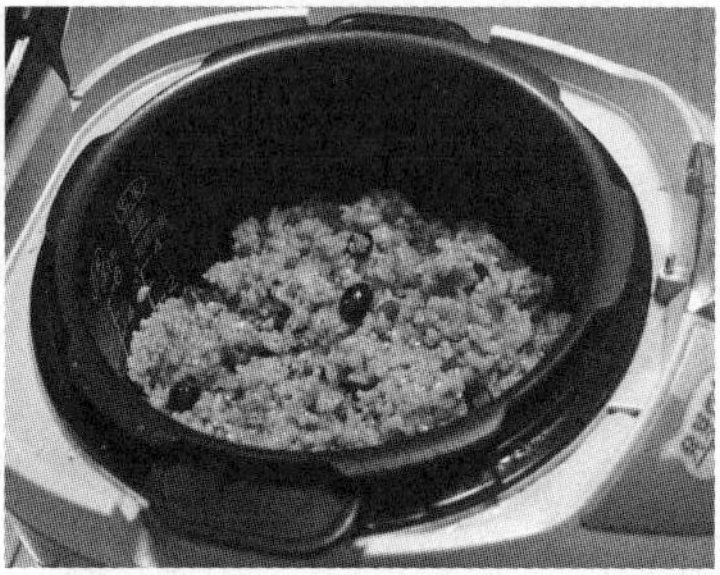

「保水量」については、基本的に次で紹介する分量を参考にしてください。浸水した時間や炊飯器により炊き上がり方が違うことがありますので、お好みの硬さに水で調整をしてください。また「保温」は、発酵するために70度から74度の温度が必要だといわれていますが、皆さん通常の炊飯器で十分美味しく食べられています。気になる方は、保温温度の高いものや温度設定が細かくできるものをご使用ください。

圧力釜、土鍋で炒って作る方法もありますが、その場合は別に保温ジャーが必要になります。ここでは、炊飯器を使った発酵玄米の作り方をご紹介します。

〈必要な道具〉
・ボール
・ザル
・泡だて器（なくてもよい）
・炊飯器（3合以上のご飯を炊くときは、5合炊き、一升炊きの炊飯器を準備してください。ご家族が多い場合は別に専用の保温器をご準備ください）

〈材料〉
・玄米――――3合
・小豆――――30g
・天然塩――――3g（玄米特有の苦味や臭みを消すために入れる、ミネラルの栄養価が増す）
・水――――炊飯器の玄米炊きのメモリに合わせる。玄米炊きのメモリがついていない場合は、白米の1・5倍の水を入れる

〈手順〉
①下準備……玄米と小豆を洗う
(1)玄米と小豆（乾燥小豆）をそれぞれのボールに入れて軽く洗う。玄米は最初の水をよく吸収するので、一回目の水は素早く捨てる。小豆は別に洗って水に浸けておく。
(2)洗っては水を捨てる作業を3回ほど繰り返す。最後にザルにあげて、米のとぎ汁を完全に捨てる。
(3)泡だて器で円を描くようにかき混ぜる（泡だて器を使わない場合は、拝み洗いやねじり洗いをして手でかき混ぜます）。玄米の表面に傷が付くことで浸水しやすくなり、ふっくらと炊き上がる。
②浸水と炊飯
(1)炊飯前に6時間ほど浸水させる（浸水は17時間まで浸けると良いと書いたものもあるので、ご自分のお好みで炊く。浸水によって柔らかく炊きあがることと、気になる方には、アブシジン酸の毒をなくすことが目的）。
(2)浸水していた水を捨て、新しい水を入れる。
(3)炊飯器にセットして炊飯する（炊飯器に玄米モードがある場合は、玄米モードを使用。玄米モードを使って、前夜からタイマーをセットしておくと発芽玄米になります）。

《ポイント》

・玄米モードのない炊飯器は水を少し多めに入れて炊きます。出来上がりが硬いようでしたら、水を適宜足して底からかき混ぜて蒸しておくとふっくらします。失敗はありません。釜によって出来加減に違いがありますので、浸水時間や水分で調整すると良いでしょう。

・発芽玄米を利用する場合は、一度水に浸けて製品化してありますので、浸水時間は一時間ほどで良いでしょう。発芽玄米モードのついている炊飯器もありますので、その説明書に沿って炊いてください。

・炊き上がりに嫌な匂いがする場合は、雑菌が繁殖している可能性がありますので、鍋全体、中蓋をよく洗ってもう一度やり直してください。炊き上がりは良い匂いがします。

③保温・熟成

(1)玄米が炊きあがったら底から軽く混ぜる。

(2)保温期間中は、表面が乾燥しないように一日に一回、底からしゃもじを使って大きく全体を返す（炊飯後3〜4日後が食べごろ。乾燥したら適宜、水を入れて底から混ぜるとよい。ふっくらする）。

《炊き方Ⅱ》（炊き方Ⅰと手順は一緒）

一日目から美味しく食べるためには、玄米一合に対して、塩麹（小さじ一杯）や市販製品の発酵糠（小さじ3分の1）、プレーンヨーグルトまたは豆乳ヨーグルト（小さじ一杯）、手作りの万能酵母液などを入れる方法もあります。こうすることで、早く発酵させることができます。

塩のみのときと同じように美味しく出来ます。手順は先に紹介したものと一緒です。こうすると、最初からモサモサせずふっくらと仕上がりますので、炊き上がり一日目からすぐに食べることができます。

☆発酵玄米を美味しく炊くポイント

①三日間保温を続け、乾燥させないように毎日かき混ぜます。

熟成させることで、玄米のクセがなくなり、味がまろやかでモチモチとした赤飯のような美味しい発酵玄米になります。基本的に、一週間で食べきり、残る場合はおにぎりにしてラップに包み、冷凍庫で保管します。

②私は小豆だけでなく黒豆や金時豆を入れたり、他の雑穀を入れたりすることもあります。栄養価が増してとても美味しいですが、これも好みに合わせてください。

私の場合は、90歳の母たちの介護食も兼ねているので、ご飯茶碗一膳でいろいろな栄養素を摂れるようにしています。母たちは発酵玄米と具だくさん味噌汁、少しの副菜で、お腹がもういっぱいと言っています。これだけで栄養が満ちるようです。

③発酵玄米（酵素玄米）の作り方は、前著『薬に頼らず病気に克つ最強の食事術』でも紹介しています。その後、読者の方からご質問をいただいたので、本著ではそれらをもとに改訂を加えています。

質問のなかには、「お鍋（炊飯器）が一つしかないので、発酵させるために保温していると、食べたいときに食べられない」というものがありました。

そのような場合は、一日目から食べて大丈夫です。また《炊き方Ⅱ》を利用すると発酵が早まりますし、《炊き方Ⅰ》であっても、4日目以降の発酵玄米を冷凍庫に取っておき、それを炊飯器で保温したり、次にご紹介する方法で美味しく食べることができます。

白ごはんを食べる他のご家族がいる場合は、先に白ごはんを炊いておいて、後に一緒に保温するなど工夫をするか、もう一つ専用の釜を準備するとよいでしょう。

☆発酵玄米のおすすめの食べ方

発酵玄米は一度炊くと、一人分であれば一週間分の作り置きができます。そのまま保温を続けても良いですし、4日目以降は冷凍庫に入れて保存することもできます。冷たいご飯はチャーハンやおじやにして使ってください。

ただし、電子レンジでは温めないようにしてください。電子レンジを使うと、ご飯の力である生命エネルギー、栄養素が半減してしまいます。

食べ方は、発酵玄米ご飯にゴマ塩をかけていただきます。このご飯を主食として、野菜を使った具だくさん味噌汁と、納豆や佃煮、漬物、梅干し、小皿に載るほどの野菜のおかずや生野菜のサラダなどを付け足すと、発酵玄米の一汁一菜食になります。

発酵玄米を海苔巻きにしたおにぎりや、炊き込みご飯、混ぜご飯のおにぎり、玄米餅としても食べられます。また、発酵玄米ご飯を使って全自動パン焼き器でパンを簡単に作ることもできます。

〈おすすめの食べ方〉

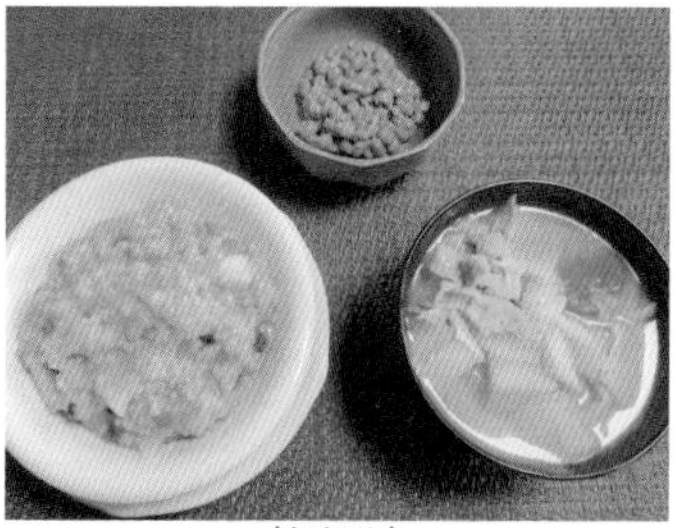

〈おじや〉

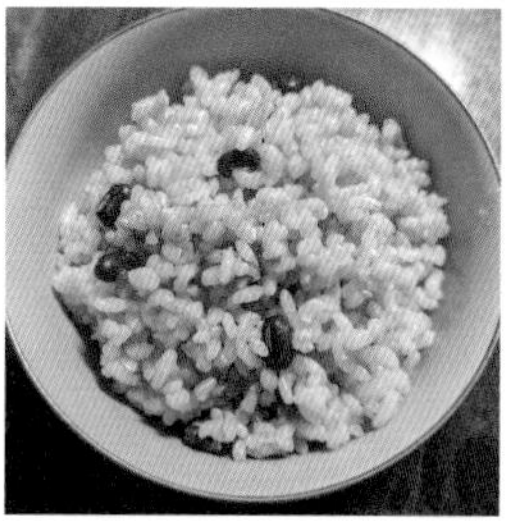

〈発酵玄米　1日目〉

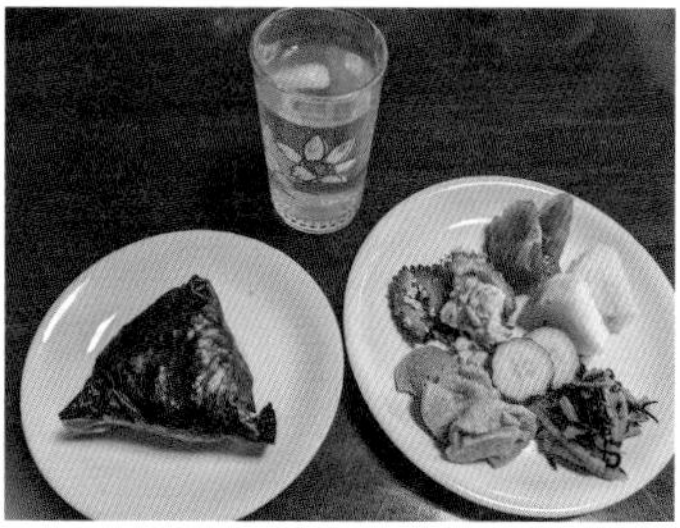

〈おにぎり〉

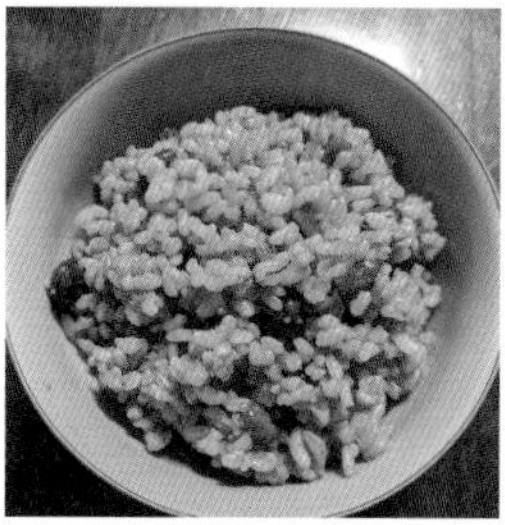

〈発酵玄米　2日目〉

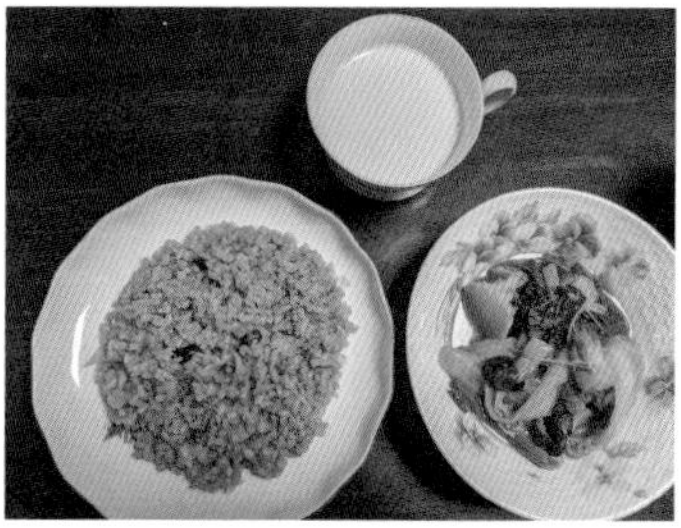

〈カレーチャーハン〉

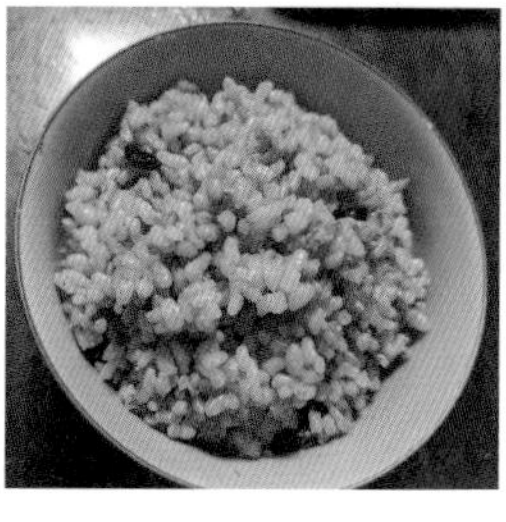

〈発酵玄米　3日目〉

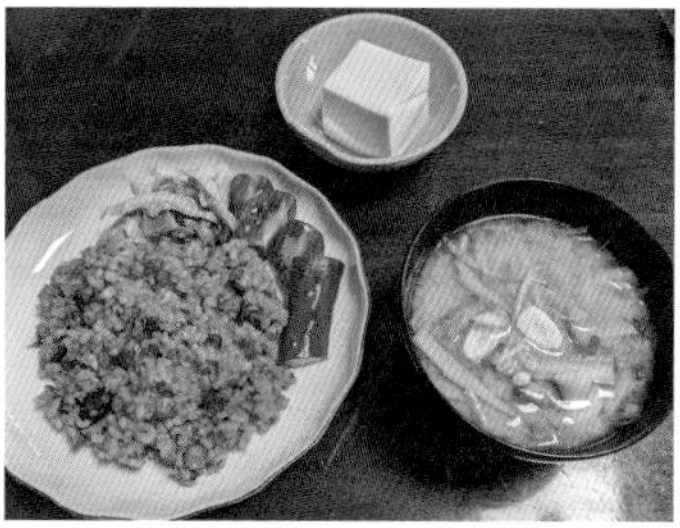

〈ケチャップチャーハン〉

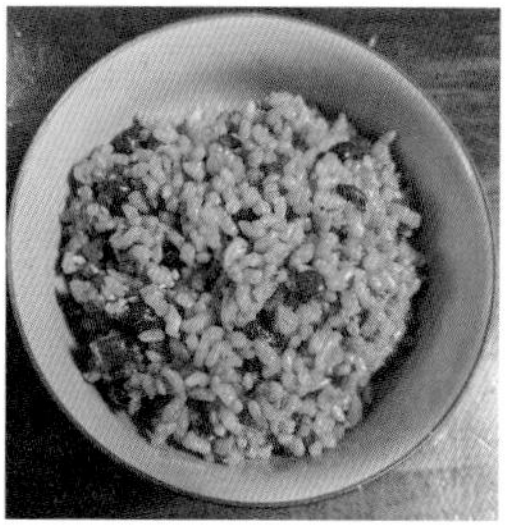

〈発酵玄米　4日目〉

発酵玄米

具だくさん味噌汁

忙しいときに発酵玄米と具だくさん味噌汁を作っておくとすぐに食べることができます。わが家では、味噌汁の具、たとえば大根やにんじんなどを多めに作っておき、タッパーに入れて冷蔵庫に入れておきます。

食べるときに新たな具材とネギを足すようにすると、とても時短できます。

〈主な材料〉……68頁を参照してください。

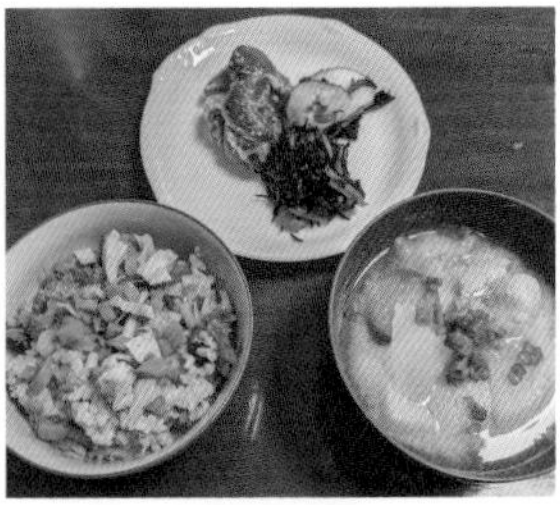

〈混ぜご飯〉

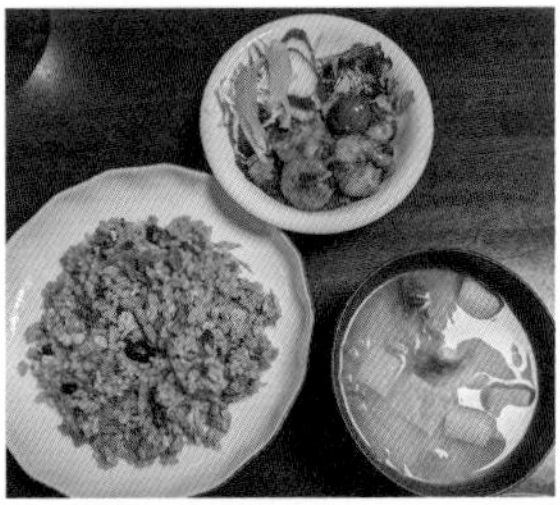

〈高菜炒め〉

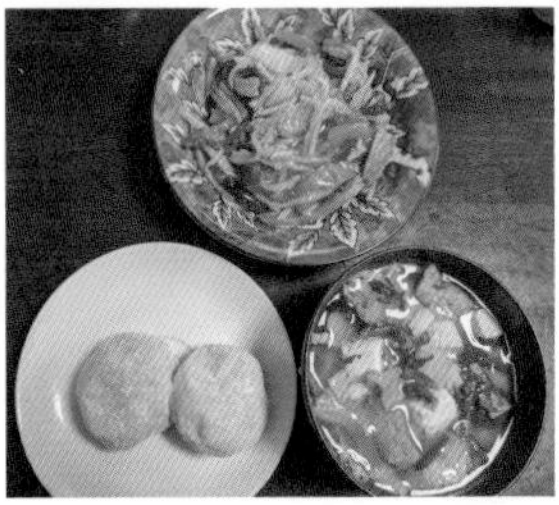

〈玄米餅〉

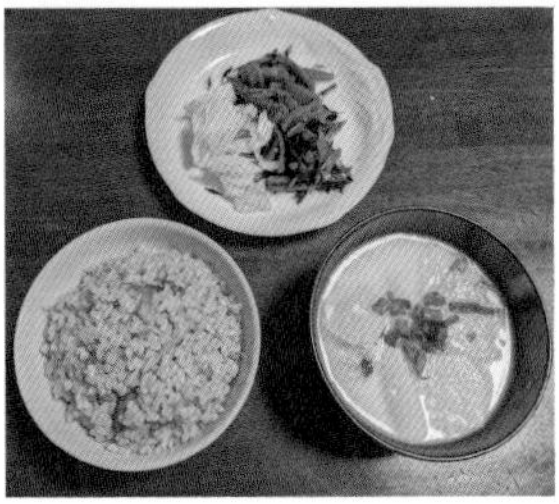

〈炊き込みご飯〉

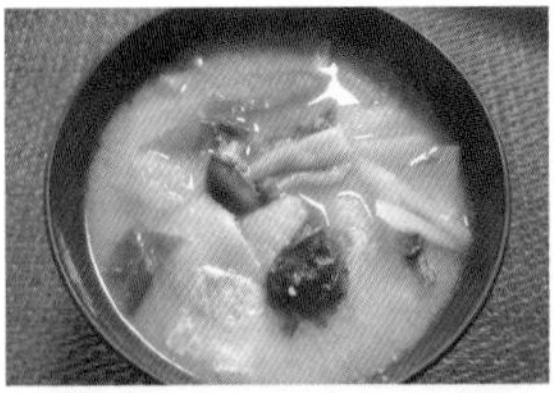

〈厚揚げ・しめじ・えのき・にんじん・大根・ほうれん草〉

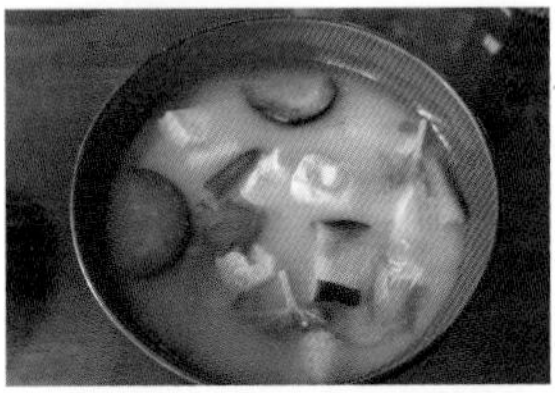

〈なす・キャベツ・豆腐・厚揚げ〉

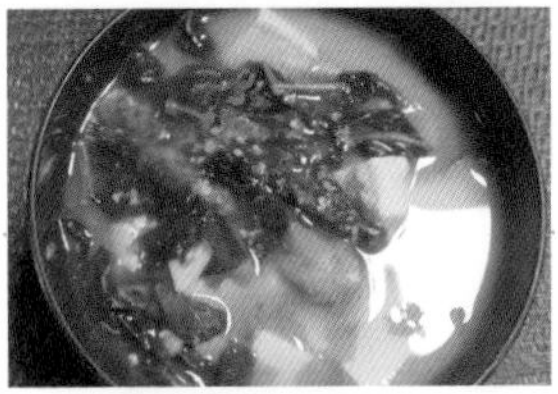

〈オクラ・わかめ・豆腐〉

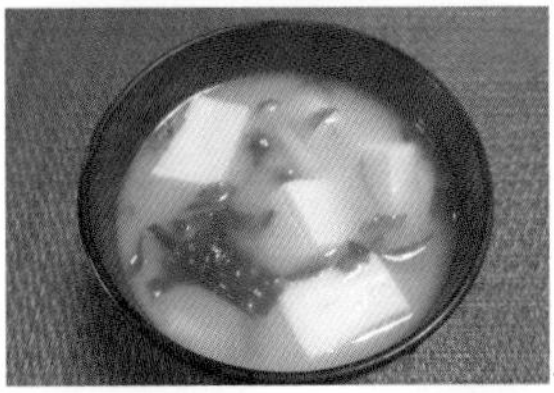

〈豆腐・わかめ・しめじ・ネギ〉

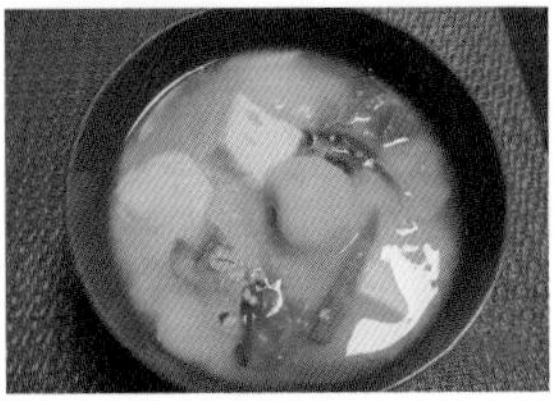

〈里芋・にんじん・大根・豆腐・小松菜〉

〈出汁について〉

私はいわしの煮干し10匹（4～5人分）や昆布を直接お鍋に入れて具材と一緒に煮ることが多いです（いわしの頭を取り除いても良いでしょう。私はそのままで使っています）。

　また、風味を変えるときは花鰹のパックに一部切り目を入れてくしゃくしゃっと揉みほぐしたものを、食べる間際に入れますと風味の良いお味噌汁になります。

〈水出しについて〉

水出しは、煮物や吸い物の汁物に利用しています。

　水出しを作り置きし、常備しておくこともおすすめです。家庭料理ですから、水出しを作る時間がないときはいわしの煮干し、こんぶ、花鰹などを直接入れて出汁を取っても良いでしょう。

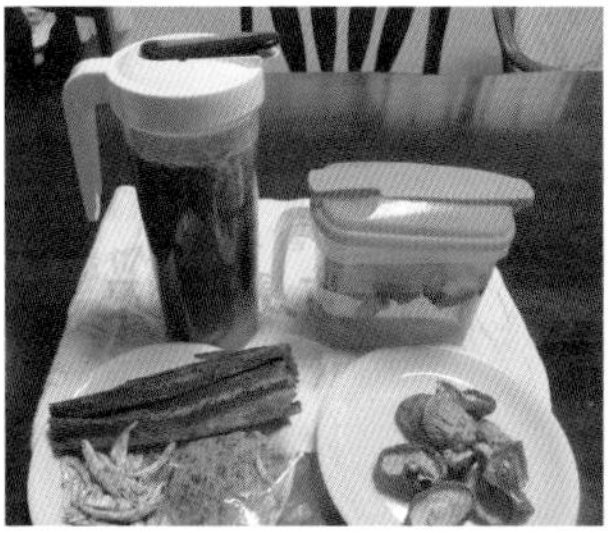

お吸い物

具だくさん味噌汁のほかにお吸い物やスープ類もおすすめです。いつでも簡単に作ることができ、栄養価が高いからです。

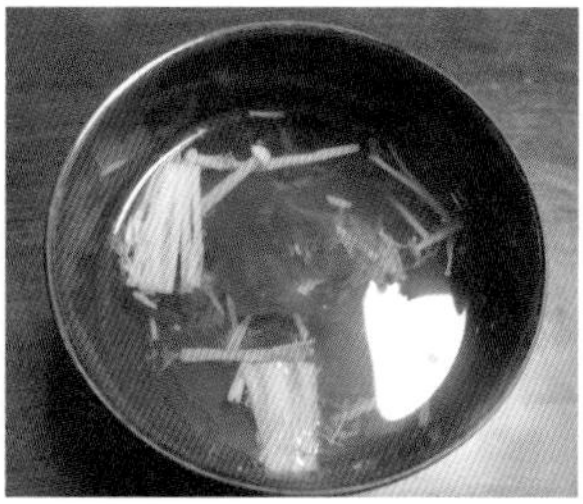

〈わかめとえのきのお吸い物〉

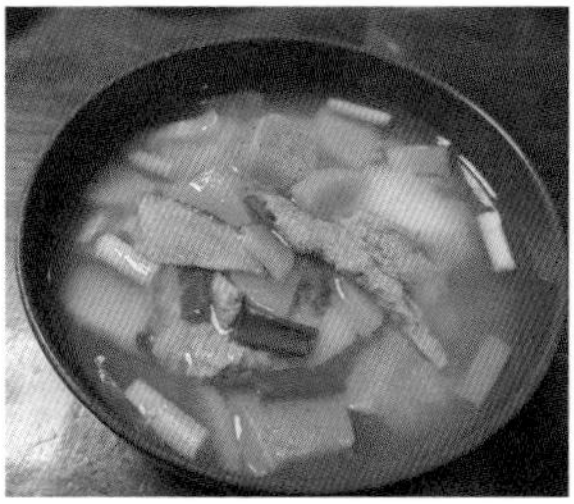

〈醤油けんちん汁〉

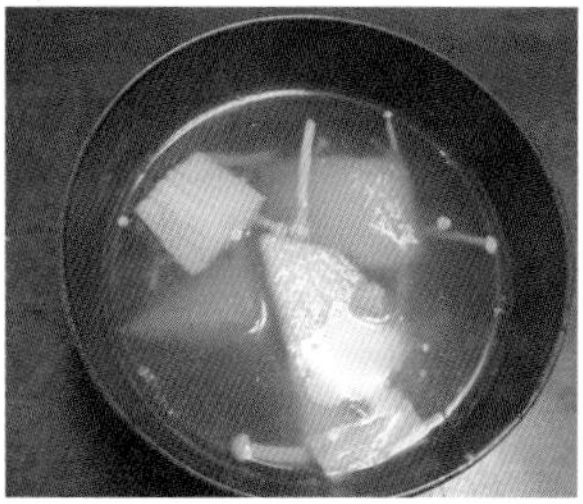

〈冬瓜とえのきのお吸い物〉

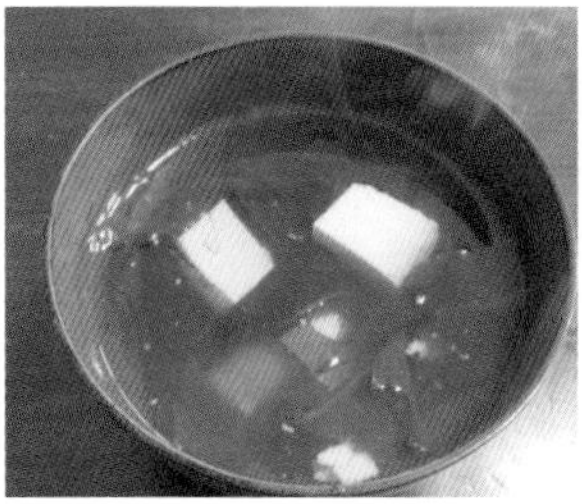

〈豆腐とわかめの醤油汁〉

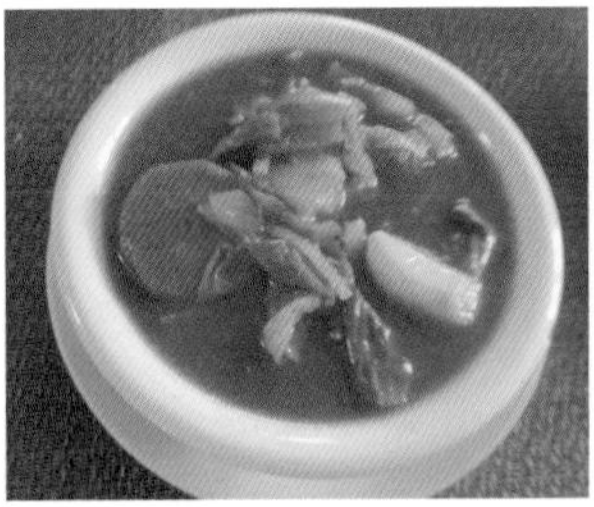

〈カレースープ〉
（オリーブ油、にんじん、ナス、タマネギ、カレー粉、味噌）

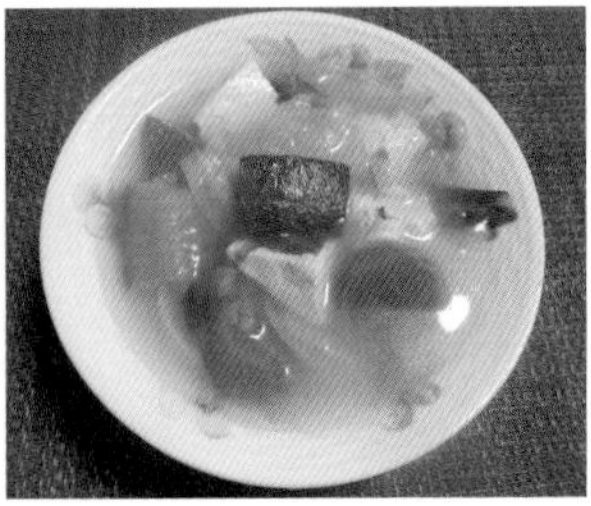

〈根菜の塩麹スープ〉
（にんじん、大根、かぼちゃ、タマネギ、豆腐、塩麹）

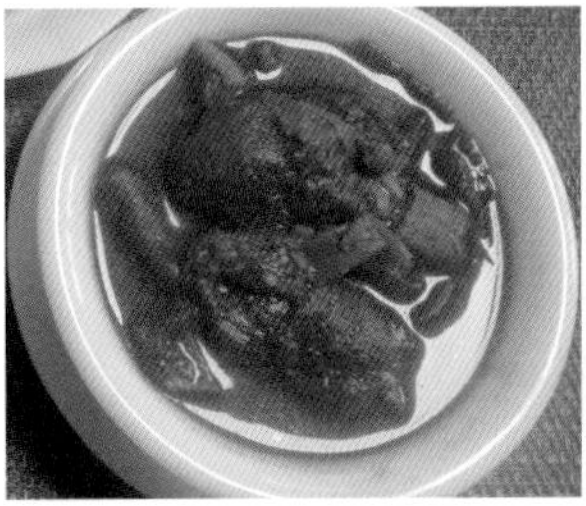

〈ボルシチ〉
（タマネギ、キャベツ、にんじん、ビーツ、トマト、赤かぶ、大豆ミート、味噌）

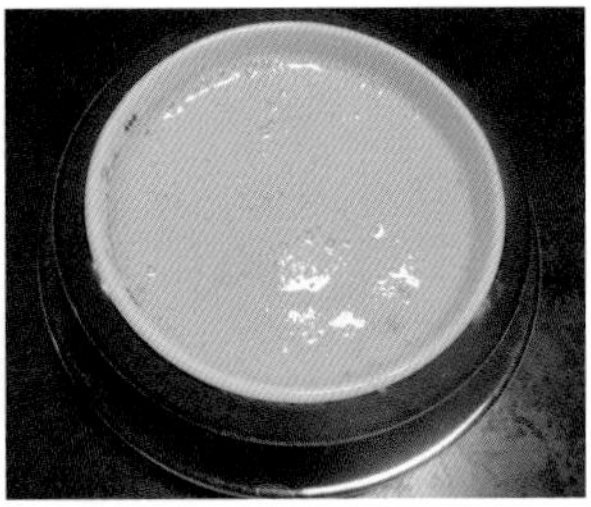

〈キャベツと豆乳ヨーグルトのポタージュ〉

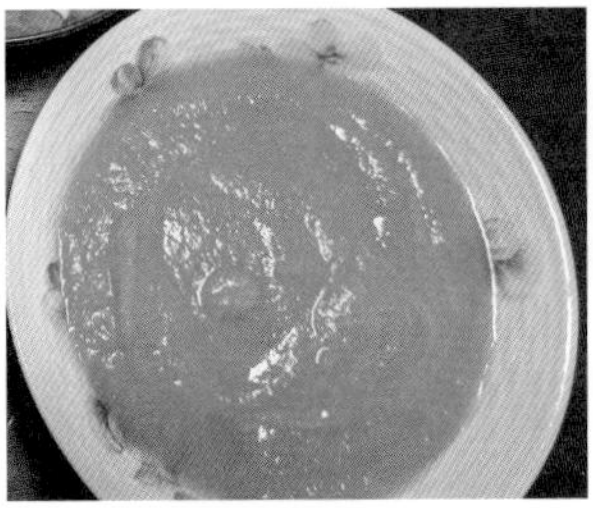

〈にんじんスープ〉
（にんじん、タマネギ、トマト、味噌）

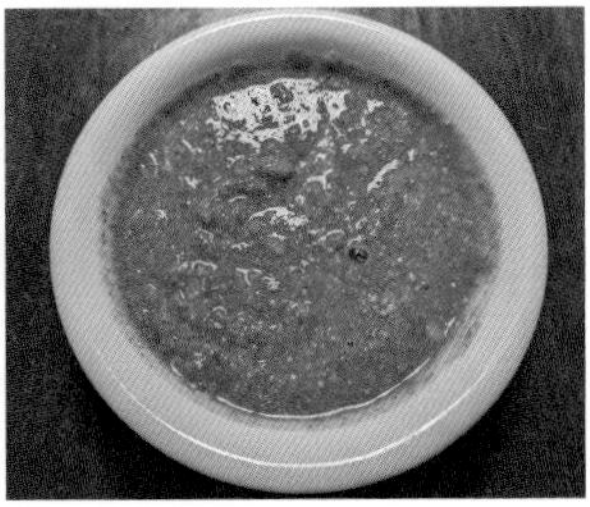

〈野菜のグリーンスープ〉
（ほうれん草、ブロッコリー、豆乳、味噌）

野菜スープ

具だくさんスープ

これらのスープを作るときの隠し味に味噌（大さじ1）を少し入れると味に深みが増し、栄養価も増します。洋風のものもコンソメスープの素を使わないで、花鰹だしを使って作ることができます。花鰹の匂いはしません。

❶スープ

⑴かぼちゃ・豆乳・味噌シチュー

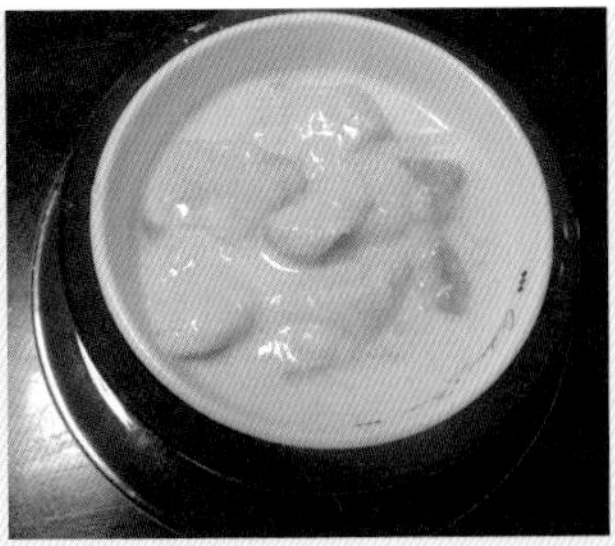

材料（4人分）

・かぼちゃ……4分の1個
・じゃがいも……4個
・にんじん……1本
・タマネギ……1個
・無調整豆乳……400㎖（大豆は国産品の物を選ぶ）
・きび砂糖……小さじ1
・花鰹……3パック（市販品のもの）
・味噌……大さじ2

作り方

①かぼちゃ、じゃがいも、にんじんを一口大、玉ねぎは縦・横1㎝幅に切る。
②材料が隠れるくらいに水をひたひたにして煮込む（15分）。
③材料が柔らかくなり、水分がなくなったら豆乳400㎖を入れて温まる程度に煮る。豆乳を入れた後は、分離するので煮込まないように注意する。
④味噌大さじ2を溶かし入れる。
⑤混ぜているとかぼちゃが全部煮崩れて溶けていく。黄色味を帯びると出来上がり。

⑵かぼちゃと玉ネギのポタージュ

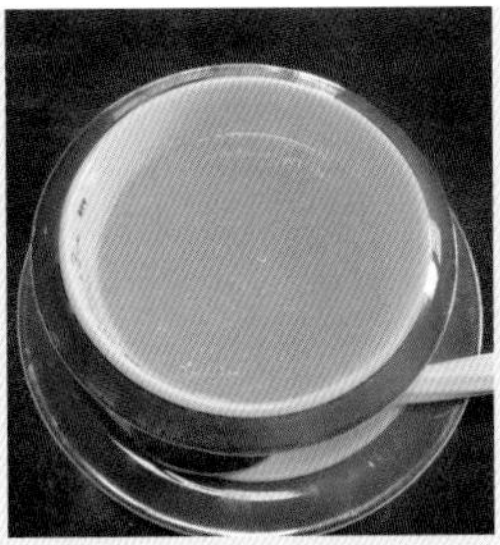

材料（4人分）

［A］
・かぼちゃ……3分の1個（500g）
・タマネギ……1個（200g）
［B］
・水……2カップまたは豆乳2カップ
・自然塩……小さじ3分の2
・オリーヴ油……小さじ2

作り方

①かぼちゃは3㎝角に切る。タマネギは縦半分に切って横1㎝幅に切る。
②鍋に材料と水を入れて蓋をし、強火にかける。煮立ったら中火で15分煮る。
③火を止めてハンドミキサーまたはミキサーなどでペースト状にする。
④ペースト状になったものに水を1～2カップ加えて温め、塩小さじ3分の2で調整する。
⑤オリーブ油を小さじ2ずつ入れて出来上がり。

ポイント

・かぼちゃは三大抗酸化ビタミンA・C・Eをバランスよく含む優秀野菜。活性酸素を除去して身体や肌を若々しく保つ効果もあります。

❷ミネストローネ

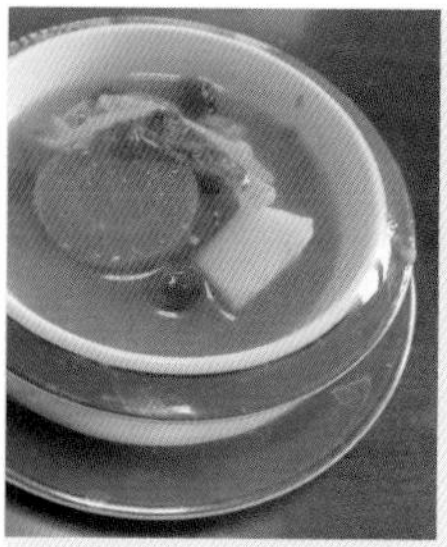

ミネストローネは、野菜の甘みたっぷりのイタリアの家庭料理です。新鮮なトマトやトマト缶を使っても良いですし、野菜がいっぱい食べたいときにどうぞ！　隠し味に醤油や味噌を入れるとより美味しくなります。材料を入れて火にかけるだけで出来ます。

材料（4人分）
具材は色々アレンジできます
・トマト缶（生のトマトでも良い）……1缶
・タマネギ……中1個
・にんじん……中1本
・その他（しめじ、ブロッコリーなど）
・大豆ミート……適宜
・ガーリック……1個（もしくは、ガーリックパウダー小さじ1）
・花鰹……2パック
・塩、胡椒……適宜（味噌や醤油を適宜入れると味がまろやかでしまります）

おひとり様用一汁一菜／時短術で楽しく食べる料理

フライパン一つで一日3食分のおかずやおじやが出来ます。

まず一回分器に取り分けたら2～3回分に分けて、タッパーに入れて冷蔵庫に入れておきます。10月以降寒い間は、フライパンにそのまま入れて水を足し温め、ネギやニラ、ほうれん草、小松菜などを適宜継ぎ足しながら煮て、必要な分だけ器に取り、器の中に調味料を入れ混ぜることで食べることができます。フライパンや鍋を洗う手間も省けますし、超時短です。

これは私のところに来院される、お一人暮らしの男性、女性、学生の方に一人暮らしでも野菜の具材を多く食べられる方法として伝えている簡単鍋料理の方法です。本当に簡単なので、たいへん喜ばれています。

材料
・お好みの具材（野菜やキノコ類、豆腐など）
例キャベツや白菜、ブロッコリー、タマネギ、にんじん、大根、しめじ、えのき、エリンギ、しいたけ類、じゃがいも、かぼちゃ、さつま芋など
・調味料
・花鰹……1パック（量に応じて適宜増やす）
・いりこ……10匹（適宜）
・乾燥昆布、乾燥椎茸など……お好みで適宜

作り方
①基本形は、お好みの具材を切ってフライパンに入れ（写真1）、7分くらいの水と調味料（いりこ・花鰹・昆布を適宜）を入れて蓋をし、蒸煮する（写真2）。

このときに輪切りに切った皮ごとのさつま芋や茹で卵用の卵

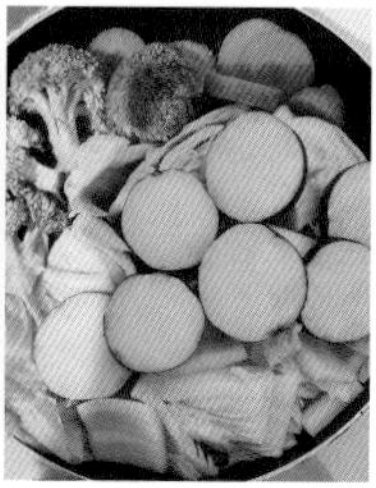
（写真1）

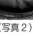

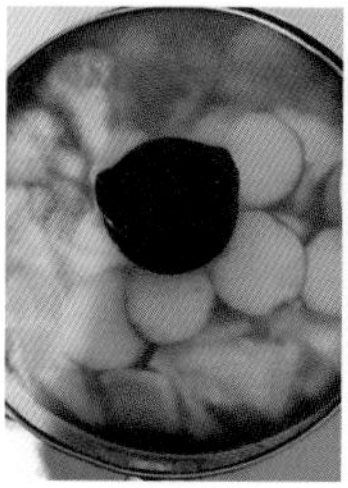
（写真2）

（ときどき食べたいとき）も一緒に蒸す。ブロッコリーは彩り良くするために煮えたら先に取り出してタッパーに入れておく（写真3）。

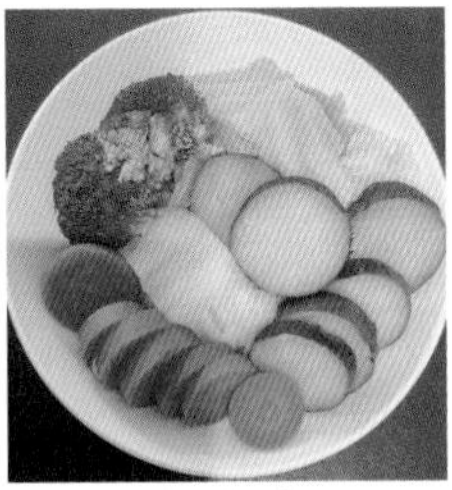

（写真3）

ポイント

・1回分、器に取り分けたら、残りはタッパーなどに入れて冷蔵庫に直しておく。

・活用法❶

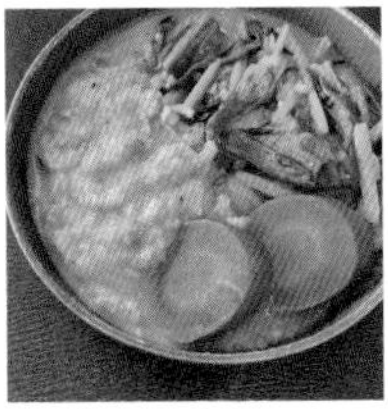

〈朝：オートミールおじや味噌味〉

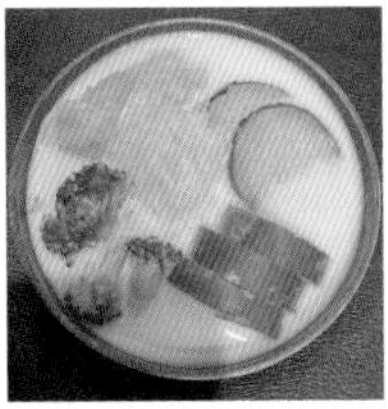

〈昼：豆乳塩麹スープ〉

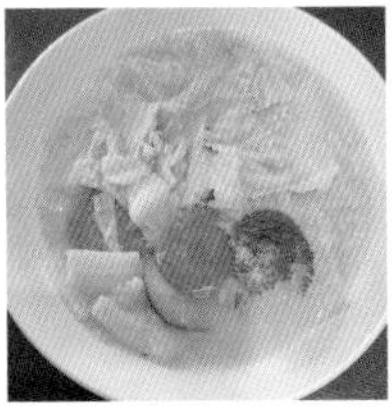

〈夜：豆乳味噌シチュー〉

・活用法❷

温野菜サラダや、おやつとしてさつま芋にシナモンを振りかけても美味しい。

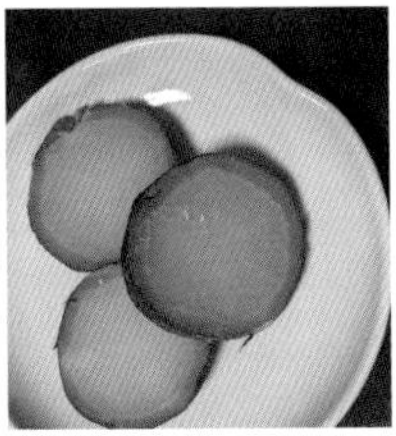

〈さつま芋のおやつ〉

食べるときに、豆腐、厚揚げ、揚げ豆腐、高野豆腐、パック入り煮大豆、小松菜やほうれん草、かぶ、大根、ネギ、ニラ、ニンニクなどいろいろな野菜を入れ、必要な分だけ水を足し、蓋をして蒸し煮をする。出来上がったら器に盛り、好きな調味料を入れて溶かす。フライパン一つで作った煮込み野菜を10通りの味で楽しめるおかずスープの出来上がり。

味噌味・塩味・醬油味・塩麹味・味噌＋豆乳味・塩麹＋豆乳味・ケチャップ＋塩麹味・ポン酢味・カレー＋味噌味・中華味（ごま油、塩麹、豆板醬、ラー油・しょうが）などお好みの味でいただく。

ポイント

・温めるときに、オートミールや発酵玄米を入れるとおじや、雑炊（昔の糧飯）にもなります。また全粒粉マカロニやパスタを入れても美味しくいただけます。

朝、昼、夕の食事ができます（活用法❶）。

・別にじゃがいもや里芋、さつま芋、カットしたかぼちゃ、にんじんなどは皮ごと一緒に水を入れて蒸します。冷蔵庫にタッパーに入れて取って置くことで、たいへん時短になります。必要なときに、皮をむいていろいろな料理に使えるのでとても便利です。

・味噌汁の具に里芋の皮をむいて入れたり、里芋に味噌ダレをかけたり、他の蒸した根菜といっしょにすぐに煮物にもできます。さつま芋はそのままおやつに食べたり、大学芋やスイートポテトにしたり、汁物の具にも使えます。じゃがいもやかぼちゃは潰してポテトサラダにするなど、時間がないときにすぐに利用できるので便利です（私はいつもこの方法を使っています）。

おひとり様用・応用編

①作り置き用、野菜の蒸し煮

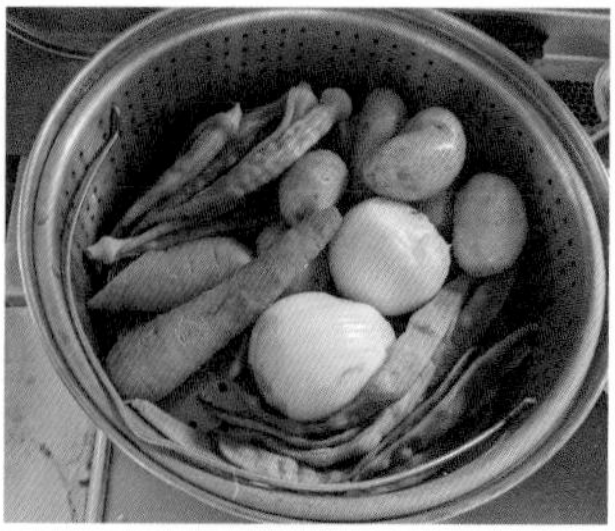

野菜を蒸し煮にしたら、冷蔵庫に取っておきます。いつでも惣菜が作れ、時短になります。

〈具材〉にんじん、じゃがいも、さつま芋、里芋、かぼちゃ、タマネギ、オクラ、えんどう豆など

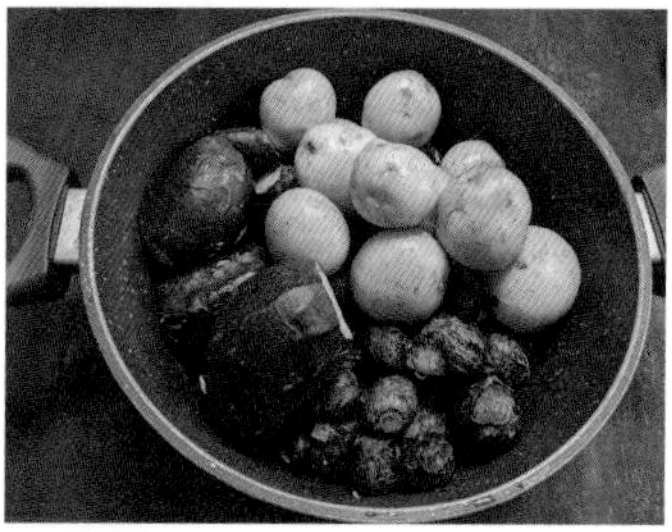

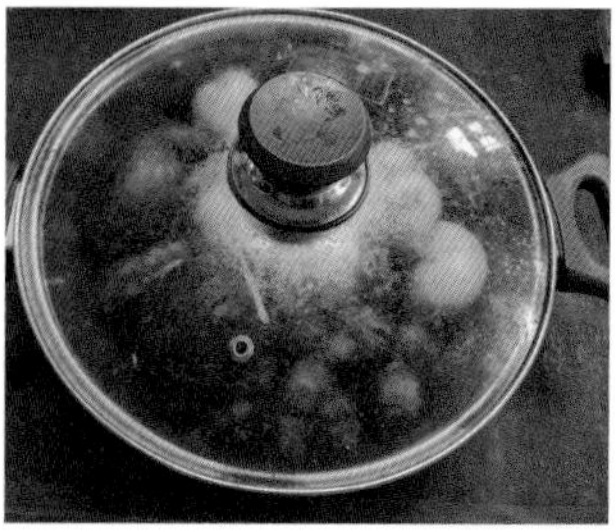

②おひとり鍋を使った、塩麹とケチャップのおじやと鍋物

冷蔵庫に取っておいた惣菜に適宜具材を追加します。

〈具材〉さつま芋、しめじ、えのき、にんじん、大根、大豆の煮豆、白菜、ブロッコリーの茎、ほうれん草など

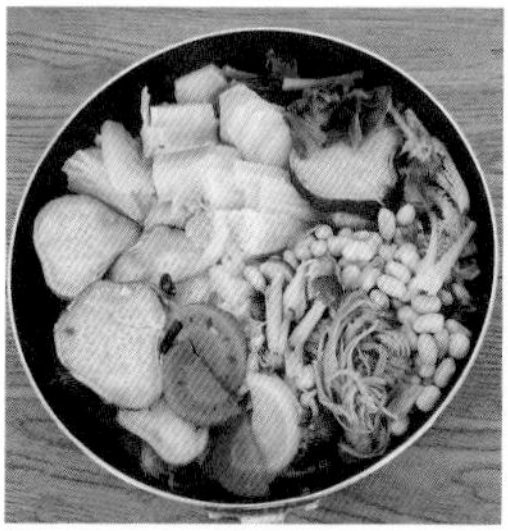

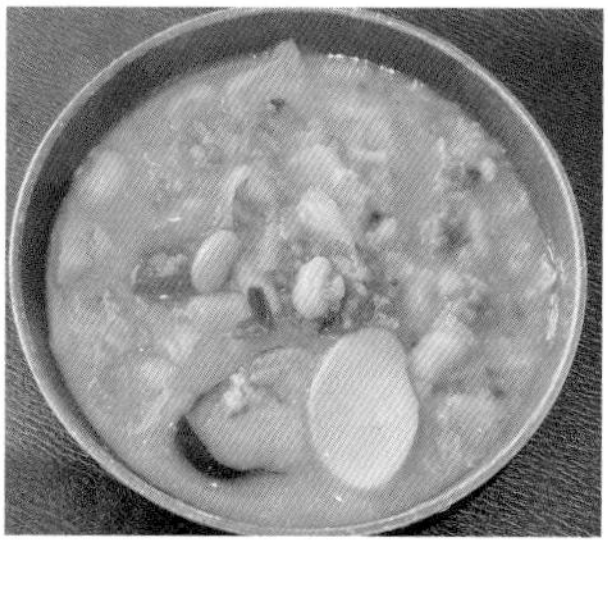

〈塩麹とケチャップのおじや〉

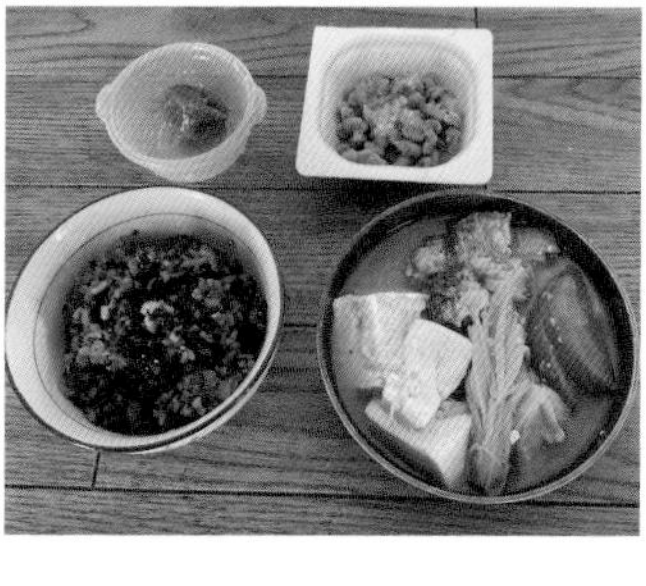

〈鍋物〉〈発酵玄米、納豆、梅干し〉

③おひとり鍋を使った、塩麹のおじゃとカレーライス

冷蔵庫の具材に適宜追加します。

〈具材〉にんじん、じゃがいも、タマネギ、キャベツ、シーチキン、発酵玄米、オートミールなど

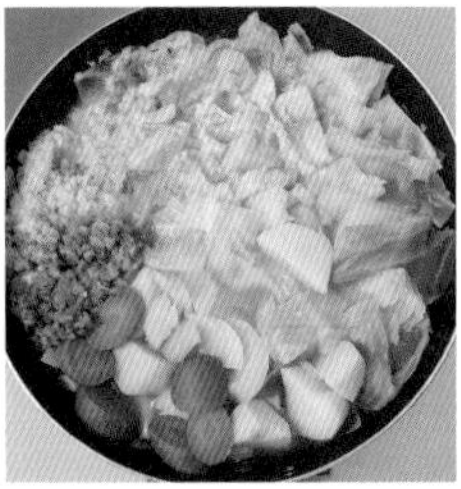

〈おひとり鍋〉

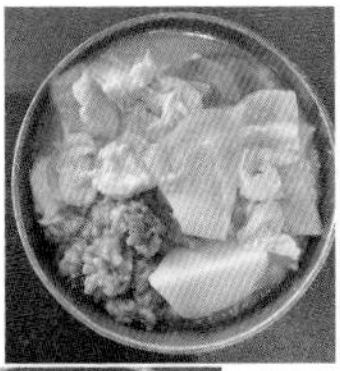

〈塩麹のおじゃ〉

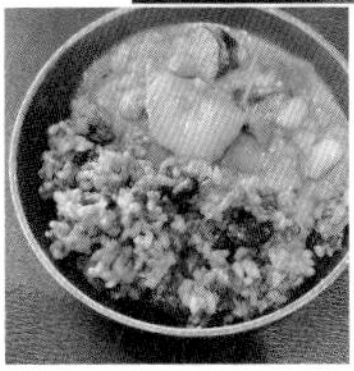

〈カレーライス〉

④おひとり鍋を使った、味噌のおじゃと鍋物

適宜具材を追加します。

〈具材〉ブロッコリー、しめじ、えのき、キャベツ、にんじん、白菜、わかめ、豆腐など

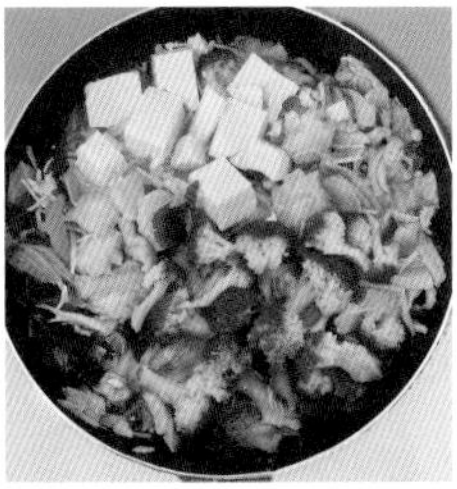

〈おひとり鍋〉

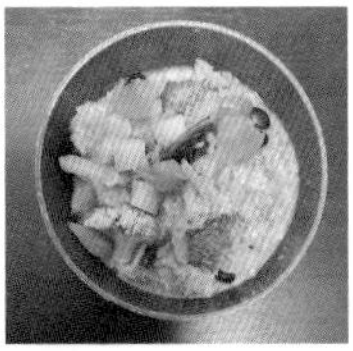

〈味噌のおじゃ〉

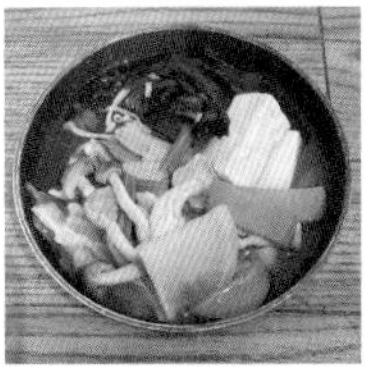

〈鍋物〉

⑤おひとり鍋を使った（朝）おじゃ（昼）味噌汁（夜）鍋物

適宜具材を追加します。

〈具材〉大根、にんじん、キャベツ、さつま芋、ニラ、小松菜など

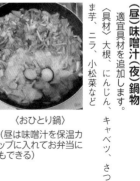

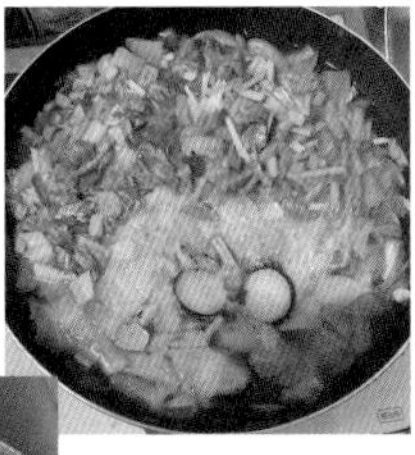

〈おひとり鍋〉
（昼は味噌汁を保温カップに入れてお弁当にもできる）

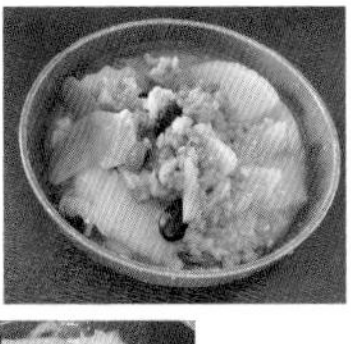

〈（朝）おじゃ〉

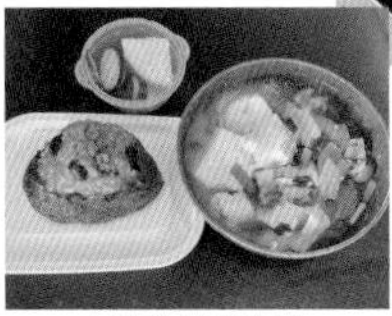

〈（昼）味噌汁〉

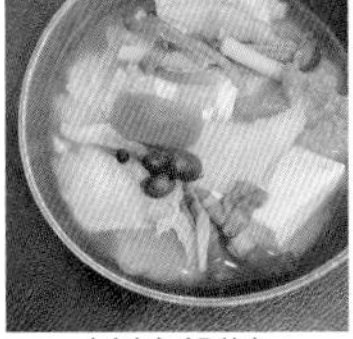

〈（夜）鍋物〉

作り置きにもなるおかず一品

日本伝統の和風のおかずをご紹介します。これらは、私の子どものころに食べられていた日本の家庭料理です。時間のあるときに何品かの惣菜を作って置くと、とても便利です。

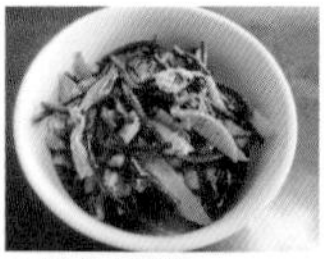
ひじきの煮物

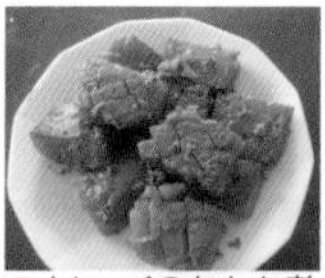
こんにゃくのおかか煮

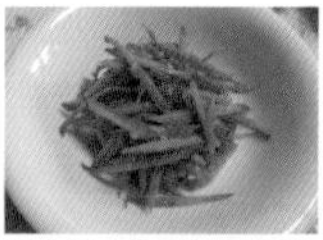
にんじんとごぼうのキンピラ

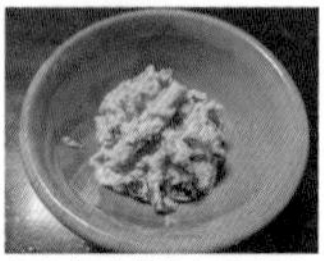
ほうれん草とにんじんとこんにゃくの白和え

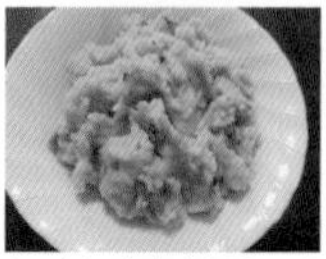
じゃがいもとかぼちゃのサラダ

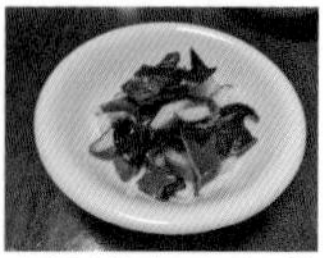
きくらげときゅうりの酢の物

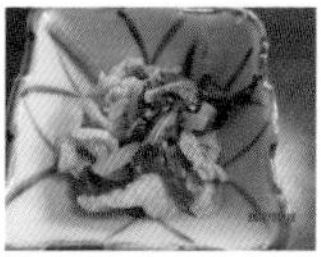
ほうれん草と揚げの煮浸し

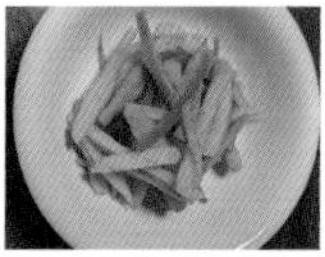
じゃがいものきんぴら

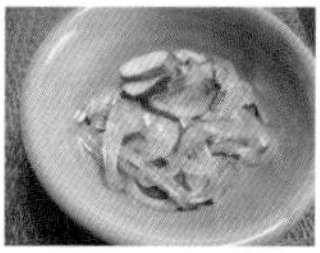
くずときゅうりの酢の物

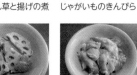

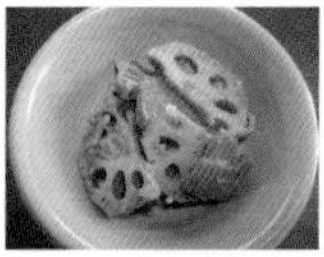
レンコンとにんじんのきんぴら

なすとピーマンの味噌炒め

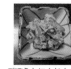

ごぼうとにんじんのおから和え

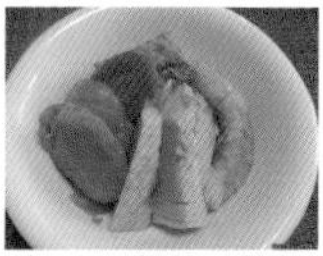
竹の子と根菜の煮物

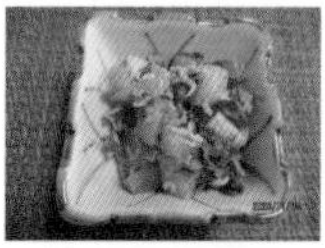
大根の葉と大根のちりめんじゃこの油いため

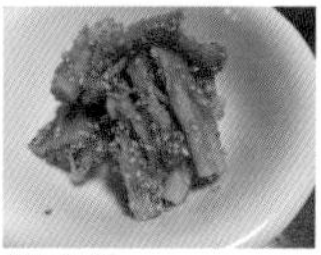
酢ごぼう

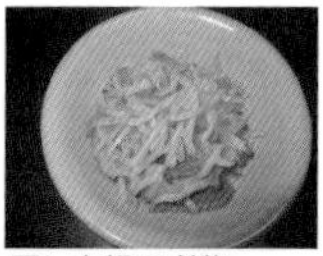
干し大根の煮物

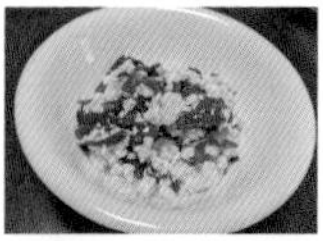
豆腐とニラの炒め物カレー味

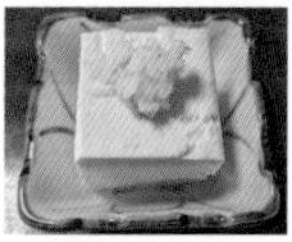
冷奴

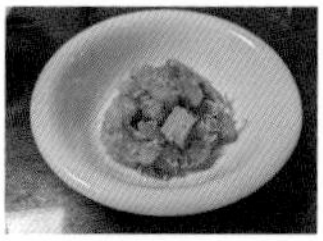
大根のちりめんじゃこの油いため

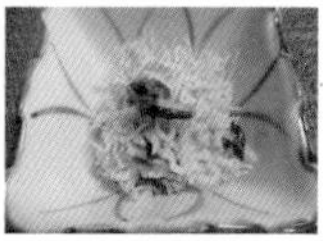
三つ葉としらす和え

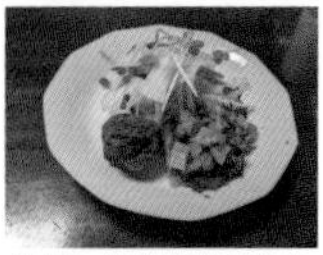
大根と人参の酢の物と高菜漬けと梅干

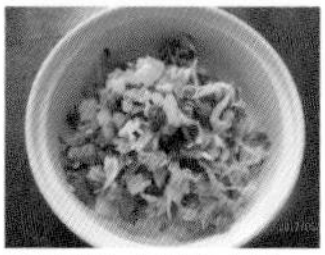
小松菜とちりめんじゃこ和え

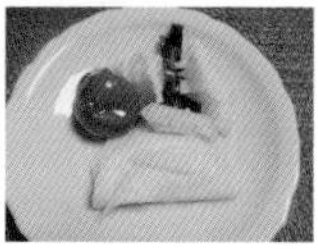
大根の塩麹漬けと白菜のカボス漬けと梅干

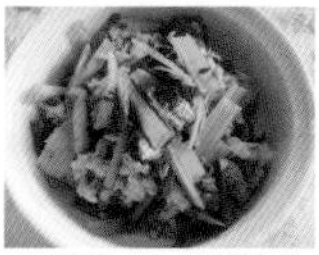
小松菜と揚げの煮浸し

〈作り置き〉

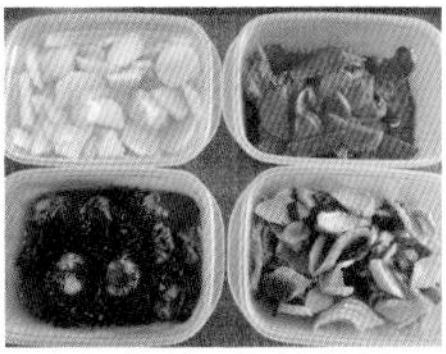

・赤カブの酢の物（上段右）
・大根の酢の物（上段左）
・生干し大根と昆布の醬油漬け（下段右）
・ひじきと帆立貝の煮物（下段左）

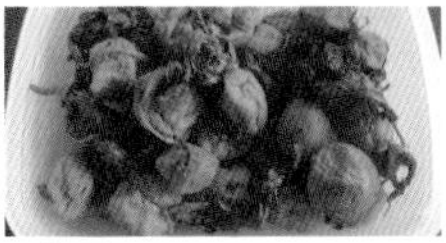

・梅干し

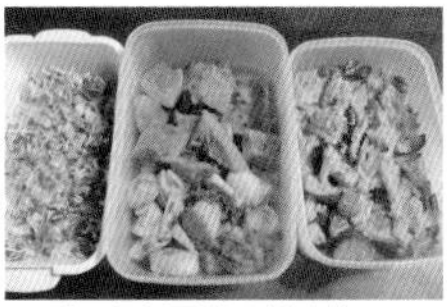

・ゴーヤと豆腐の炒め物
・かぼちゃとじゃがいもの煮物
・しらすと小松菜の炒め物

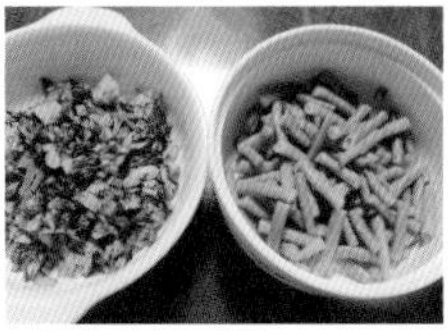

・いんげんの煮物
・ひじきとにんじんと青大豆の煮物

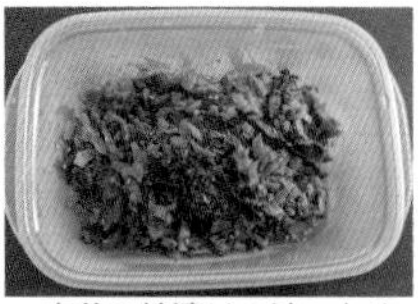

・高菜の糠漬けの油いため

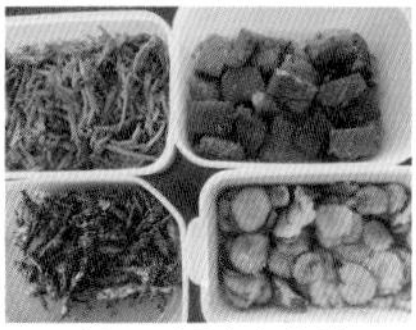

・こんにゃくのおかか煮
・きゅうりとわかめの酢の物
・にんじんとごぼうのきんぴら
・いりこのごま和え

一汁一菜〜一汁三菜食

上の写真は一汁一菜食です。時間があるときは、下の写真にある一汁二菜・一汁三菜食を作り楽しく食べましょう。

〈一汁一菜食〉

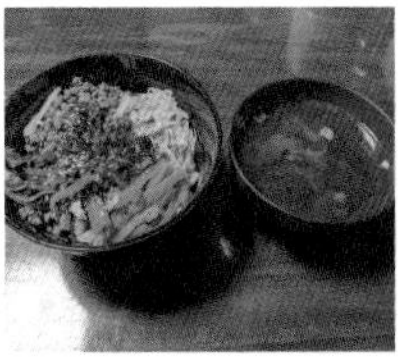

発酵玄米のビビンバ+お吸い物

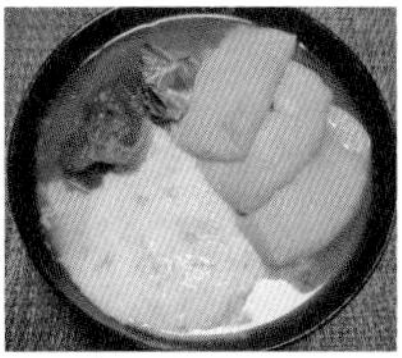

汁十割そば（酵素蜜・醬油味）

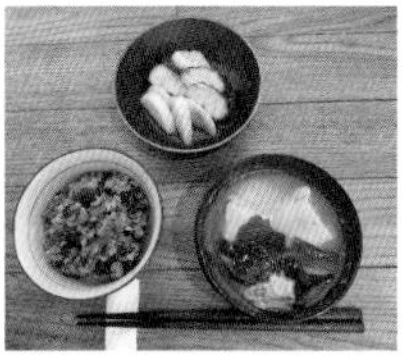

発酵玄米+ワカメと豆腐の味噌汁+大根ときゅうりの塩麴漬け

〈一汁二菜食〉

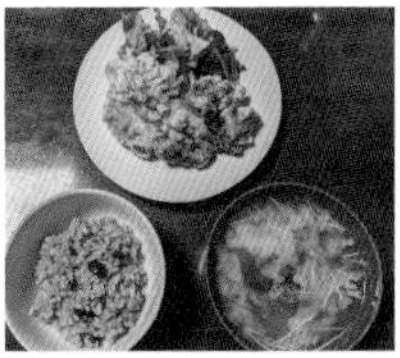

発酵玄米+味噌汁+大豆ミートの唐揚げ+生野菜サラダ

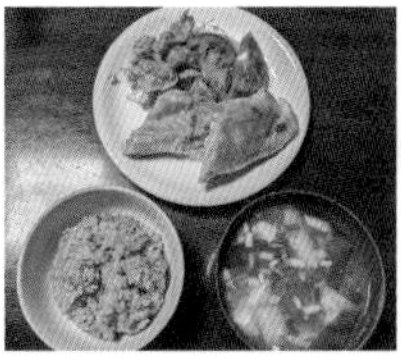

発酵玄米+味噌汁大豆ミート入り+春巻き+生野菜サラダ

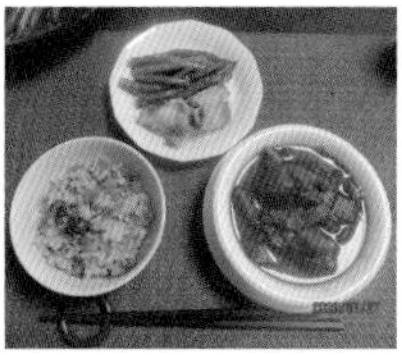

発酵玄米の高菜炒め+ビーツシチュー+さやいんげんのオリーブ炒め+魚のムニエル

〈一汁三菜食〉

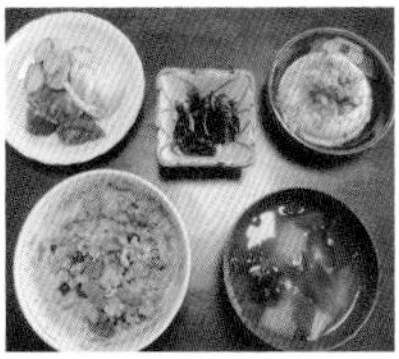

発酵玄米混ぜご飯+味噌汁+ひじきの煮物+冷奴+きゅうり・トマトサラダ+タマネギ炒め

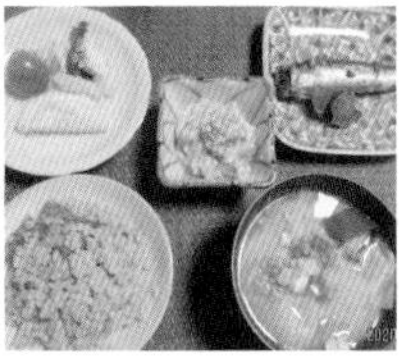

発酵玄米+味噌汁+白菜・にんじんの白和え+小いわしの生姜煮+小かぶと白菜の柚子酢漬け+梅干し

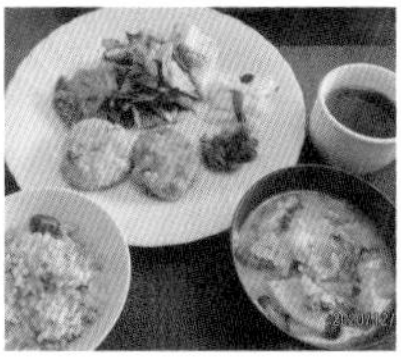

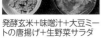

発酵玄米+味噌汁+かぼちゃとじゃがいものコロッケ+白菜の昆布漬け+生野菜サラダ+黒豆麦茶

簡単な漬物の作り方(10品)

本物のぬか漬け、味噌漬けが手に入らないときには、市販の塩麹や醤油麹・手作りの甘麹、市販のぬか漬け用のパックを使って手作りの漬物を簡単に作れます。これを作り置きすると（3日分くらい）は美味しく食べることもできます（本物の漬物とは、原材料と自然塩、糠に鷹の爪を入れて発酵どめしたものや味噌に漬けたものをいい、他の添加物が入っていないものです）。

①野菜の塩麹漬け

ジッパー袋にきゅうりと大根を切って入れて、市販の塩麹を入れ混ぜたら出来上がりです。半日したら食べることができます。

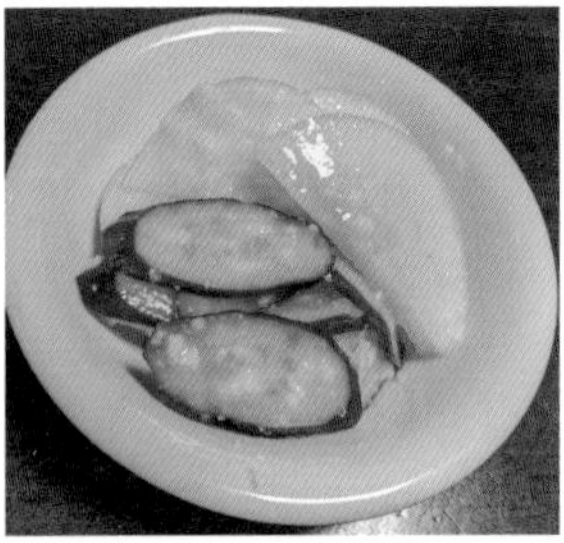

②きゅうりや大根の醤油麹、甘麹漬け

きゅうりや大根を適宜に切って①と同様にして、手作りの醤油麹や甘麹に漬けるだけです。

・手作りの醤油麹の作り方

花麹や米麹をよくほぐしてタッパーかビンに移します。醤油をひたひたになるまで入れよくかき混ぜ、3日間、常温で置いた後に冷蔵保存します。

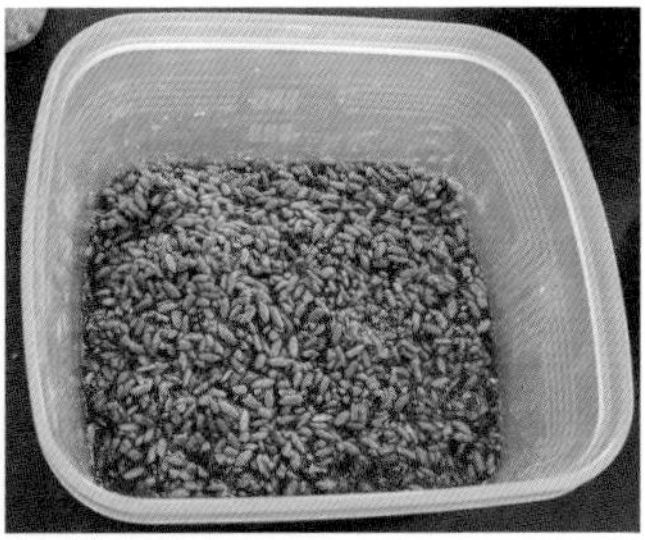

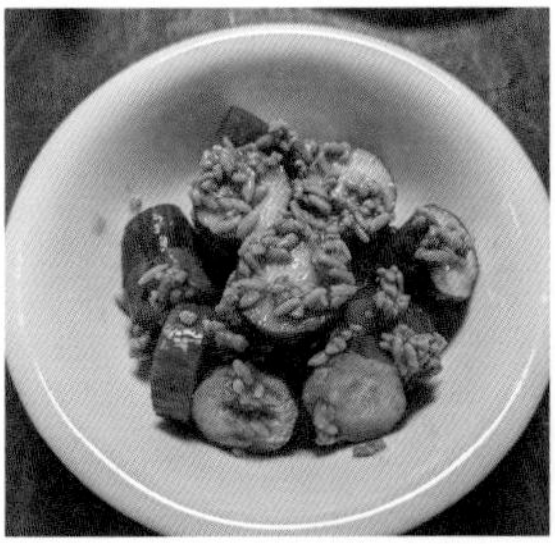

・手作りの甘麹の作り方

同様に、花麹や米麹を入れたものにひたひたになるところまで水を入れ、辛くならないように適宜自然塩を入れて混ぜた後、3日間常温で置いた後に冷蔵保存します。市販の塩麹より甘めに、お好みの塩味に作ることができます。

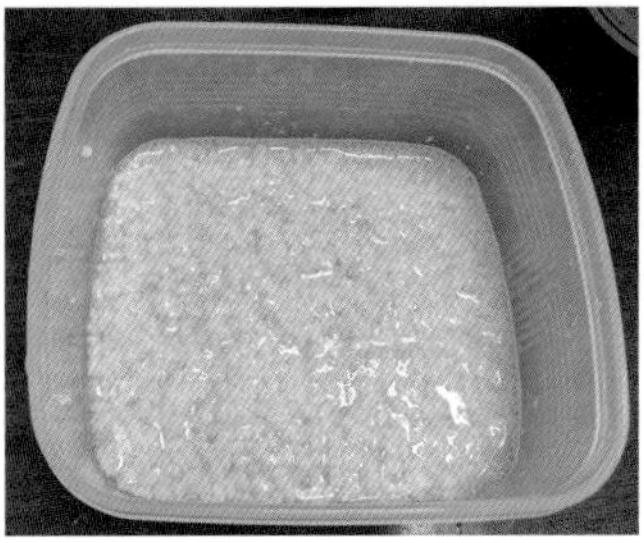

③花切り干し大根ハリハリ漬け・生干し大根の醤油漬け

市販の花きり干し大根と昆布入りのパックを買ってタッパーに入れ、醤油をひたひたになる程度ときび砂糖小さじ一・お酒小さじ一を入れて漬け置きし、

冷蔵庫に入れておくと3日後から食べられます。生干し大根は、市販の物や大根を一週間干した物を醤油とこんぶに浸けるだけです。一カ月以上持ちます。

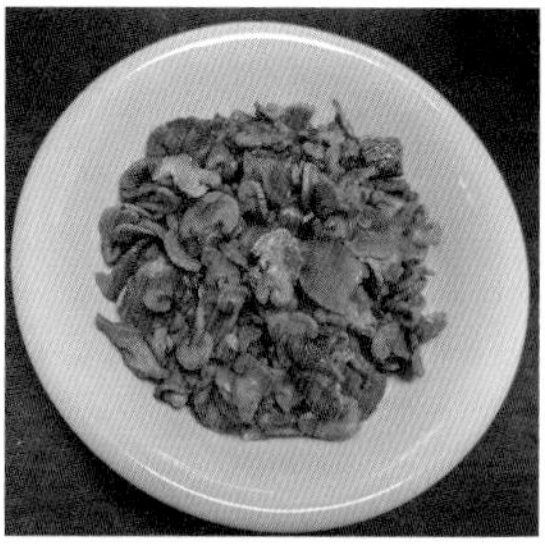

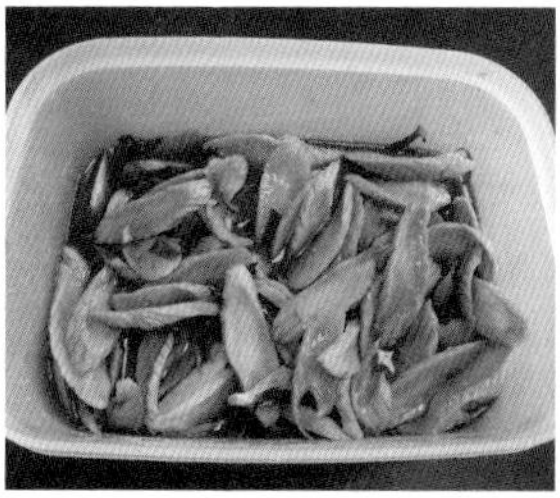

④野菜の即席漬け

ⓐ白菜のカボス漬け

白菜を1・5㎝に切って薄塩で塩揉みし、カボスを皮ごと5㎜の千切りにします。カボスの実と切り昆布を汁ごと一緒にポリ袋に入れて、お皿などの重石を乗せて3時間ほど置きます。

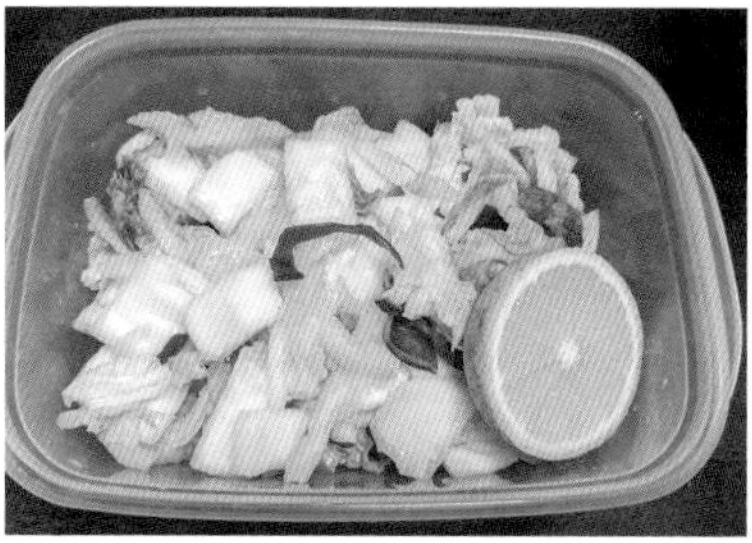

ⓑ野菜の塩揉み

キャベツ、きゅうり、大根、にんじんを千切りにして薄塩で塩揉みし、ポリ袋に入れ、お皿などの重石を乗せて3時間くらい置きます。食べるときに亜麻仁油や紫蘇油をかけていただきます。また醤油や胡麻油をかけても、さらに、オリーブオイル、酢、レモンなど柑橘類の果汁を絞って食べても美味しくいただけます。

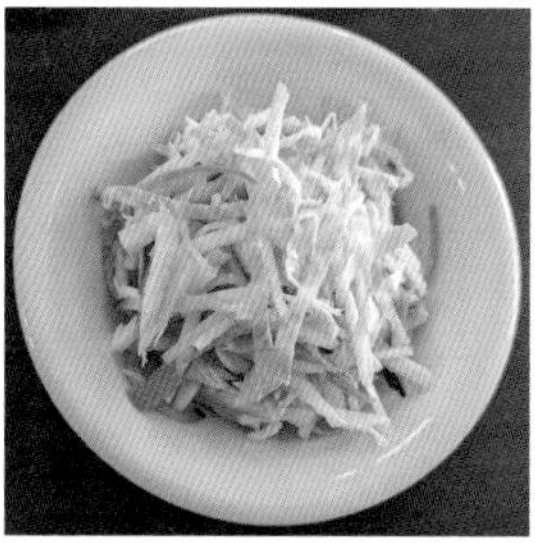

⑤大根の梅酢漬け

生大根を（横1・5㎝、縦4㎝）の短冊切りにし、薄塩で塩揉みし、水分が出たら絞って市販の紫蘇漬と梅酢の素を混ぜておくだけです。

自家製で作るとき、紫色の紫蘇が手に入る場合は塩揉みし一度絞って捨てた後、梅を塩漬けにして出来た梅酢を混ぜておいたものを大根と混ぜて作ります.一カ月以上持ちます。

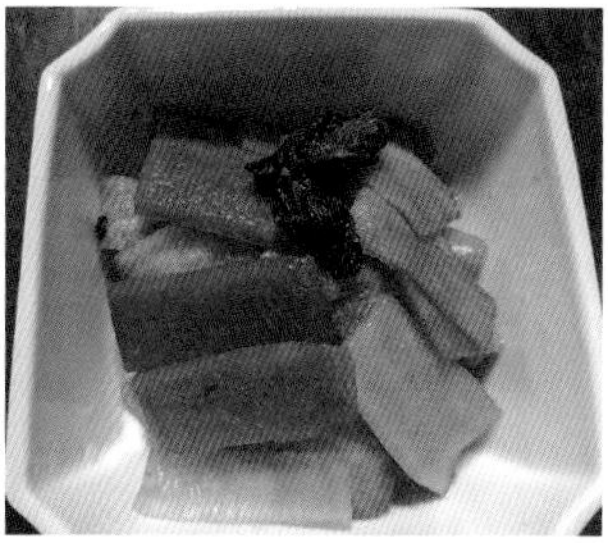

⑥野菜の糠漬け

市販の糠漬けの素パックを使って、きゅうり、大根、にんじん、なす、昆布などを入れて漬けるだけです。そのまま冷蔵庫で保存します。一週間に一回かき混ぜておきます。次の日から食べられます。随時野菜を継ぎ足します。野菜はそれぞれ漬ける前に塩ずりをしたものを糠床に入れます。

本来はかめに糠床を作り、毎日かき混ぜて作りますが、この方法は忙しい人には難しいでしょう。本格的に作りたいときはチャレンジしてみてください。

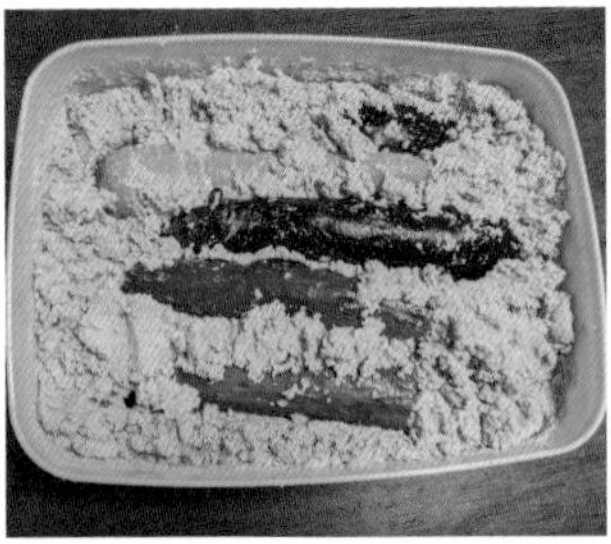

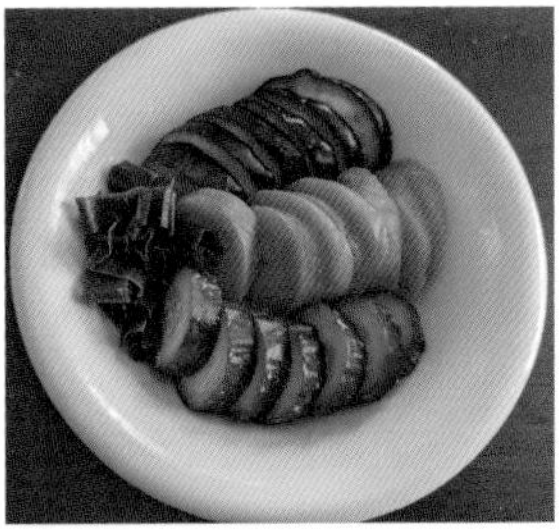

⑦キャベツのザワークラウト

キャベツ2分の1を千切りにして、塩小さじ1ときび砂糖小さじ1を入れよく揉みほぐし、ポリ袋に入れて漬けておきます。タッパーか煮沸消毒したビンに入れかえて冷蔵庫で保管します。乳酸発酵させて作ります（たくさん作ってビン詰めにしておくと一年保存食にもなります）。乳酸菌が増え、酸味がしてとても美味しいです（ドイツではよく食べられている漬け物です）。

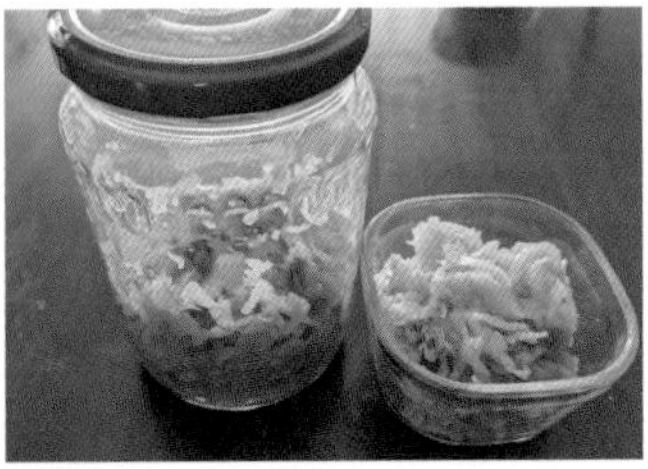

⑧なすやきゅうりの辛子漬け

なすを小口切りに切って塩揉みをし、水分を絞っておく。市販の辛子チューブと醤油を適宜混ぜて和えると出来上がりです。

＊自家製で作るときは、カップに辛子の粉と少しの水を入れて混ぜたものをひっくり返してしばらく置いて「辛子を立てて」おきます。それに醤油を適宜混ぜて作った辛子醤油を加えジッパー袋に入れ、なすと混ぜ合わせて出来上がりです。きゅうりも同じ要領で出来ます。

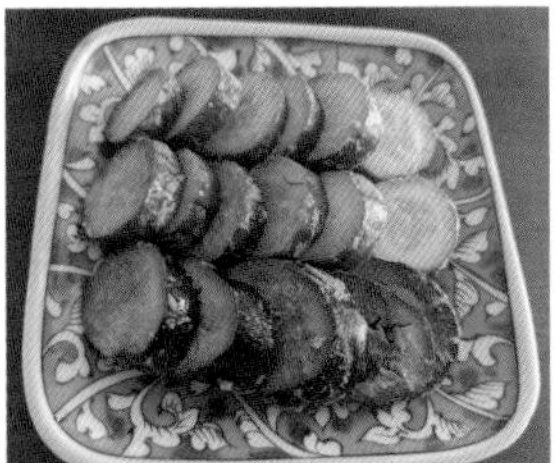

⑨豆腐の味噌漬け

木綿豆腐を、お皿を重しにしてしばらく置き、水分を出します。木綿豆腐を1・5cmの厚さに薄切りにし、片面に味噌2mmを塗って5枚ほど重ねてタッパーに入れて冷蔵庫に置いておきます。3日後、味噌が染み込んだら出来上がりです。そのままいただきます。チーズの代わりにパンに塗って食べても美味しいです。

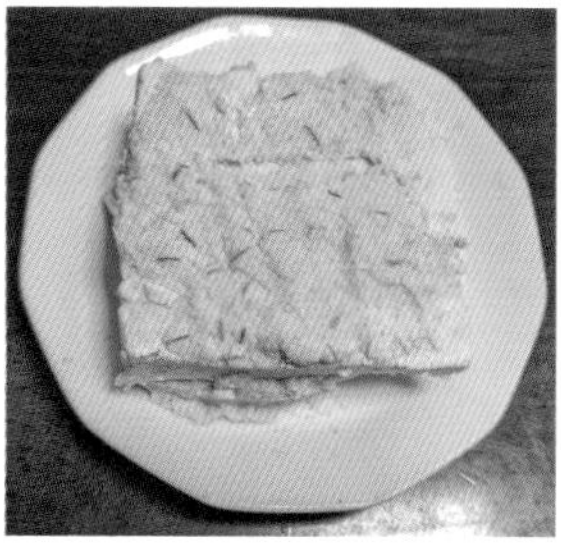

⑩自家製キムチ

材料

・白菜……4分の1株
・塩……適宜
［キムチペースト］
・韓国唐辛子……大さじ2（辛味と色をつける）
・韓国粗挽き唐辛子……大さじ2（香りをつける）
・リンゴのすりおろし……4分の1個分
・だしパック（イワシ・鰹節を粉にしたもの）……1袋
・昆布（細切り）……10cm分
・生姜のすりおろし……1片分
・ニンニクのすりおろし……4分の1片分

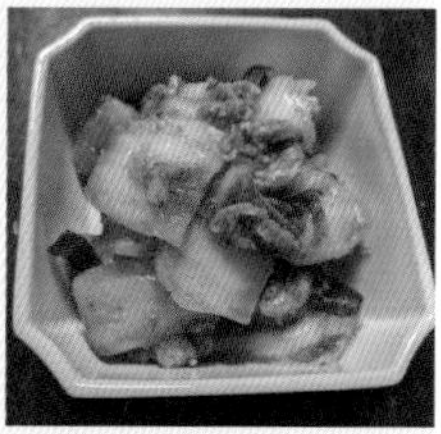

作り方

①白菜は4cm程度に切り、適宜の塩とビニール袋に入れて、袋の上から両手で1～2分揉む。10分ほどでたっぷりの水が出てくるので絞る。
②キムチペーストの材料を混ぜる。
③混ぜ合わせたキムチペーストを全体に入れて揉みほぐす。
④ビニール袋の上から揉み、冷蔵庫で2時間以上置く。

全体にキムチペーストがなじむようにビニール袋の上から1分ほどしっかり揉んでから、口をしっかり縛って、冷蔵庫で保存する。2時間後から美味しく食べられる。

ポイント

ニラや大根の塩揉み、イカの塩辛などの発酵食品で旨味を加えたりして、自分好みのキムチにアレンジしてもいいです。

プラントベース・ホールフードの料理

本文中でもお話ししましたが、日本における玄米菜食は、世界的にはプラントベース（植物性中心）・ホールフード（未精製穀物）に対応します。いきなり、毎日を玄米菜食に変えるのは難しいという方、もしくは、バリエーションを変えて楽しみたいという方は、次頁からのレシピを参考にして、ぜひ、楽しんでみてください。

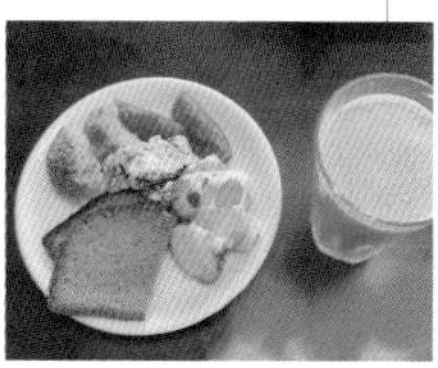

発酵玄米を使ったパンと野菜・果物ジュース

畑の肉（大豆ミートを使った料理）

❶ミートソース

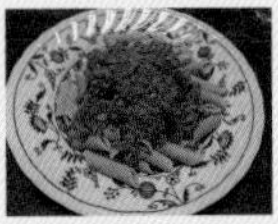

材料（4人分）

・大豆ミート（ミンチ風）……70g（水で戻さずそのまま使う）
・タマネギ……2分の1個
・にんじん……3分の1本
・ニンニク……1片

[A]
・トマト缶……1缶（400g）、もしくは（生のトマト中2個）
・ケチャップ（添加物の入っていないもの）……大さじ2
・醤油……少々
・花鰹……2パック
・味噌……大さじ1
・オリーブ油……大さじ1
・水……300㎖

作り方

①タマネギ、にんじん、ニンニクをみじん切りにする。
②フライパンにオリーブ油を熱し、ニンニクを香りが立つまで炒める。タマネギとにんじんを加え、さっと炒める。
③大豆ミートと水を加え、10分ほど水気がなくなるまで煮る
④②③にAを加え、弱火で10分ほど煮込む。ミートソースの完成。
⑤全粒粉のペンネマカロニは塩を少し入れて湯がく。出来たらミートソースをかけていただく。

❷ハンバーグ：ホットプレートでも可（たくさん作るときに便利です。他の料理をしながら作ることができ時短になります）

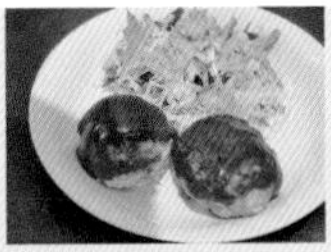

材料（4人分）

・大豆ミートミンチ風……60g（もしくは大豆煮豆1パックを潰して使う方法もある）
・タマネギ……2分の1個
・にんじん……2分の1本
・エリンギ……30g（しめじや椎茸でも可）
・全粒粉……50g
・乾燥おから……30g
・天然の塩・胡椒……少々
・オリーブ油……適量

[A]
・ウスターソース……適量
・ケチャップ……適量
・醤油……適量

作り方

①大豆ミートを沸騰したお湯に入れて10分ほど置き、ザルで水を切る。（大豆の水煮パックを使う場合は袋の上から潰して使う）
②タマネギとエリンギ、にんじんをみじん切りにする。
③フライパンにオリーブ油を熱し、②を炒める。
④ボウルに①と③を入れて混ぜ合わせる。種子を4等分にし、手のひらにオリーブ油を塗り、形を整える。
⑤フライパンにオリーブ油を熱し、ハンバーグを入れる。片面に焼き色が付いたら裏返し、蓋をして弱火で蒸し焼きにする。
＊種がゆるい場合はおから粉・全粒粉を適宜足す。
⑥器に盛り付け、Aの材料を全部フライパンに入れ、温めたソースをかける。完成。

ポイント

・ハンバーグもいろいろな材料で作ることができます。レンコンを皮ごとすりおろしたり、木綿豆腐や硬い豆腐を使ったりして作る方法もあります。またカルシウムの多いひじきを入れることもあります。それぞれに工夫をされてみてください。

❸キーマカレー

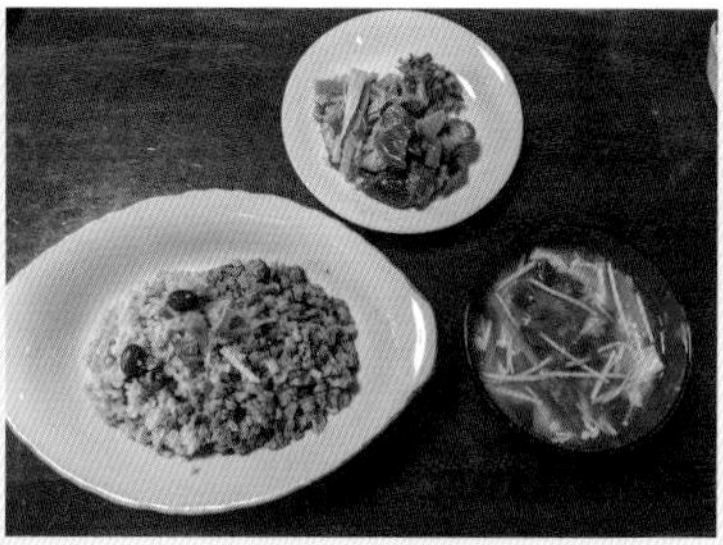

材料（4人分）
・大豆ミート……100g
・タマネギ……2個
・にんじん……1本
・ピーマン……3個
・ニンニク……2片
・カレー粉……少さじ2
・ガラムマサラ……適量
・ウスターソース……大さじ2
・味噌……大さじ1
・醤油……適量
・オリーブ油……大さじ2
[A]
・出汁……（作り置きしている場合は、出汁100mℓを使う）
・花鰹……4パック（グルタミン酸で旨味を出すため）
・昆布……10cm
・水……700mℓ

作り方
①タマネギ、にんじん、ピーマン、ニンニクをみじん切りにする。
②フライパンにオリーブ油を熱し、ニンニクを香りが立つまで炒める。タマネギ、にんじん、ピーマンを加えさっと炒める。
③大豆ミートと水を加え、大豆ミートが柔らかくなるまで10分ほど煮る。
④Aを加え、焦げないよう弱火で5分ほど煮込む。完成。

❹餃子：ホットプレートでも可

材料（4人分）
・大豆ミート……100g
・キャベツ……4分の1個
・ニラ……1束
・ネギ……2分の1本（ないときはタマネギでも可）
・生姜……1片
・ニンニク……2片
[A]
ごま油……大さじ2
醤油……大さじ2
片栗粉……小さじ2
花鰹……1パック
・餃子の皮……40枚
・水……適量
・ごま油……大さじ2
＊タレは醤油・酢・ラー油を適宜

作り方
①キャベツ、ニラ、ネギはざく切りに、生姜、ニンニクはみじん切りにする。
②大豆ミートを水に浸けたものを絞りみじん切りにして、Aを全てボールに入れてよく混ぜる。
③餃子の皮に②を一口大にして乗せ、皮のヘリに片栗粉を水で溶かしたノリをつけ、閉じ包んでいく。
④フライパンにゴマ油を温め、③を並べて中火で焼く。
⑤焼き色がついたら水を50mℓくらい入れて蓋をし、弱火で3分ほど蒸し焼きにする。
⑥中に火が通ったら蓋を取り、餃子の底がカリッと焼けたら火から降ろす。お皿に盛り付けて、完成。

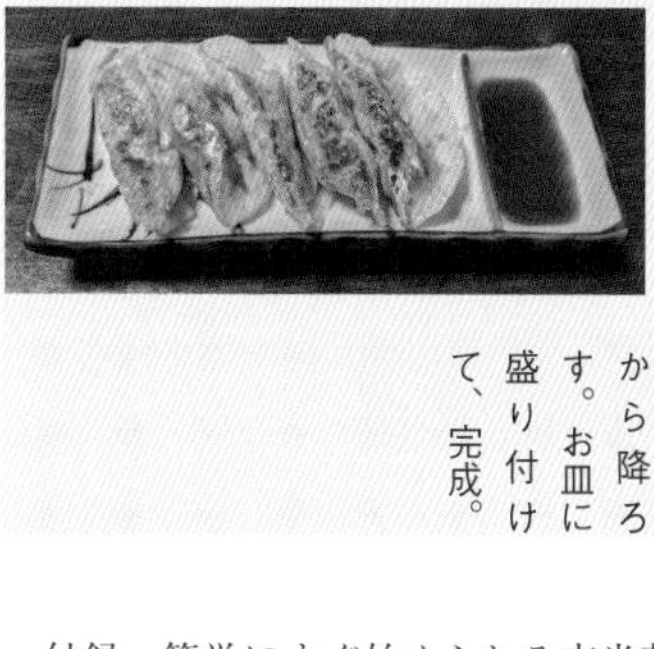

❺お好み焼き：ホットプレートでも可

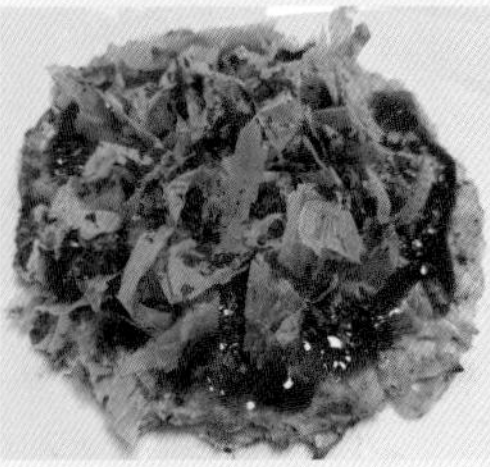

材料（4人分）

［A］

・大豆ミート……100g（水に戻しておいたものを絞っておく）

・キャベツ……400g（4分の1個）

＊白菜やタマネギ・もやし・じゃがいもでも代用可能

・にんじん……2分の1本

・全粒小麦粉……200g

・山芋……400g

・豆乳……200㎖

・醤油……大さじ2

・花鰹（出汁用）……1パック（粉末にしたもの）

・オリーブ油……適量

［トッピング材料］

・ウスターソース……適量（添加物なしのもの）

・ケチャップ……適量（添加物なしのもの）

・醤油……適量

・花鰹……適量

・青のり……適量

＊冷凍イカやむき海老を入れても良い……適量

作り方

①Aの材料をボールに入れてよく混ぜる。

②温めておいたフライパン、もしくはホットプレートにオリーブ油を塗り、①の具を4等分にして裏表を焼く。

③両面が焼けたら表面にソースを塗りトッピングする。完成。

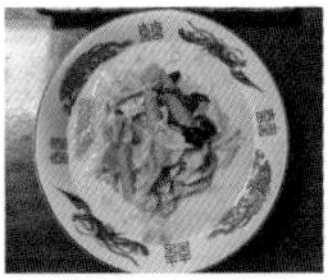

〈くず切りの担々麺〉

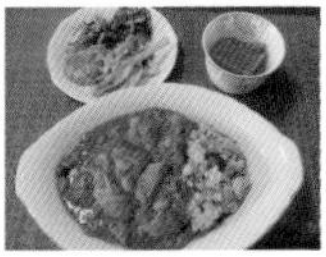

〈ひじき・発酵玄米の野菜カレー〉

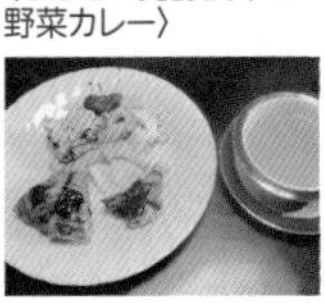

〈全粒粉スチームケーキ〉

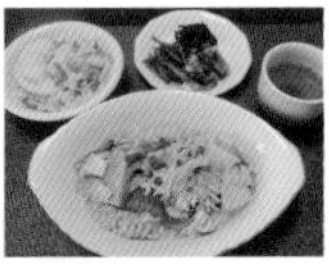

〈全粒粉パスタ〉

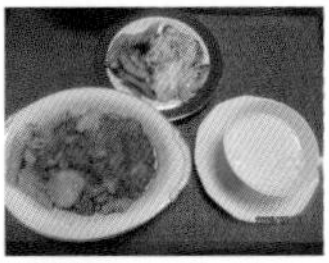

〈全粒粉ペンネマカロニ〉

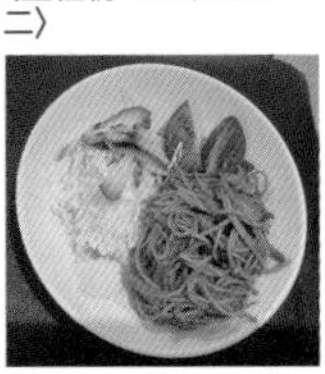

〈大豆ヌードルスパゲッティ〉

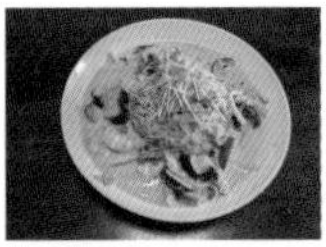

〈発酵玄米のグリーンカレー〉

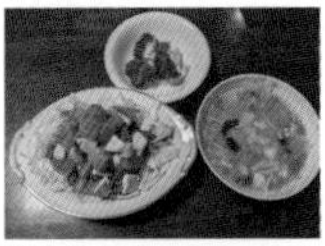

〈発酵玄米のタコス風〉

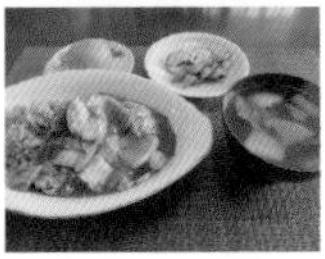

〈発酵玄米の中華飯〉

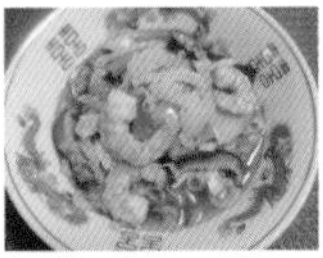

〈野菜・魚介・大豆ヌードルのチャンポン〉

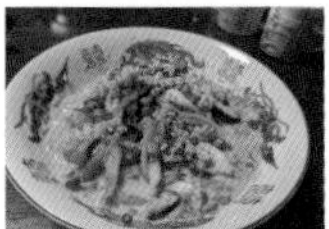

〈野菜と大豆ミートの玄麦ラーメン〉

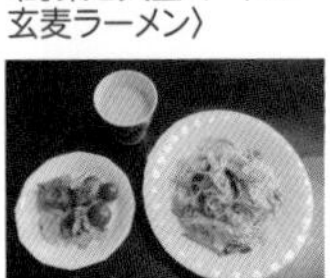

〈野菜と大豆ミートの玄米ビーフン〉

パンの作り方

❶発酵玄米を使ったパン
（ホームベーカリーを使った方法）

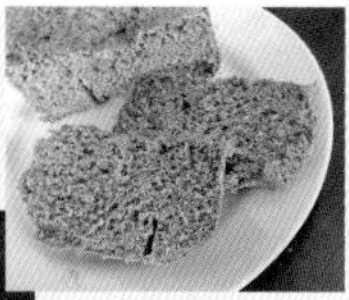

〈1〉

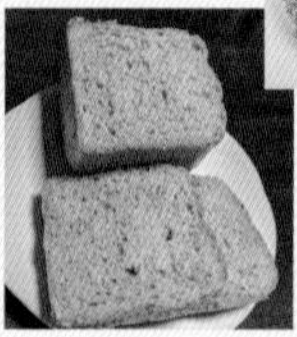

〈2〉

材料

[A]〈1〉と〈2〉の作り方があります。

〈1〉発酵玄米……お茶碗一杯150g
・強力粉……250g（国産品）

〈2〉発酵玄米……お茶碗一杯150g
・全粒小麦粉……50g
・強力粉……200g

・自然酵母（ベーカリー用）……5g
・天然塩……小さじ半
・きび砂糖やてんさい糖……15g（治療食の場合は入れない）
・ぬるま湯……150㎖
・オリーブ油（パン焼きの器に塗るためのもの）……適量

作り方

①焼器にオリーブ油を塗った後、発酵ご飯をラップに包み、その上からご飯をつぶしておきぬるま湯と混ぜておく、Aの材料全てを器に入れて混ぜスイッチONするだけ。

②それぞれの全自動ベーカリーの設定時間で、ふわふわモチモチのパンが焼き上がり、完成。

ポイント

・時間のある方は手作りも楽しめます。私自身は子どもたちが成長期の間は子どもたちと一緒にいろいろなパンの手作りを楽しみましたが、今はホームベーカリーを使っています。

❷全粒粉パン（フライパンで作る方法）所要時間5分で出来る

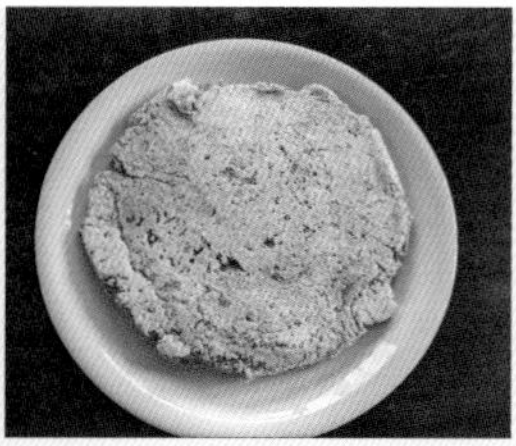

〈プレーン〉

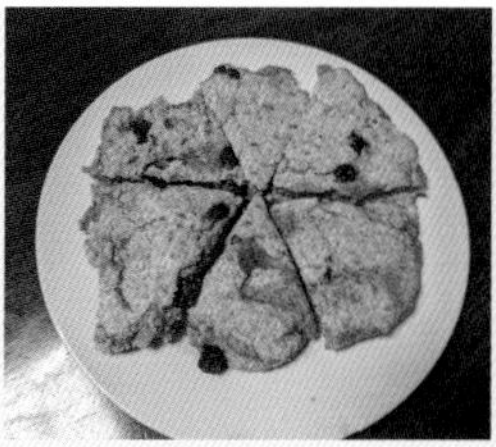

〈干しブドウ・ナッツ類が入ったもの〉

材料

[A]
・全粒粉……200g
・水または無調整豆乳……130〜150㎖
・塩……小さじ半（お好みで入れても入れなくても良い）
・ベーキングパウダー……小さじ半
＊干しぶどう・ナッツ類・プルーンを適宜入れて焼いても可

作り方

①フライパンを温め、Aの材料をよく混ぜて20㎝に延ばし、両面を焼くだけ。完成。

ポイント

・そのまま食べても素朴で美味しいです。玄米ご飯の代わりにどうぞ!
・トッピングは手作りのママレード（いちご・橙の皮・八朔の皮・プルーンのジャム）やあずきあんをつけて食べても美味しいです。おやつにもなります。

❸チャパティ（ホットプレートでも可）

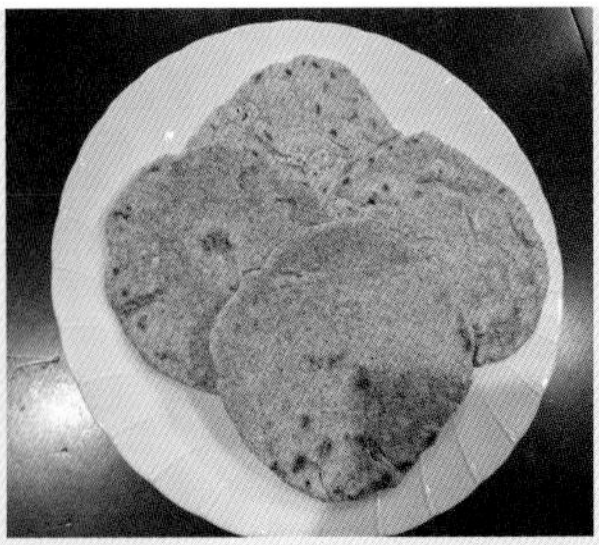

チャパティはインドの家庭用薄焼きパンで、発酵をさせないで作るパン。ここでは、フライパンで作る方法を紹介。メキシコの薄焼きパンであるトルティーヤは、粉をトウモロコシの全粒粉に変えて焼くだけで、同じ要領で作ることができる。

材料（直径15㎝が4枚分）

106㎉／1枚

- 全粒粉……150g
- 天然の塩……ふたつまみ
- オリーブ油……小さじ2杯
- 水……100㎖
- 薄力粉（打ち粉）……適量

作り方

①ボールに全粒粉と塩を入れ混ぜ合わせる。

②水を3回に分けてその都度混ぜ合わせ、オリーブ油を入れ、少しずつ水を入れながら練り混ぜる。まとまってきたら台の上に取り出し、よくこねるようにする。5分ほど何度もこねたら4等分に分け丸める。30分間、ラップをかけて寝かせる。

③打ち粉を台の上にまぶし、パン種を4等分に分けたものを置き、打ち粉をまぶしながら手で平らにし、綿棒で2㎜の厚さに丸く伸ばす。同様にあと3つ作る。

④フライパンを温めたら油を引かないで、パンを一枚ずつ焼く。生地が膨らみ焼けたら裏返し、両面に焼き色がついたら取り出す。

ポイント

- すぐに食べないときは予備としてパンを焼いてラップに包み、冷凍庫で保存して食べることができます。自然解凍し、食べるときにフライパンで両面を軽く温めていただきます。
- サラダ菜やレタスの上に、きゅうりやトマト、アボガド、タマネギの刻んだものに塩、コショウ、酢、オリーブ油で和えたものを乗せたり、大豆ミートを煮てオリーブ油で炒めたりして、醤油で味をつけたものと野菜を炒めたものをパンに乗せていただくこともできます（タコス風）。
- パンにカレールーやミネストローネ、ミートソースをつけていただくこともできます。
- また、チャパティを利用してピザ風に具材を乗せ、豆乳で出来たチーズを乗せて焼いてもいい。簡単にできる家庭用パンなのでいつでもできます。なかなか全粒粉100％のパンは売ってないので、自分で簡単に作って楽しく食べることもいいでしょう。

参考文献

『名医が教える 男性妊活の最強辞典』辻村晃著　扶桑社
『体温を1℃上げれば人生が変わる病気が治る』石原結實著　地球丸
『体温を上げると健康になる』齋藤真嗣著　サンマーク出版
『体温免疫力』安保徹著　ナツメ社
『食物繊維は凄い』印南敏監修　主婦の友社
『栄養学―人体の構造と機能[3](系統看護学講座 専門基礎分野)』中村丁次著　医学書院
『「腸内細菌」が健康寿命を決める』辨野義已著　集英社インターナショナル
『糖尿病ネットワーク』日本医療・健康情報研究所(https://dm-net.co.jp/)
『最強の野菜スープ 活用レシピ』　前田浩、古澤靖子著　マキノ出版
『和食の底力』船瀬俊介著　花伝社
『養命酒便り』養命酒製造株式会社
『マクロビオティック健康法』久司道夫著　日賀出版社
『むすび』正食協会
『腸内細菌によるビタミン産生』公益財団法人 腸内細菌学会(http://bifidus-fund.jp/)
『フィット・フォー・ライフ』ハーヴィー・ダイヤモンド、マリリン・ダイヤモンド著　松田麻美子訳　グスコー出版
『チャイナ・スタディー 葬られた「第二のマクガバン報告」』T・コリン・キャンベル、トーマス・M・キャンベル著　松田麻美子訳　グスコー出版
『牛乳のワナ』船瀬俊介著　ビジネス社
『牛乳には危険がいっぱい?』フランク・オスキー著　弓場隆訳　東洋経済新報社
『Urinary Sodium and Potassium Excretion, Mortality, and Cardiovascular Events』Martin O'Donnell etc., N Engl J Med 2014; 371:612-623.
『マクロビオティック入門』久司道夫著　かんき出版
『久司道夫のマクロビオティック 入門編』久司道夫著　東洋経済新報社
『10代からのマクロビオティックス』久司道夫著　河出書房出版社
『自然医食のすすめ』森下敬一著　美土里書房
『ガンは食事で治す』森下敬一著　ベストセラーズ
『薬の9割はやめられる』松田史彦著　SBクリエイティブ
『アメリカはなぜ「ガン」が減少したか』森山晃嗣著　ゲリー・F・ゴードン監修　現代書林
『カロリーゼロにだまされるな』大西睦子著　ダイヤモンド社
『21世紀の医学・医療』日経メディカル開発編纂　日経BP
『自然の力で治す』アンドレアス・ミヒャールゼン著　繁田香織訳　サンマーク出版
『がんが自然に治る生き方』ケリー・ターナー著　長田美穂訳　プレジデント社
『エッセンシャルオイル家庭医学辞典』アロマツール社著　ナチュラルハーモニー&サイエンス
『薬に頼らず病気に克つ最強の食事術』高浜はま子著　コスモ21
『精神病院はいらない!』大熊一夫著現代書館

『こころに効く精神栄養学』功刀浩著女子栄養大学出版部
『心の病は食事で治す』生田哲著　PHP研究所
『食事で治す心の病』大沢博著　第三文明社
『砂糖は体も心も狂わせる』高尾利数著　ベガサス
『霊障医学』奥山輝美著　ヒカルランド
『医師が語る霊障』橋本和哉著　創藝社
『「寝たきり老人」のいる国いない国』大熊由紀子著　ぶどう社
『日々のちょっとした工夫で認知症はグングンよくなる!』生田哲監修　平原社
『アルツハイマー病 真実と終焉』デール・ブレデセン著、白澤卓二監修、山口茜訳　ソシム
『マンガでわかる 医学博士がすすめる 認知症にならない最高の習慣』山根一彦著　新潮社
『認知症 治った! 助かった! この方法』安田和人著　主婦の友社
『認知症はこうしたら治せる』犬山康子著　齋藤洋監修　ナショナル出版
『僕はやっと認知症のことがわかった』長谷川和夫、猪野律子著　KADOKAWA
『Complementary and alternative medicine in US medical schools』Virginia S Cowen and Vicki Cyr, Adv Med Educ Pract. 2015; 6: 113-117.
『医師たちが認めた 玄米のエビデンス』渡邊昌監修　キラジェンヌ
『腸脳連関と生活習慣病』益崎裕章著　アンチエイジング医学—日本加齢医学会雑誌 Vol.14 No.6 091(831)
『沈みゆく大国 アメリカ〈逃げ切れ!　日本の医療〉』堤美果著　集英社
『佐久総合病院ホームページ』(http://sakuhp.or.jp/ja/)
『医食農同源の論理』波多野毅著　南方新社
『日本が売られる』堤美果著　幻冬舎
『日本人は何を食べてきたか—食の民俗学』神崎宣武著　大月書店
『日本食の文化　原始から現代に至る食のあゆみ』江原絢子編著　アイ・ケイコーポレーション
『日本の食文化史—旧石器時代から現代まで』石毛直道著　岩波書店
『日本の食生活全集』農村漁村文化協会
『食育のすすめ—豊かな食卓を作る50の知恵』服部幸應著　マガジンハウス
『看護の基本となるもの』ヴァージニア・A・ヘンダーソン著　湯槇ます、小玉香津子訳　日本看護協会出版会
『患者中心の看護』フェイ・G・アブデラ著　千野静香訳　医学書院
『ナイチンゲール書簡集』浜田泰三著　隆鳳堂
『病院覚え書き』フローレンス・ナイチンゲール著　小玉香津子著訳　日本看護協会出版会
『実践に生かす看護理論19』城ヶ端初子編著　サイオ出版会
『看護理論家とその業績』アン・マリナー・トメイ編　都留伸子訳　医学書院
『看護覚え書』湯槇ます、薄井坦子、小玉香津子、田村眞、小南吉彦訳　現代社
『看護の力』川嶋みどり著　岩波書店
『温熱・多角的免疫強化療法』吉水信裕著　中央アート出版社

『浄血すればガンは治る!』森下敬一著　白亜書房
『ガン治療に夜明けを告げる』上部一馬著　花伝社
『世界一の長寿食』永山久夫著　日本放送出版協会
『長寿食　365日』永山久夫著　KADOKAWA
『「薬をやめる」と病気は治る』安保徹著　マキノ出版
『糖尿病は薬なしで治せる』渡邊昌著　角川書店
『日本は農薬・放射能汚染で自滅する!?』上部一馬著　コスモ21
『食品の裏側』安部司著　東洋経済新報社
『安全な食品の選び方・食べ方事典』田島真、佐藤達夫著　成美堂出版
『子どもに飲ませたくない清涼飲料』天笠啓祐、食べ物文化編集部著　芽ばえ社
『子どもの病気は食事で治せる』森下敬一著　ペガサス
『給食で死ぬ!!』大塚貢、西村修、鈴木昭平著　コスモ21
『今こそ食育を!　元気をつくる選食・食戦』砂田登志子著　法研
『「がん」になったら、私はこの代替医療を選択する』安藤由朗著　現代書林
『ルポ・収容所列島: ニッポンの精神医療を問う』風間直樹、井艸恵美、辻麻梨子著　東洋経済新報社
『大豆ミートのヘルシーレシピ』坂東万有子著　河出書房新社
『病気にならない人は知っている』ケヴィン・トルドー著　黒田眞知訳　幻冬舎
『だれもが100%スリム!常識破りの超健康革命』松田麻美子著　グスコー出版
『50代からの超健康革命』松田麻美子著　グスコー出版
『ウイルス感染症との戦い―現状と21世紀への展望』茂田士郎、満屋裕明編　医薬ジャーナル社
『ウイルスの時代がやってくる―抗生物質が効かない恐怖』菅原明子著　第二海援隊
『動き始めた「新」波動学』酒井宏祐著　東洋医学舎
『子どもの病気は食べて治す』真弓定夫著　PHP研究所
『精神科医は信用できるか』和田秀樹著　祥伝社
『先生、医者代減らすと寿命が延びるって本当ですか?』近藤誠、倉田真由美著　小学館
『くすりの害にあうということ』NPO医薬ビジランスセンター著　医薬ビジランスセンター
『身体に優しい 長生きスープ』藤井恵著　扶桑社

を促す

・各代替医療を看護技術として習得し、統合医療の知識、技術等を備えた看護技術者及び一般治療家の人材育成を行うことにより、国民の予防医療、健康増進に貢献する

《主な事業》

・一般会員、看護・介護職会員の募集及び活動基金並びに寄付の募集を行う
・一般会員、看護・介護職会員から玄米菜食の体験事例を募集する
・あらゆる疾患に対する代替医療を用いた看護療法の研究を行う
・玄米菜食を主体とした食事療法を指導する料理教室を開催する
・日本の文化、芸術を幅広い世代で共有する健康サロンの開催及びこの視点に立った看護の研究を行う
・セミナー及び講演活動を行う
・玄米菜食を主体とした食事療法及び各代替医療の実践、指導を行うことができる者を育成するための養成講座の運営、開催並びに資格認定事業を行う
・統合医療を研究、教育し、実践することのできる看護大学及び看護大学病院を設立するための活動（準備金及び人材の募集、建設予定地の確保など）を行う

詳しくは下記のサイトをご覧ください。

https://www.newnursing.org

一般社団法人　日本看護統合医療協会

私たちの国日本は戦後75年間、高度成長とともに平和を維持してきました。しかし、現在コロナウイルス感染症によるパンデミック、ロシアとウクライナの戦争、地球規模の災害による食糧問題などに加え、少子高齢化や急激な人口減少など、個人はもとより国民全体が身体面、精神面、社会面、経済面、霊性面において大変な変化と不安を抱えています。

このような状態のなかで、もっとも大切なものは命を育む「食」にほかなりません。

国民一人ひとりが健康であることがまず一番です。健康であれば、勉強もスポーツも仕事も楽しく取り組むことができます。アメリカをはじめ世界の先進国では、統合医療が盛んに行われています。それらの国々に比べ、日本の政策は約40年も遅れを取っています。その結果、医療費は高騰、ガンは増加しつづけ、また他の生活習慣病も増加しています。

私たち日本看護統合医療協会は、このような日本の現状を打開する手立てとして、玄米菜食を主体とした看護法を患者さんや地域の方々、医療従事者、保険、福祉、教育関係者にお知らせし、知識を共有すると同時に、食事療法並びに統合医療を土台とした看護治療を行うという新しい看護の考え方「ニューナーシング」を広めていきたいと思っています。

そしてそのためには、統合医療を学び実践できる看護大学と、看護の実践・研究機関である看護大学付属病院の創立も必要であると考えています。

《法人としての主な目的》

・食による新たな予防医療として玄米菜食を主体とする食事療法を取り入れた看護療法、看護治療を普及する
・研究活動及び指導方法の確立を行うことで生活習慣病の改善

【監修者プロフィール】

松田 史彦（まつだふみひこ）

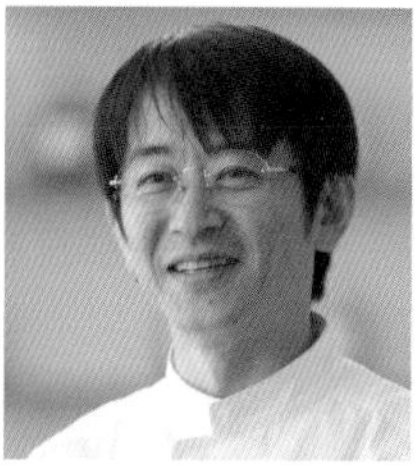

1987年聖マリアンナ医科大学卒業、同年熊本大学医学部麻酔科学教室。1993年熊本大学医学部第2内科学教室。1997年東京女子医科大学附属東洋医学研究所で漢方を学ぶ。2000年熊本県熊本市にて松田医院和漢堂を開業。漢方だけでなくさまざまな代替療法、統合医療を学び実践する。2012年日本初の「薬やめる科」を開設、統合医療を行いながら減薬断薬をサポート。
主な著書に『薬の9割はやめられる』（2018年　SBクリエイティブ社）、監修書として『腸は宇宙の全てを記憶している』（2020年　渡邊千春著　ヒカルランド）等がある。
現在は医療法人社団東医会　松田医院和漢堂院長。日本東洋医学会漢方専門医、日本麻酔科学会麻酔科専門医。

【著者プロフィール】

高浜 はま子（たかはまはまこ）

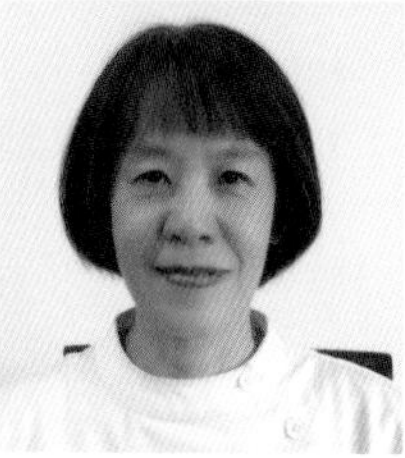

熊本県1955年生まれ。1978年（昭和53年）東邦大学看護専門学校（現・東邦大学看護学部）卒業後、熊本赤十字病院看護師。1983年八代医師会立准看護学校看護教員。1985年八代病院婦長及び看護学校講師。退職後、結婚し体調不良のなかで3人の子どもを育てる。1982年、追突事故に巻き込まれ、その後遺症で20年間痛み苦しむが、10年に及ぶ現代医学やさまざまな療法でも治らず、カイロプラクティックを学び、骨格・骨盤の歪み、全身痛を自ら治す。

カイロプラクター（脊椎矯正手技療法・歴30年）、イトオテルミー療術師（歴20年・会員歴38年）、基礎医学士、波動測定オペレーター、アロマセラピスト、指ヨガインストラクター、耳ツボ療法、田沼式美顔整顔術、統合医療コーディネーターなど各種の資格を取得し、玄米菜食養生法、分子整合医学、薬膳、ハーブ療法、テラヘルツや薬草温熱療法、色彩心理学などを学ぶ。

2003年高浜療術院を開設。療術家としてあらゆる疾患の施術及び食養生の指導を行い、生活習慣病の改善をサポート。また、幼いころから気感が高く、自発的に50歳代でエネルギーヒーリングに開眼し、高浜式量子医学療法を開発。量子医学療法師として、意識（気）により蝶形骨、骨格、骨盤変位を調整し、高浜式タッチヒーリングによるリンパ調整及び体調改善、また遠隔ヒーリングによる骨格調整・体調改善、メンタルヒーリングを含む癒しを行う。20年間、食の予防医療・統合医療・ホリスティック医療を実践する。

2010年に日本代替医療ナチュラルセラピー学院を設立し、療法家育成を始める。

主な著書に『薬に頼らず病気に克つ最強の食事術』（2018年　コスモ21）がある。

現在は高浜療術院院長、一般社団法人日本看護統合医療協会代表理事として、統合医療における看護研究及び自然医学療法師（食育食養生指導管理士・食育食養生インストラクター・メディカルアロマセラピスト・高浜式量子医学療法師）の療法家を育成する。

玄米は神様からの贈り物
「今すぐ食事を変えなさい」

2023年5月11日　第1刷発行

監　修———松田史彦

著　者———高浜はま子

発行人———山崎 優

発行所———コスモ21
〒171-0021　東京都豊島区西池袋2-39-6-8F
☎03(3988)3911
FAX03(3988)7062
URL https://www.cos21.com/

印刷・製本——中央精版印刷株式会社

落丁本・乱丁本は本社でお取替えいたします。
本書の無断複写は著作権法上での例外を除き禁じられています。
購入者以外の第三者による本書のいかなる電子複製も一切認められておりません。

©Takahama Hamako 2023, Printed in Japan
定価はカバーに表示してあります。

ISBN978-4-87795-425-3 C0030

薬に頼らず病気に克つ
最強の食事術

熊本地震で被災者を救った「一汁一菜」のチカラ

著者は看護師・療術師。20年にも及ぶ原因不明の痛みを自ら克服。難病に悩む1万人以上を指導！

避難生活で崩れた体調が食事を変えると劇的に変化！

誰も書かなかった「一汁三菜」「一汁一菜」のホントの力

シンプルだけど最強の伝統食と「酵素玄米食」の組合せ！

誰でも簡単に作れて毎日続けられる！

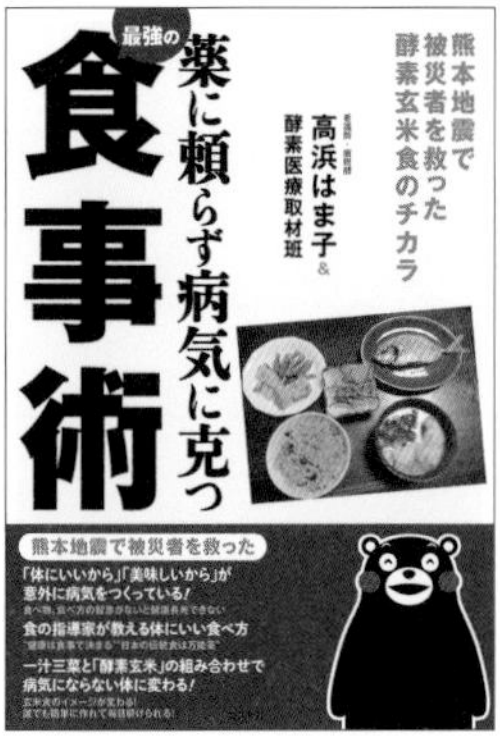

高浜はま子&酵素医療取材班

A5判200ページ 1650円（税込）

大増刷

カラー8ページ

主な内容

- ◉酵素玄米と魚菜食で病気を克服
- ◉〝酵素玄米魚菜食〟は健康づくりの王道食
- ◉伝統食の復権で医療費は減らせる
- ◉病気に克つ食事術を実践するコツ